临床医师处方手册丛书

总主编 陈长青

# 消化科医师处方手册

XIAOHUAKE YISHI CHUFANG SHOUCE


主 编 魏新亮 宋 慧 魏思忱

副主编 孔 郁 史晓盟 王卫卫 苏振华 郭瑞雪 尹文杰

编 者 (以姓氏笔画为序)

田树英 李立文 杨祎娜 张爱青 侯宝洲 姜红玉 曹纪伟

河南科学技术出版社

·郑州·

# 内容提要

《临床医师处方手册丛书》是解放军总医院协作医院——沧州市中心医院的临床专家、教授及科室主任为提高基层医师、住院医师、医学院校实习生处方治疗效果及书写质量而编写的。本分册内容分为36章，根据指南及临床工作经验汇编总结了消化科常见疾病的诊断要点、治疗要点、药物处方及注意事项等，可方便消化科医师迅速抓住用药重点，制订最佳治疗方案。

**图书在版编目（CIP）数据**

消化科医师处方手册/魏新亮，宋慧，魏思忱主编．一郑州：河南科学技术出版社，2020.3（2121.9重印）

ISBN 978-7-5349-9797-6

Ⅰ.①消… Ⅱ.①魏… ②宋… ③魏… Ⅲ.①消化系统疾病－处方－手册 Ⅳ.①R570.5-62

中国版本图书馆CIP数据核字（2019）第284057号

---

**出版发行**：河南科学技术出版社
北京名医世纪文化传媒有限公司
地址：北京市丰台区万丰路316号万开基地B座1-115 邮编：100161
电话：010-63863186 010-63863168
**策划编辑**：欣 逸
**文字编辑**：伦踪启
**责任审读**：周晓洲
**责任校对**：龚利霞
**封面设计**：中通世奥
**版式设计**：崔刚工作室
**责任印制**：苟小红
**印　　刷**：河南省环发印务有限公司
**经　　销**：全国新华书店、医学书店、网店
**开　　本**：850 mm×1168 mm 1/32 **印张**：13.75 **字数**：355千字
**版　　次**：2020年3月第1版 2021年9月第2次印刷
**定　　价**：56.00元

---

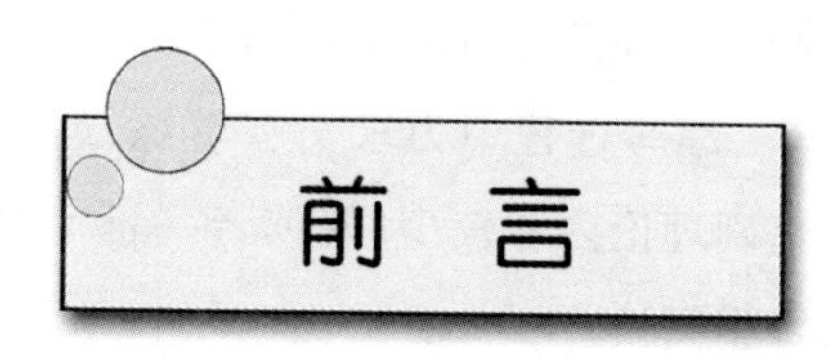

# 前言

开处方是临床医师应具备的能力，正确选择与合理用药，方能使药物发挥最大治疗作用，且不产生或少产生不良反应。但对部分住院医师、医学院校实习生而言，他们虽然掌握了临床疾病的治疗原则，却由于临床经验不足，还不能熟练掌握药物的选择及用药剂量的精确，因此我们组织了解放军总医院协作医院——沧州市中心医院的临床专家、教授及科室主任编写了这套《临床医师处方手册丛书》。本丛书包括大内科、外科、呼吸科、消化科、神经内科、内分泌科、肾病科、泌尿科、妇产科、五官科共10个分册，内容涉及各科常见疾病的诊断要点、治疗要点、处方及注意事项等，结合目前国内外的新理论和新技术，力求做到立足于临床、服务于临床，能指导临床医师开出合理有效的处方。

这套丛书有以下几个鲜明的特点。

1. 实用性强　每种疾病在明确诊断要点后，以临床处方为中心，不但介绍治疗原则及治疗要点，列出具体的治疗方案(处方)，而且对每种疾病诊断及治疗过程中的特殊问题提出注意事项，有利于读者参考应用。

2. 针对性强　在编写过程中关注疾病的分型及分期，有利于读者根据临床具体情况选择合理的治疗方法。

3. 重点明确　主要介绍以药物治疗为主的常见疾病，基本解决了门诊、急诊和一般住院患者的治疗问题。

4. 编排新颖　编写过程中力求文字精练、编排合理，临床实践占主要部分，基础理论内容较少，使读者一目了然，适合住院医师、医学院校实习生阅读。

本册为《消化科医师处方手册》，内容分为 36 章，根据指南及临床工作经验汇编总结了消化科常见疾病的诊断要点、治疗要点、处方及注意事项等，可方便消化科医师迅速抓住用药重点，制订最佳治疗方案。

在临床实际工作中，患者的具体情况及病情千变万化，且个体差异性很大，因此临床治疗及处方的选择既要有原则性，也要有灵活性，个体化治疗是重要原则之一，读者对本套丛书的参考和使用要依据病情而定，切勿生搬硬套。

医学知识在不断发展中逐步完善提高，由于编者学识水平所限，书中可能有不成熟的见解、遗漏和不当之处，恳请同行及专家批评指正。

编　者

# 目录

# 第1章

# 食管疾病

## 第一节　急性腐蚀性食管炎

急性腐蚀性食管炎(acute corrosive esophagitis)是指吞食腐蚀剂所引起的食管黏膜的化学性烧伤。食管的生理狭窄处易使腐蚀物质滞留的部位,也是食管损伤最重的部位。食管烧伤可分为轻、中、重三个级别。轻度烧伤是指卡他性食管炎,病变为仅侵及食管黏膜层及黏膜下层的浅表的充血水肿。中度烧伤则累及食管肌层,急性期可有充血水肿,黏膜坏死、脱落后可产生溃疡、渗出。重度食管烧伤,病变累及食管肌层及周围组织,有的穿孔造成纵隔感染,甚至休克或因毒素吸收而死亡。穿孔侵及动脉时可引起突发消化道大出血而死亡。

【诊断要点】

1. 临床表现　吞食腐蚀剂后患者立即出现口腔及胸骨后剧烈疼痛,紧接着发生反射性呕吐。口腔黏膜及舌头、口唇等烧伤可表现为流涎、呕吐、发热及吞咽疼痛和困难。食管烧伤可表现为胸骨后和剑突下疼痛,早期的吞咽困难及疼痛是由食管局部充血、水肿及食管痉挛所致,约至 2 周上述症状渐消失;烧伤后期(约 1 个月后)再度出现吞咽困难,并有逐渐加重的趋势,出现部分或完全性食管梗阻。可并发咳嗽、气急及呼吸道吸入性肺水肿或感染等。体检时可以发现口腔、口唇等黏膜损伤。

2. 辅助检查

(1)实验室检查:合并食管穿孔出血和呼吸道感染时可见血白细胞计数升高,血红蛋白降低。

(2)影像学及内镜检查

①X线检查:X线检查应在急性炎症消退后,患者能吞服流食方可做食管造影检查。如疑有食管瘘或穿孔,造影剂可流入呼吸道,最好采用碘油造影。依据病变发展的不同阶段及损伤程度不同,轻者:早期为食管下段继发性痉挛,黏膜纹理尚正常,也可轻度增粗、扭曲、后期瘢痕、狭窄不明显。中度:食管受累长度增加,继发性痉挛显著,黏膜纹理不规则呈锯齿状或串珠状。重症者:管腔明显缩小,甚至呈鼠尾状。

②食管镜检查:除休克或穿孔者外,应尽早施行,以判断病变范围,防止因狭窄而形成梗阻。需定期内镜复查除进行扩张狭窄的食管外,及早发现食管癌,因癌的发生率比正常食管要高,尤其是强碱致成的食管狭窄。

3. 疾病诊断 食管化学性烧伤一般根据其病史、症状及体征不难诊断,且常与腐蚀性胃炎并存。但在临床中应注意是否合并有食管的其他病变。

对于中老年男性患者而言,尤需注意与食管癌的鉴别。食管癌以吞咽困难、消瘦等为主要表现,病情呈进行性加重,X线及胃镜结合活组织检查可明确诊断。

【治疗要点】

立即终止接触毒物,消除胃肠道尚未吸收的毒物,并促进已吸收的毒物排出。根据毒物的性质,选择应用相应的解毒剂,如强酸中毒时可采用弱碱或镁乳、肥皂水、氢氧化铝凝胶等中和。强碱可用弱酸中和,常用稀醋、果汁等。除以上治疗外,腐蚀性食管炎早期阶段,激素和抗生素为主要的治疗药。泼尼松(强的松)每次剂量为20mg,每8小时1次,1个疗程为4~5天,或甲泼尼龙40mg,每天1次,疗程5~7天,以后逐渐减量,延至几周,方可

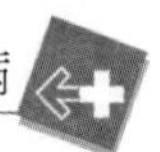

停药。根据有无感染、感染程度和细菌种类酌情使用广谱抗生素。尽早采用汞探条扩张，其目的是防止管腔狭窄，早到烧伤后 24～48 小时进行，一般为 4～6 周进行扩张。若扩张无效，需进行食管切除和食管胃吻合，或用结肠代食管以恢复消化道的连续性。

【处方】

疾病早期应禁食、抑制胃酸、补液、维持水电解质平衡，注意抗生素的应用预防和治疗感染的发生，在排除消化道出血情况下，可静脉应用激素预防食管狭窄的发生。

处方 1

|  |  |  |
|---|---|---|
| 0.9%氯化钠注射液 | 100 ml | 静脉滴注，每天 2 次 |
| 奥美拉唑 | 40 mg | |
| 或 0.9%氯化钠注射液 | 100 ml | 静脉滴注，每天 2 次 |
| 泮托拉唑 | 40mg | |
| 或 0.9%氯化钠注射液 | 100 ml | 静脉滴注，每天 2 次 |
| 兰索拉唑 | 30mg | |

处方 2　抗生素的应用

①左氧氟沙星 0.4 g　静脉滴注，每天 1 次

|  |  |  |
|---|---|---|
| 或 0.9%氯化钠注射液 | 100 ml | 静脉滴注，12 小时 1 次 |
| 头孢哌酮舒巴坦 | 2.0g | |
| 或 0.9%氯化钠注射液 | 100 ml | 静脉滴注，12 小时 1 次 |
| 头孢他啶 | 2g | |

②甲硝唑 0.5 g　静脉滴注，12 小时 1 次

或 奥硝唑 0.5 g　静脉滴注，12 小时 1 次

处方 3　补液

|  |  |  |
|---|---|---|
| 10%葡萄糖注射液 | 400ml | 静脉滴注，每日 1 次 |
| 50%葡萄糖注射液 | 100ml | |
| 维生素 $B_6$ | 200mg | |
| 10%氯化钾注射液 | 15ml | |

|  |  |  |
|---|---|---|
| 复方氨基酸 | 250ml | 静脉滴注，每日 2 次 |
| 注射用丙氨酰谷氨酰胺 | 10g | |
| 20%中长链脂肪乳 | 250ml | 静脉滴注，每日 1 次 |
| 脂溶性维生素 | 10ml | |
| 氯化钠注射液 | 250ml | |
| 葡萄糖注射液 | 100ml | 静脉滴注，每日 1 次 |
| 葡萄糖酸钙注射液 | 20ml | |
| 或 10%葡萄糖注射液 | 500 ml | 静脉滴注，每日 1 次 |
| 50%葡萄糖注射液 | 200 ml | |
| 8.5%复方氨基酸 | 500 ml | |
| 20%中长链脂肪乳 | 250 ml | |
| 丙氨酰谷氨酰胺注射液 | 100 ml | |
| 多种微量元素注射液 | 10 ml | |
| 水溶性维生素 | 10 ml | |
| 脂溶性维生素 | 10 ml | |
| 10%氯化钾注射液 | 45 ml | |
| 10%硫酸镁注射液 | 20 ml | |
| 胰岛素 | 30 U | |
| 放入“三升袋”中 | | |

【注意事项】

轻型腐蚀性食管炎可暂不给予抗生素预防感染，重度腐蚀性食管炎要给予预防感染药物，禁食期间要注意热量的补充，禁食时间长者注意补充白蛋白，有助于疾病恢复。

## 第二节　真菌性食管炎

真菌性食管炎(fungous esophagitis)，是真菌侵入食管黏膜形成的一种假膜性食管炎，其中最常见的是白色念珠菌，其次是热带念珠菌和克鲁斯念珠菌。真菌性食管炎病变好发于食管下

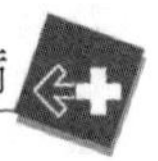

2/3,最常见的变化为食管黏膜充血基础上,出现白色绒毛状附着物伴黏膜水肿、充血。严重者会出现溃疡性改变,溃疡和假膜是其特征性表现。

【诊断要点】

1. 临床表现

真菌性食管炎的症状可轻可重,其症状的轻重与炎症发生的缓急和程度有关。20%～30%的患者无明显食管症状,而在行胃镜检查时被发现。主要症状如下。

(1)吞咽疼痛,进食流质饮食或固体食物时均可出现,进食热食时明显。亦可发生胸骨后疼痛,部分患者因此而就医。

(2)吞咽困难比较常见,可以有食物反流。

(3)出血甚至呕血较少见。

(4)恶心或呕吐症状,在婴儿常伴发口腔鹅口疮,成年念珠菌性食管炎可以在没有念珠菌性口炎的情况下发生。

2. 辅助检查

(1)血常规:常可发现中性粒细胞减少。

(2)血清学试验:测定已感染患者血清凝集滴度有 2/3 患者高于 1∶160;用放免法和酶联法检测血清中甘露聚糖抗原(念珠菌细胞壁上的多糖);用琼脂凝胶扩散和反向免疫电泳检测念珠菌抗体。

(3)影像学检查:食管 X 线钡剂检查对诊断有一定帮助。主要病变在食管的下 2/3,可表现为蠕动减弱或弥漫性痉挛。食管黏膜粗乱、不规则或呈颗粒状,宛如钡剂内混有多数微小气泡。晚期病例,黏膜呈结节状,致使钡柱外观如卵石样,颇似静脉曲张。有时可显示深在溃疡。在慢性病例,炎症病变向管壁深部发展,可造成节段性狭窄,甚至酷似食管癌。但食管 X 线钡剂造影正常并不能排除食管念珠菌病存在。

(4)内镜检查:内镜检查加食管附着物涂片是确诊该病的唯一方法,镜下食管黏膜呈现水肿、充血、糜烂、溃疡,触之易出血。

黏膜表面覆盖白色斑点或假膜。进行活检及细胞刷涂片和培养。若培养阳性尚不足以诊断,因念珠菌是胃肠道一种共生菌。必须涂片见有真菌菌丝,活检组织见有菌丝侵入上皮方可确诊。

3. 诊断与鉴别诊断

诊断:主要依靠内镜加食管附着物真菌检查可以做出确诊。

鉴别诊断:对于吞咽疼痛者应当与其他原因所致食管炎相鉴别(如病毒性食管炎、反流性食管炎),内镜下典型的溃疡和假膜是其鉴别要点。

对于吞咽困难者应当与食管癌及其他特殊食管病变相鉴别,如:

(1)食管癌:本病多发于中老年人。临床主要表现有进行性吞咽困难、消瘦、贫血等。通过纤维胃镜检查及病理活检可确诊。

(2)其他类型食管炎:化脓性食管炎;疱疹性食管;食管结核:多数食管结核患者年龄轻,造影所见食管扩张性好,即使有狭窄通过亦较顺利,纤维内镜下食管黏膜本身为炎症浸润和溃疡,活检病理可发现干酪样肉芽肿,抗酸染色可找到抗酸杆菌。

【治疗要点】

1. 积极治疗原发病,提高患者自身抵抗力,给予充足营养支持。

2. 支持与对症治疗。对于免疫力低下者,可给予营养支持治疗,对于肿瘤或 HIV 患者可给予增强免疫力药物。对于有反酸、胃灼热感等症状者,可选用黏膜保护剂、抑制胃酸药物及促动力药物治疗。

3. 抗真菌药物。抗真菌药有多种,但国内外以制霉菌素应用最广,其有抑菌和杀菌的作用。

【处方】

处方 1　抑制胃酸药物

口服抑制胃酸药物可参照本章第三节中表 1-1 和表 1-2。

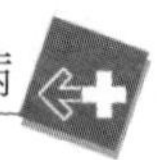

静脉用药

| | | |
|---|---|---|
| 0.9%氯化钠注射液 | 100 ml | 静脉滴注,每日 1 次 |
| 奥美拉唑 | 40 mg | |
| 或 0.9%氯化钠注射液 | 100 ml | 静脉滴注,每日 1 次 |
| 泮托拉唑 | 40mg | |
| 或 0.9%氯化钠注射液 | 100 ml | 静脉滴注,每日 1 次 |
| 兰索拉唑 | 30mg | |

处方 2　抗真菌药物

制霉菌素肠道吸收很少,不会引起菌群失调。以 50 万～100 万 U 溶于 4ml 蒸馏水中,含漱后缓慢咽下,每日 3～4 次,一般疗程 1～2 周。应用后 24～48 小时吞咽疼痛和咽下困难症状即可消失。

或 酮康唑,每日 200mg,口服,10 日为一疗程。

或 氟康唑和伊曲康唑,均为每日 100～200mg,口服,10～15 日为一疗程。

处方 3　黏膜保护剂

磷酸铝凝胶 1 袋,每日 4 次

康复新液 10ml,每日 3 次

【注意事项】

1. 正规抗真菌治疗常可取得良好效果,但对抗生素治疗原发感染的同时继发之真菌感染,临床颇难处理,治疗效果也常不佳。故应合理地应用抗生素和类固醇激素治疗。

2. 因真菌感染所致的食管严重狭窄,内镜或外科处理时需慎重考虑。

3. 严重真菌性食管炎与原发病控制疗效有明显相关性。

## 第三节　胃食管反流病

胃食管反流病(gastroesophageal reflux disease,GERD)是指

因过多胃、十二指肠内容物反流入食管引起胃灼热感、反流等症状，可分为反流性食管炎（reflux esophagitis，RE）和非糜烂性反流病（no erosive reflux disease，NERD）；并可导致食管炎和咽喉、气管等食管外组织损害，出现食管外症状。

【诊断要点】

1. 临床表现

（1）胃灼热感和反流是本病的最常见和典型症状：胃灼热感是指胸骨后多伴有反酸及剑突下烧灼感，多在餐后1小时出现，平卧、弯腰或腹压增高时易发生。反流是指：胃内容物在无恶心或不用力的情况下涌入咽部或口腔的感觉。

（2）吞咽疼痛和吞咽困难：有严重食管炎或食管溃疡时可出现吞咽疼痛，是由酸性反流物刺激食管上皮下的感觉神经末梢所引起。反流物也可刺激机械感受器引起食管痉挛性疼痛，严重时可为剧烈刺痛，向背、腰、肩、颈部放射，酷似心绞痛。由于食管痉挛或功能紊乱，部分患者又可出现吞咽困难，食管糜烂、溃疡造成食管狭窄时，吞咽困难会更加明显并随病情进展而持续加重。

（3）食管外症状：反流物刺激咽部黏膜可引起咽喉炎，出现声嘶，咽部不适或异物感。吸入呼吸道可发生咳嗽、哮喘，这种哮喘无季节性，常在夜间发生阵发性咳嗽和气喘。个别患者反复发生吸入性肺炎，甚至出现肺间质纤维化。

（4）GERD并发症：①上消化道出血；②食管狭窄；③Barrett食管：其腺癌的发病率较正常人高10～20倍。

2. 辅助检查

（1）X线钡剂造影：很少见到反流，但不能表明患者没有GERD。钡剂可发现食管狭窄、溃疡和糜烂及食管癌。

（2）24小时pH监测：用便携式装置完成，不妨碍日常生活，在长时间监测过程中可确定症状与反流的关系，可以客观反映是否存在食管酸反流。

（3）食管压力测定：正常人安静时食管下段括约肌压力高于

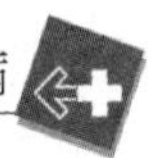

15mmHg，而大多数患者压力低于 10mmHg，食管下括约肌压力与胃内压力比值>1。其可作为 GERD 的辅助诊断方法。

(4)内镜检查：可提示不同程度的 RE，明确食管良恶性病变及 Barrett 食管，可见食管下段过多的带状充血。可见黏膜充血、水肿、糜烂甚至溃疡形成。

3. 诊断与鉴别诊断

(1)GERD 的诊断基础：有反流症状；胃镜下发现 RE；食管过度酸反流的客观证据。

临床工作中可采用以下步骤进行诊断。

①患者要有典型的胃灼热感、反酸症状，可作出 GERD 的初步临床诊断；胃镜如发现 RE，且排除其他疾病所致食管病变，本病诊断即可成立。对于有典型症状，但内镜检查阴性者，需监测 24 小时食管 pH，如果证实有食管过度酸反流，诊断亦可成立。

②因 24 小时食管 pH 监测需要一定仪器设备，临床中不宜开展。故临床中对于胃镜检查阴性的 GERD，常应用 PPI 试验性治疗，如果效果明显，本病诊断一般成立。

PPI 试验：根据临床症状而疑诊为 GERD 的患者，可应用 PPI 制剂 7～14 天，如果胸骨后烧灼感等症状明显减轻或消失，可临床诊断为 GERD。

(2)鉴别诊断

①有胸骨后、剑突下疼痛或烧灼感者应当与冠心病、心绞痛相鉴别，注意疼痛与进食、体位变化的关系，需行心电图，心电监测检查。

②吞咽不畅应与食管和贲门癌及贲门失弛缓症相鉴别。

③上腹部不适疼痛需要与消化性溃疡、胆石症、胆囊炎相鉴别。

④食管溃疡需要与免疫系统疾病导致食管溃疡相鉴别。

【治疗要点】

1. GERD 治疗目的　控制症状、治愈食管炎、减少复发和防治并发症。

2. *治疗原则* 应包括生活、饮食及习惯改变。

生活方式的改变应作为治疗的基本措施。抬高床头15～20cm是简单而有效的方法，这样可在睡眠时利用重力作用加强酸清除能力，减少夜间反流。脂肪、巧克力、茶、咖啡等食物会降低LES压力，宜适当限制。胃食管反流患者应戒烟戒酒。避免睡前3小时饱食，同样可以减少夜间反流。25%的患者经改变上述生活习惯后症状可获改善。

3. *药物治疗* 如果通过改变生活方式不能改善反流症状者，应开始系统的药物治疗。

(1)$H_2$受体阻滞药：$H_2$受体阻滞剂是目前临床治疗胃食管反流的常用药物。此类药物与组胺竞争胃壁细胞上$H_2$受体并与之结合，抑制组胺刺激壁细胞的泌酸作用，减少胃酸分泌，从而降低反流液对食管黏膜的损害作用，缓解症状及促进损伤食管黏膜的愈合。其能减少24小时胃酸分泌的50%～70%，适用于轻、中症患者，常用剂量同消化性溃疡治疗剂量，疗程8～12周。

目前常用$H_2$受体阻滞药：西咪替丁、雷尼替丁、法莫替丁等。

(2)质子泵抑制药：质子泵抑制药(PPI)通过非竞争性不可逆的对抗作用，抑制胃壁细胞内的质子泵，产生较$H_2$受体阻滞药更强更持久的抑酸效应。目前临床上常用的此类药物有奥美拉唑、兰索拉唑和泮托拉唑，以及新一代PPI制剂埃索美拉唑。适用于中、重症患者，一般按照治疗消化性溃疡常规剂量，疗程4～8周。

(3)促胃肠动力药：多适用于轻症患者，主要作为抑制胃酸药物的辅助用药。

(4)黏膜保护药：硫糖铝作为一种局部作用制剂，可促进RE的愈合。

铝碳酸镁能结合反流的胆酸，减少其对黏膜的损伤，并能作为物理屏障黏附于黏膜表面。现已在临床上广泛应用。

(5)中药制剂：抑酸药治疗无效，且经食管测压证实有食管动

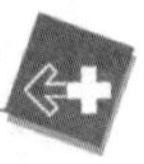

力异常的患者可试用促胃肠动力药联合抑酸药治疗及中药去腐生肌药物治疗，有助于食管糜烂、溃疡的愈合。

（6）药物治疗无效的 GERD 需考虑抗反流手术治疗，以及积极治疗并发症。其中监测 Barrett 食管预防其癌变至关重要。

【处方】

处方 1　$H_2$ 受体拮抗药（表 1-1）

**表 1-1　$H_2$ 受体拮抗药**

| 通用药名 | 规格（mg） | 治疗剂量 | 维持剂量 |
|---|---|---|---|
| 法莫替丁 | 20 | 20mg，每日 2 次 | 20mg，每晚 1 次 |
| 尼扎替丁 | 150 | 150mg，每日 2 次 | 150mg，每晚 1 次 |
| 雷尼替丁 | 150 | 150mg，每日 2 次 | 150mg，每晚 1 次 |

处方 2　PPI 制剂（表 1-2）

**表 1-2　PPI 制剂**

| 通用药名 | 规格（mg） | 治疗剂量 | 维持剂量 |
|---|---|---|---|
| 埃索美拉唑 | 20，40 | 40mg，每日 1 次 | 20mg，每日 1 次 |
| 兰索拉唑 | 15，30 | 30mg，每日 1 次 | 30mg，每日 1 次 |
| 奥美拉唑 | 10，20 | 20mg，每日 2 次 | 20mg，每日 1 次 |
| 泮托拉唑 | 20，40 | 40mg，每日 1 次 | 20mg，每日 1 次 |
| 雷贝拉唑 | 10，20 | 20mg，每日 1 次 | 10mg，每日 1 次 |

处方 3　促胃肠动力药物

　　吗丁啉片 10mg，口服，每日 3 次

或　莫沙必利 5mg，口服，每日 3 次

或　依托必利 50mg，口服，每日 3 次

处方 4　黏膜保护药

硫糖铝片 1g,口服,每日 3 次

或 磷酸铝凝胶 1 袋,口服,每日 3 次

或 瑞巴派特片 0.1g,口服,每日 3 次(早晚及睡前服用)

或 康复新液 10ml,口服,每日 3 次(含服)

或 铝碳酸镁片 1～2 片,口服,每日 3 次

【注意事项】

1. 过度肥胖者会增大腹压而促成反流,所以应避免摄入促进反流的高脂肪食物,减轻体重。

2. 少吃多餐,睡前 4 小时内不宜进食,以使夜间胃内容物和胃压减到最低程度,必要时将床头抬高 10cm。这对夜间平卧时的反流甚为重要,利用重力来清除食管内的有害物。

3. 避免在生活中长久增加腹压的各种动作和姿势,包括穿紧身衣及束紧腰带,有助于防止反流。

4. 戒烟、戒酒,少食巧克力和咖啡等。

5. PPI 是治疗 GERD 的首选药物,单剂量 PPI 治疗无效可改用双倍剂量,一种 PPI 无效可尝试换用另一种 PPI。但作为 GERD 如伴有食管溃疡、食管狭窄、Barrett 食管需要长期维持治疗者,应个体化治疗,以调整至患者无症状之最低剂量为适宜剂量。

## 第四节　食管-贲门黏膜撕裂综合征

食管-贲门黏膜撕裂综合征由 Mallory 和 Weiss 报道,故称为 Mallory-Weiss 综合征。多发生于频繁剧烈的呕吐致腹内压骤然增加情况下,造成胃的贲门、食管远端的黏膜和黏膜下层撕裂、并发大量出血。男性多于女性,发病年龄高峰为 30－50 岁。男女比例(4～6)∶1。本病特点为先呕吐食物后呕吐鲜血。

【诊断要点】

1. 临床表现　主要表现为各种原因导致的呕吐,典型的病史

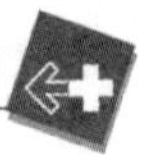

为先有干呕或呕吐，随后呕血，多为鲜血。剑突下疼痛极不明显，大多数患者仅表现为无痛性出血。因为是动脉出血，所以出血量较大，严重时可引起休克和死亡。但有的病例出血很少，甚至仅在呕吐物中含有血丝或仅有黑粪而无呕血。

2. 辅助检查

(1)实验室检查：本病合并大出血时，血中红细胞计数及血红蛋白总量降低。

(2)胃镜检查：是诊断该病的最有效手段，胃镜应在出血 24 小时内或在出血即时进行。胃镜下可见食管与胃交界处或食管远端、贲门黏膜的纵行撕裂，撕裂多为单发，少数为多发，裂伤一般长 3～20mm，宽 2～3mm。胃镜下可将裂伤出血分为 5 类：①活动性动脉性喷血；②活动性血管渗血；③可见血管显露；④裂伤处黏附有新鲜血痂；⑤单纯性裂伤。操作内镜时要轻柔，避免患者在检查过程中因呕吐加重病情。

(3)钡剂检查：对该病诊断价值较小，仅少数表现在出血灶附近形成的钡剂充盈缺损区，检出率较低。故多不应用此检查手段。

(4)动脉造影：可经股动脉选择性插管至胃左动脉，观察胃左动脉及其食管支动脉，活动性出血者且出血速度须达到每分钟 0.5ml 以上可见造影剂外溢现象。多见于出血量较大的患者。

3. 诊断与鉴别诊断　凡有暴饮暴食或饮酒病史，特别是因上述情况导致恶心、呕吐后再出现呕血。一般根据各种原因所致剧烈呕吐，继之呕血、黑粪的病史均应考虑该病，尤其是有饮酒、饱餐或食管裂孔疝的患者。

应当与消化性溃疡伴出血，食管裂孔疝相鉴别。

【治疗要点】

1. 一般治疗　卧床休息，严密监测生命体征及每小时尿量，保持呼吸道通畅，避免呕吐时引起窒息。定期复查血常规，必要时监测中心静脉压，尤其是老年患者。有活动性出血时给予禁食，必要时可以放置胃管抽出胃内容物，避免饱餐的胃加剧撕裂。

2. 补充血容量　保证充足的静脉通道，必要时输血，需保持血细胞比容(Hct)在0.3以上，血红蛋白浓度在70g/L以上。但应避免输血及输液量过多引起急性肺水肿或再出血。

3. 强力抑酸　首选PPI制剂：泮托拉唑、奥美拉唑等PPI制剂可首先给予静脉注射，及时达到血药浓度后持续静脉滴注，病情稳定后可静脉输注。

4. 呕吐剧烈者可以给予止呕药　大多数食管贲门黏膜撕裂出血患者经药物治疗完全可以治愈。

5. 内镜下治疗　随着内镜技术的发展，治疗内镜技术在消化道出血紧急止血中起着非常重要的作用，对出血量大，活动性出血或内镜发现有近期出血的患者可进行内镜止血治疗。

(1)局部喷洒止血药物：其机制是利用局部喷洒药物收缩血管或在创面形成收敛膜以达到止血的目的。主要用于活动性渗出性出血，尤其适用于撕裂较表浅者。

(2)注射止血药物：其机制是通过向撕裂边缘或出血点注射药物，以压迫、收缩血管或通过局部凝血作用达到止血目的。

(3)金属夹止血术：其基本方法是在内镜直视下，利用金属止血夹，直接将出血血管或撕裂的黏膜夹持住，起到机械压迫止血及缝合作用，能达到立即止血及预防再出血的目的。主要适用于有活动性及再出血迹象的撕裂患者。

6. 其他　电凝止血术、微波止血术、动脉栓塞治疗术等都是治疗该疾病的方法。严重病例内镜止血后仍有活动性出血病例，可行外科手术治疗。

【处方】

疾病早期伴有消化道出血患者需禁食、补液，强力抑制胃酸分泌、维持电解质平衡治疗。

处方1

0.9%氯化钠注射液　10ml
注射用泮托拉唑　80mg
即刻静脉注射

然后给予

0.9%氯化钠注射液　200ml
注射用泮托拉唑　80mg
每小时8mg维持静脉滴注72小时

或 0.9%氯化钠注射液　10ml
奥美拉唑　80mg
即刻静脉注射

然后给予

0.9%氯化钠注射液　200ml
奥美拉唑　80mg
每小时8mg维持静脉滴注72小时

处方2

患者病情稳定后,可改为

0.9%氯化钠注射液　100 ml
奥美拉唑　40 mg
静脉滴注,每日2次

或 0.9%氯化钠注射液　100 ml
泮托拉唑　40mg
静脉滴注,每日2次

或 0.9%氯化钠注射液　100 ml
兰索拉唑　30mg
静脉滴注,每日2次

补液治疗：

①10%葡萄糖注射液　400 ml
50%葡萄糖注射液　100 ml
维生素 $B_6$　200mg
10%氯化钾注射液　15ml
静脉滴注,每日1次

②复方氨基酸　250 ml
注射用丙氨酰谷氨酰胺　10g
静脉滴注,每日2次

③20%中长链脂肪乳　250 ml
脂溶性维生素　10 ml
氯化钠注射液　250ml
静脉滴注,每日1次

| | | |
|---|---|---|
| ④葡萄糖注射液 | 100ml | 静脉滴注，每日1次 |
| 葡萄糖酸钙注射液 | 20ml | |

| | | |
|---|---|---|
| 或 10%葡萄糖注射液 | 500 ml | 静脉滴注，每日1次 |
| 50%葡萄糖注射液 | 200 ml | |
| 8.5%复方氨基酸 | 500 ml | |
| 20%中长链脂肪乳 | 250 ml | |
| 丙氨酰谷氨酰胺注射液 | 100 ml | |
| 多种微量元素注射液 | 10 ml | |
| 水溶性维生素 | 10 ml | |
| 脂溶性维生素 | 10 ml | |
| 10%氯化钾注射液 | 45 ml | |
| 10%硫酸镁注射液 | 20ml | |
| 胰岛素 | 30 U | |

放入“三升袋”中，缓慢静脉滴注

处方3　患者病情稳定后改为口服药物

口服药物治疗，可参照本章第三节胃食管反流病中用药。

【注意事项】

在疾病初期应当及时给予补充血容量，先晶体后胶体，在维持患者生命体征平稳的基础上，及早完善胃镜检查，明确出血病因并有助于评价患者的预后及预计禁食的时间。

## 第五节　食管-贲门失弛缓症

食管-贲门失弛缓症病因尚未阐明，可能是因食管神经肌肉运动功能障碍，下段食管括约肌呈失弛缓状态，食物无法顺利通过，滞留于食管，逐渐导致食管张力减退、蠕动消失及病变上段食管扩张的一种疾病。食管神经肌肉功能障碍而引起食物不能顺利通过贲门口，导致整个食管明显扩张，延长及弯曲的一种非器质性食管狭窄性疾病。本病为一种少见病，可发生于任何年龄，但

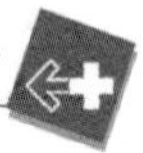

最常见于20—39岁的年龄组，女性多于男性，临床上以吞咽困难，胸骨后疼痛及食物反流为最常见的症状，情绪变化可影响进食不适症状。

【诊断要点】

1. 临床表现

(1)吞咽困难：无痛性吞咽困难是本病最常见最早出现的症状，占80%～95%以上。起病多较缓慢，但亦可较急，初起可轻微，仅在餐后有饱胀感觉而已。咽下困难多呈间歇性发作，常因情绪波动、发怒、忧虑、惊骇或进食过冷和辛辣等刺激性食物而诱发。病初咽下困难时有时无，时轻时重，后期则转为持续性。少数患者咽下液体较固体食物更困难，有人以此征象与其他食管器质性狭窄所产生的咽下困难相鉴别。但大多数患者咽下固体比液体更困难，或咽下固体和液体食物同样困难。

(2)胸骨后或剑突下疼痛：可为闷痛、灼痛、针刺痛、割痛或锥痛。疼痛部位多在胸骨后及中上腹；也可在胸背部、右侧胸部、右胸骨缘以及左季肋部。疼痛发作有时酷似心绞痛，甚至舌下含硝酸甘油片后可获缓解。疼痛发生的机制可由于食管平滑肌强烈收缩，或食物滞留性食管炎所致。随着咽下困难的逐渐加剧，梗阻以上食管的进一步扩张，疼痛反可逐渐减轻。

(3)食物反流：随着咽下困难的加重，食管的进一步扩张，相当量的内容物可潴留在食管内至数小时或数日之久，而在体位改变时反流出来。从食管反流出来的内容物因未进入过胃腔，故无胃内呕吐物的特点，但可混有大量黏液和唾液。在并发食管炎、食管溃疡时，反流物可含有血液。

(4)体重减轻：体重减轻与咽下困难影响食物的摄取有关。对于咽下困难，患者虽多采取选食、慢食、进食时或食后多饮汤水将食物冲下，或食后伸直胸背部、用力深呼吸或屏气等方法以协助咽下动作，使食物进入胃部，保证营养摄入。病程长久者仍可有体重减轻，营养不良和维生素缺乏等表现，而呈恶病质者罕见。

(5)营养不良:出血和贫血,患者常可有贫血,偶有由食管炎所致的出血。

(6)其他症状:由于食管下段括约肌张力的增高,患者很少发生呃逆,乃为本病的重要特征。在后期病例,极度扩张的食管可压迫胸腔内器官而产生干咳、气急、发绀和声音嘶哑等。食管炎、糜烂或溃疡形成可并发消化道大出血。

2. 辅助检查

(1)X线检查:对本现的诊断和鉴别诊断最为重要。

①钡剂检查:钡剂常难以通过贲门部而潴留于食管下段,并显示为1～3cm长的、对称的、黏膜纹正常的漏斗形狭窄,其上段食管呈现不同程度的扩张与弯曲,无蠕动波。如予热饮,舌下含服硝酸甘油片或吸入亚硝酸异戊酯,每见食管贲门弛缓;如予冷饮,则使贲门更难以松弛。潴留的食物残渣可在钡剂造影时呈现充盈缺损,故检查前应做食管引流与灌洗。

②胸部平片:本病初期,胸片可无异常。随着食管扩张,可在后前位胸片见到纵隔右上边缘膨出。在食管高度扩张、伸延与弯曲时,可见纵隔增宽而超过心脏右缘,有时可被误诊为纵隔肿瘤。当食管内潴留大量食物和气体时,食管内可见液平。大部分病例可见胃泡消失。

(2)内镜和细胞学检查:对本病的诊断帮助不大,但可用于本病与食管贲门癌等病之间的鉴别诊断。

3. 诊断

(1)诊断:吞咽困难、食物反流和胸骨后疼痛为本病的典型临床表现。若再经食管吞钡X线检查,发现具有本病的典型征象,就可作出诊断。

(2)鉴别:注意与食管癌、食管痉挛、食管良性狭窄等相鉴别。

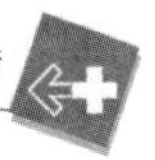

【治疗要点】

1. 一般治疗　少食多餐，饮食细嚼，避免进食过快、过冷和刺激性食物。解除精神紧张，必要时给予心理治疗和镇静药，可针刺内关、足三里等穴位。食管极度扩张者应每晚睡前行食管插管吸引。

2. 药物治疗　主要有钙通道阻滞药、硝酸酯类或抗胆碱能药物。能有效地降低LES压力并可暂时缓解吞咽困难，但不能改善食管蠕动。餐前15～45分钟舌下含服10～30mg硝苯地平或5～20mg硝酸异山梨酯，亦可在发作时舌下含服硝酸甘油0.3～0.6mg可使痉挛解除。药物治疗适用于病程早期食管还未出现扩张者。

3. 介入治疗

(1)肉毒毒素(Botox)注射治疗。

(2)物理性扩张疗法。

4. 内镜下治疗

(1)利用食管镜将小型扩张器置入食管-贲门处，缓慢扩张该处的环形肌，利用扩张器的弹性使括约肌持续扩张，解除括约肌的痉挛，达到松弛状态，使之恢复功能。优点在于避免外科手术、痛苦小、疗效快、无穿孔和食管反流病并发症，是治疗食管-贲门失弛缓症有效新方法。

(2)经内镜贲门肌切开术(POEM)：该方法为利用内镜在食管中下段，即食管贲门上方狭窄严重部位，首先行黏膜下注射甘油果糖加靛胭脂混合液，纵行切开食管黏膜层1.5～2cm，在食管黏膜下层与肌层之间建立隧道，逐渐延伸隧道超过狭窄部位，利用电刀将狭窄部位食管肌层组织行部分或全部切开，切开后退出内镜并将隧道口封闭，食管黏膜层保持完整，该方法解决了吞咽困难等问题，且不容易复发，但需注意术后易并发食管反流症状，但该方法具有疗效确切，术后恢复快，手术费用低等优点。

5. 外科手术治疗

【处方】

硝酸甘油片 0.3～0.6mg,舌下含服立即

或 硝苯地平 10mg,口服,每日 3 次

或 硝酸异山梨酯 10mg,口服,每日 3 次

【注意事项】

注意上述治疗药物对血压的影响,应监测血压变化。诊断贲门失弛缓症前需要排除心血管疾病所致胸部不适症状。

## 第六节 食管裂孔疝

食管裂孔疝是指腹腔内脏器(主要是胃)通过膈食管裂孔进入胸腔所致的疾病。食管裂孔疝在膈疝中较常见,属于消化内科疾病。食管裂孔疝患者可以无症状或症状轻微,其症状轻重与疝囊大小、食管炎症的严重程度无关。裂孔疝和反流性食管炎可同时也可分别存在。本病可发生于任何年龄,但症状的出现随年龄增长而增多。近年来在 X 线检查时采用特殊体位加压法,其检出率可达 80%。因本病多无症状或症状轻微,故难以得出其确切的发病率。食管裂孔疝可分为四型:①滑动型食管裂孔疝;②食管旁疝;③混合型食管裂孔疝;④裂孔疝样短食管。

【诊断要点】

1. 临床表现

(1)胃食管反流症状:表现为胸骨后或剑突下烧灼感、胃内容物上反感、上腹饱胀、嗳气、疼痛等。疼痛性质多为烧灼感或针刺样痛,可放射至背部、肩部、颈部等处。平卧,进食甜食、酸性食物,均可能诱发并可加重症状。此症状尤以滑动型裂孔疝多见。

(2)并发症

①出血:裂孔疝有时可出血,主要是食管炎和疝囊炎所致,多

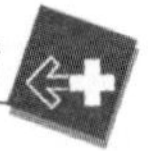

为慢性少量渗血，可致贫血。疝入的胃和肠发生溃疡可致呕血和黑粪。

②反流性食管狭窄：在有反流症状患者中，少数发生器质性狭窄，以致出现吞咽困难，吞咽疼痛，食后呕吐等症状。

③疝囊嵌顿：一般见于食管旁疝。裂孔疝患者如突然剧烈上腹痛伴呕吐，完全不能吞咽或同时发生大出血，提示发生急性嵌顿。

2. 辅助检查

(1)X 线检查：仍是目前诊断食管裂孔疝的主要方法。对于可复性裂孔疝(特别是轻度者)，一次检查阴性也不能排除本病，临床上高度可疑者应重复检查，并取特殊体位，如仰卧头低足高位等，其钡剂造影可显示直接征象及间接征象。

(2)内镜检查：内镜检查对食管裂孔疝的诊断率较前提高，可与 X 线检查相互补充旁证协助诊断。

(3)食管测压检查：食管裂孔疝时，食管测压可有异常图形，从而协助诊断。

3. 诊断与鉴别诊断　由于本病相对少见，且无特异性症状和体征，诊断较困难。对于有胃食管反流症状，年龄较大，肥胖，且症状与体位明显相关的可疑患者应予以重视，确诊需要借助一些器械检查。

【治疗要点】

1. 内科治疗　适用于小型滑疝及反流症状较轻者。治疗原则主要是消除疝形成的因素，控制胃食管反流，促进食管排空以及缓和或减少胃酸的分泌。

(1)生活方式改变：①减少食量，以高蛋白、低脂肪饮食为主，避免咖啡、巧克力、饮酒等，避免餐后平卧和睡前进食。②睡眠时取头高足低位，卧位时抬高床头。③避免弯腰、穿紧身衣、呕吐等增加腹内压的因素。④肥胖者应设法减轻体重，有慢性咳嗽、长期便秘者应设法治疗。对于无症状的食管裂孔疝及小裂孔疝者可适当给予上述治疗。

(2)药物治疗:对于已有胸痛、胸骨后烧灼、反酸或餐后反胃等胃食管反流症状者,除以上预防措施外,再给予抗反流及保护食管黏膜药物、促胃肠动力药等。

2. *外科治疗*　治疗食管裂孔疝的手术方法很多,主要是疝修补术及抗反流手术。

【处方】

请参照本章第三节胃食管反流病用药。

【注意事项】

食管裂孔疝同时多伴有反流性食管炎或胃食管反流病,因此注意事项多同上述疾病。

1. 过度肥胖者会增大腹压而促成反流,所以应避免摄入促进反流的高脂肪食物,减轻体重。

2. 少吃多餐,睡前 4 小时内不宜进食,以使夜间胃内容物和胃压减到最低程度,必要时将床头抬高 10cm。这对夜间平卧时的反流甚为重要,利用重力来清除食管内的有害物。

3. 避免在生活中长久增加腹压的各种动作和姿势,包括穿紧身衣及束紧腰带,有助于防止反流。

4. 戒烟、戒酒,少食巧克力和咖啡等。

5. 此病内科服药,易反复,应长期治疗,必要时行外科手术治疗。

## 第七节　食管癌

食管癌是指下咽部到食管胃结合部之间食管上皮来源的癌,以中段食管癌最多,下段次之,上段最少。我国也是食管癌的高发国家,20 世纪 90 年代的调查显示,食管癌的死亡率占所有恶性肿瘤的第四位,男性发病率明显高于女性,高发年龄段为 60－64 岁。

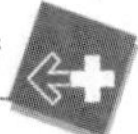

食管癌90%以上为鳞状细胞癌，少数为腺癌，偶见鳞状细胞癌和腺癌合并发生在同一个癌中，即腺鳞癌。鳞癌多见于男性，与吸烟、酗酒有一定关系；腺癌与Barrett食管、胃食管反流、食管裂孔疝有关。近来美国和欧洲国家食管鳞癌发生率逐渐下降，仅占所有食管癌的30%以下。

【诊断要点】

1. 临床表现

(1)早期常有胸骨后烧灼感、摩擦感、针刺痛，食物通过局部有异物感，可有轻度梗阻感。

(2)中晚期常出现进行性吞咽困难，有哽噎症状时常伴有呕吐黏液，随病情进展可出现胸骨后、背部疼痛。

(3)声音嘶哑常因喉返神经受压而产生。

(4)如有食管气管瘘时可出现呛咳。

(5)早期食管癌多无特异性的体征，中晚期患者有的因长期进食困难而出现脱水及营养不良，终末期可有恶病质、肿瘤浸润症状及全身转移等相关症状。

2. 检查手段

(1)食管X线钡剂检查：对早期食管癌尤其是局限于黏膜层的病变优于CT及MRI，对中晚期食管癌有较高的诊断价值，尤其对于术后并发症的鉴别诊断(如食管气管瘘、吻合口瘘、吻合口狭窄等)有不可替代的作用。

(2)内镜：内镜为诊断的主要手段，检查的同时可行细胞学涂片或活检，近年内镜下碘染色、窄带内镜成像(narrow banding image，NBI)及放大内镜技术应用于临床，明显提高了早期食管癌的检出率。

(3)超声内镜：可以判断肿瘤浸润的深度，管壁外异常淋巴结等。

(4)CT：可显示管壁的厚度、外形、肿瘤外侵及与纵隔器官的关系。

(5)食管拉网脱落细胞学检查:方便易行,为普查及门诊检查的重要手段。

3. 病理分型

(1)早期食管癌:分隐伏型、糜烂型、斑块型、乳头型。

(2)晚期食管癌:分髓质型、蕈伞型、溃疡型和缩窄型。

(3)组织学分类:分鳞癌、腺癌、小细胞未分化癌和癌肉瘤。

4. 食管癌的分期　食管癌患者的预后与初诊时的临床分期密切相关。目前术后病理分期为食管癌分期的金标准。

(1)食管癌的分段:颈段食管从食管入口(下咽部)到胸骨切迹上缘(胸腔入口),食管镜距门齿 18cm;上胸段食管从胸腔入口至气管分叉,距门齿 24cm;气管分叉以下至贲门入口再一分为二,分为中胸段(距门齿 32cm)和下胸段(距门齿 40cm)。

(2)食管癌的 TNM 分级标准:见表 1-3。

(3)分期

①我国食管癌临床病理分期:见表 1-4。

②按鳞癌及腺癌分别分期:见表 1-5。

5. 鉴别诊断

(1)食管良性狭窄:食管化学性烧伤、反流性食管炎或其他炎症性病变引起的食管瘢痕狭窄。鉴别诊断主要靠病史、胃镜及活检。

(2)贲门失弛缓症:主要症状为反复、间歇性发作的吞咽困难,病史长。患者平均年龄一般较轻,上消化道造影及胃镜有助于鉴别诊断,但应注意该类疾病可能合并食管癌。

(3)食管结核:少见,可有吞咽困难,影像学表现为黏膜破坏。鉴别主要靠胃镜及活检。

(4)食管憩室:食管中段的憩室可出现吞咽困难,胸骨后疼痛等症状,有发生癌变的机会,应避免漏诊。

(5)食管平滑肌瘤:一般症状较轻,胃镜和超声胃镜有助于鉴别。

表 1-3 食管癌 TNM 分级标准第 7 版(2010 版)

| T | N | M | G |
|---|---|---|---|
| $T_X$ 原发肿瘤不能评估 | $N_X$ 区域淋巴结无法估计 | $M_X$ 无法评估 | $G_X$ 组织学分级不能评估,按 G1 |
| $T_0$ 无原发肿瘤的证据 | $N_0$ 无区域淋巴结转移 | $M_0$ 无远处转移 | $G_1$ 高分化 |
| $T_{is}$ 原位癌 | $N_1$ 有 1～2 个区域淋巴结转移 | $M_1$ 有远处转移 | $G_2$ 中等分化 |
| $T_1$ 肿瘤侵及黏膜固有层或黏膜下层 | $N_2$ 有 3～6 个区域淋巴结转移 | | $G_3$ 低分化 |
| $T_{1a}$ 肿瘤侵犯黏膜固有层、黏膜肌层 | $N_3$ 7 个或更多区域淋巴结转移 | | $G_4$ 未分化 |
| $T_{1b}$ 肿瘤侵犯黏膜下层 | | | |
| $T_2$ 肿瘤侵及肌层 | | | |
| $T_3$ 肿瘤侵及食管纤维膜 | | | |
| $T_4$ 肿瘤侵及邻近器官 | | | |
| $T_{4a}$ 肿瘤侵及胸膜、心包、横膈(可切除) | | | |
| $T_{4b}$ 肿瘤侵犯其他邻近结构,如主动脉、椎体、气管(不可切除) | | | |

**表 1-4　我国食管癌临床病理分期**

| 分期 | 病变长度 | 病变范围 | 转移情况 |
| --- | --- | --- | --- |
| 早期 0 | 不定 | 限于黏膜层 | 无 |
| Ⅰ | <3cm | 只侵及黏膜下层 | 无 |
| 中期Ⅱ | 3～5cm | 只侵及部分肌层 | 无 |
| Ⅲ | >5cm | 侵及肌层全层或有外侵 | 有局部（区域）淋巴结转移 |
| 晚期Ⅳ | >5cm | 有明显外侵 | 有远处淋巴结或其他器官转移 |

**表 1-5　食管癌分期**

| 鳞癌分期 | T | N | M | G | 肿瘤部位 |
| --- | --- | --- | --- | --- | --- |
| 0 期 | $T_{is}$（HGD） | $N_0$ | $M_0$ | 1，X | 任何 |
| ⅠA 期 | $T_1$ | $N_0$ | $M_0$ | 1，X | 任何 |
| ⅠB 期 | $T_1$ | $N_0$ | $M_0$ | 2，3 | 任何 |
|  | $T_{2\sim3}$ | $N_0$ | $M_0$ | 1，X | 下段，X |
| ⅡA 期 | $T_{2\sim3}$ | $N_0$ | $M_0$ | 1，X | 上段中段 |
|  | $T_{2\sim3}$ | $N_0$ | $M_0$ | 2～3 | 下段，X |
| ⅡB 期 | $T_{2\sim3}$ | $N_0$ | $M_0$ | 2～3 | 上段中段 |
|  | $T_{1\sim2}$ | $N_1$ | $M_0$ | 任何 | 任何 |

（续　表）

| 鳞癌分期 | T | N | M | G | 肿瘤部位 |
| --- | --- | --- | --- | --- | --- |
| ⅢA期 | $T_{1\sim2}$ | $N_2$ | $M_0$ | 任何 | 任何 |
|  | $T_3$ | $N_1$ | $M_0$ | 任何 | 任何 |
|  | $T_{4a}$ | $N_0$ | $M_0$ | 任何 | 任何 |
| ⅢB期 | $T_3$ | $N_2$ | $M_0$ | 任何 | 任何 |
| ⅢC期 | $T_{4a}$ | $N_{1\sim2}$ | $M_0$ | 任何 | 任何 |
|  | $T_{4b}$ | 任何 | $M_0$ | 任何 | 任何 |
|  | 任何 | $N_3$ | $M_0$ | 任何 | 任何 |
| Ⅳ期 | 任何 | 任何 | $M_1$ | 任何 | 任何 |

| 腺癌分期 | T | N | M | G |
| --- | --- | --- | --- | --- |
| 0期 | $T_{is}$（HGD） | $N_0$ | $M_0$ | 1,X |
| ⅠA期 | $T_1$ | $N_0$ | $M_0$ | 1～2,X |
| ⅠB期 | $T_1$ | $N_0$ | $M_0$ | 3 |
|  | $T_2$ | $N_0$ | $M_0$ | 1～2,X |
| ⅡA期 | $T_2$ | $N_0$ | $M_0$ | 3 |
| ⅡB期 | $T_3$ | $N_0$ | $M_0$ | 任何 |
|  | $T_{1\sim2}$ | $N_1$ | $M_0$ | 任何 |
| ⅢA期 | $T_{1\sim2}$ | $N_2$ | $M_0$ | 任何 |
|  | $T_3$ | $N_1$ | $M_0$ | 任何 |

（续 表）

| 腺癌分期 | T | N | M | G |
|---|---|---|---|---|
| | $T_{4a}$ | $N_0$ | $M_0$ | 任何 |
| ⅢB期 | $T_3$ | $N_2$ | $M_0$ | 任何 |
| ⅢC期 | $T_{4a}$ | $N_{1\sim2}$ | $M_0$ | 任何 |
| | $T_{4a}$ | 任何 | $M_0$ | 任何 |
| | 任何 | $N_3$ | $M_0$ | 任何 |
| Ⅳ期 | 任何 | 任何 | $M_1$ | 任何 |

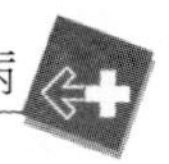

【治疗要点】

外科手术是治疗食管癌的主要方法，但目前综合治疗已逐渐成为治疗的首选，随着内镜技术的发展，原位癌的患者可选择内镜下黏膜剥离术（ESD）或消融治疗；对于 $T_{1a}$ 者可直接行食管切除术；$T_{1b}$ 伴淋巴结转移或 $T_2$～$T_{4a}$（伴或不伴淋巴结转移）的患者可考虑术前放化疗（非颈段）再手术，或围术期化疗加手术（腺癌者），对低危、＜2cm 和分化良好的非颈段患者考虑食管切除术，对不愿手术的患者考虑根治性放化疗（放疗 50～50.4Gy）；$T_{4b}$ 的患者已不具备手术条件，不选择手术治疗，根据患者情况，选择放疗、化疗或同步放化疗及免疫治疗，但若侵犯到气管、大血管或心脏，仅给予姑息化疗。

对于行 $R_0$ 切除术后无论淋巴结阳性还是阴性的患者，若病理为鳞癌，均可以观察。若为腺癌，根据情况决定是否采用术后放化疗。

若为 $R_1$ 切除（即切缘在显微镜下见肿瘤）术后患者则应该给予放疗加氟尿嘧啶/顺铂为主的化疗。若为 $R_2$（即切缘肉眼见肿瘤或 $M_{1b}$ 者）切除术后的患者应予放化疗，并且按肿瘤扩散范围给予补救治疗。

对不能耐受放化疗和不能手术切除的患者，予最佳支持治疗。

【处方】

1. 术前放化疗

(1)PF 方案

· 顺铂 65～100mg/$m^2$，静脉滴注，第 1 天及第 29 天

· 氟尿嘧啶 750～1000mg/($m^2$ · d)，持续静脉滴注，第 1 至 4 天及第 29 至 32 天

· 第 35 天后放疗

或

· 顺铂 15mg/$m^2$，静脉滴注，第 1 至 5 天

·氟尿嘧啶 800mg/($m^2$·d),持续静脉滴注,第1至5天

·每21天重复,共2个疗程

说明:PF方案已作为食管鳞癌和腺癌的标准治疗方案,研究显示,在没有远处转移的食管癌患者中,氟尿嘧啶+顺铂的同步放化疗再手术比单纯手术有更长的生存期,且该方案与放疗合用可提高疗效,主要应注意顺铂的肾及神经毒性和氟尿嘧啶的骨髓抑制。

(2)PC方案

·紫杉醇 50mg/$m^2$,静脉滴注,第1天,3小时以上

·卡铂 $AUC=2$,静脉滴注,第1天

·每周1次,连续5周

说明:研究证实,在可切除的食管癌患者中,该方案术前放化疗较单纯手术显著提高了 $R_0$ 切除率,延长了总生存期,存在骨髓抑制反应。

(3)FOLFOX

·奥沙利铂 85 mg/$m^2$,静脉滴注,第1天

·四氢叶酸 400 mg/$m^2$,静脉滴注,第1天

·氟尿嘧啶 400 mg/$m^2$,静脉注射,第1天

·氟尿嘧啶 800 mg/($m^2$·d),持续静脉滴注,第1至2天

·每2周重复,前3次与放疗同时进行

说明:研究显示,在不能切除的食管癌患者,FOLFOX同氟尿嘧啶+顺铂分别联合根治性放化疗的结果,两方案在3年PFS(无疾病进展)率及总生存上类似,毒性也大体相当,仅贫血以顺铂组为高。

(4)卡培他滨联合顺铂或奥沙利铂方案

·顺铂 30 mg/$m^2$,静脉滴注,第1天

·卡培他滨 800 mg/$m^2$,口服,每日2次,第1至5天。每周重复,共5周

或

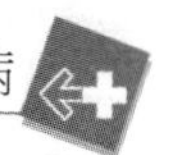

·奥沙利铂 85 $mg/m^2$,静脉滴注,第 1 天、第 15 天、第 29 天,共 3 次

·卡培他滨 625 $mg/m^2$,口服,每日 2 次,第 1 至 5 天。每周重复,共 5 周。

说明:卡培他滨的联合方案同持续滴注氟尿嘧啶相比有很大的便利性。此两方案为同期放疗时的联合方案。

2. 围术期化疗

(1)ECF 方案

·表柔比星 50 $mg/m^2$,静脉注射,第 1 天

·顺铂 60 $mg/m^2$,静脉滴注,第 1 天

·氟尿嘧啶 200 $mg/(m^2 \cdot d)$,持续静脉滴注,第 1 至 21 天

·每 3 周重复,术前 3 个疗程,术后亦 3 个疗程

说明:研究结果显示,可切除的胃及胃食管交界处癌患者,接受 ECF 方案围术期化疗后手术较单纯手术比较,降低了分期,延长了总生存期(OS),且证实了 6 周低剂量氟尿嘧啶方案的耐受性优于 4～5 天高剂量的氟尿嘧啶方案。

(2)ECF 方案的另外 3 个改良方案

EOF/ECX/EOX 方案

·表柔比星 50 $mg/m^2$,静脉注射,第 1 天

·奥沙利铂 130 $mg/m^2$,静脉滴注,第 1 天

(或顺铂 60 $mg/m^2$,静脉滴注,第 1 天)

·氟尿嘧啶 200 $mg/(m^2 \cdot d)$,持续静脉滴注,第 1 至 21 天

(卡培他滨 625 $mg/m^2$,口服,每日 2 次,第 1 至 21 天)

·每 3 周重复,术前 3 个疗程,术后 3 个疗程

说明:将奥沙利铂和卡培他滨取代顺铂和氟尿嘧啶的 3 个改良方案,在总生存期上不劣于 ECF 方案,且不良反应也无明显差异。因此被认为可以用于围术期化疗。

(3)FP 方案

·顺铂 75～100 $mg/m^2$,静脉滴注,第 1 天

· 氟尿嘧啶 800 mg/($m^2$ · d),持续静脉滴注,第 1 至 5 天

· 每 4 周重复,术前 2～3 个疗程,术后亦 3～4 个疗程,共 6 个疗程

说明:Ychou,M 的Ⅲ期多中心研究显示,对能切除的低位食管、胃食管结合部或胃的腺癌,围术期的顺铂联合氟尿嘧啶的化疗能显著提高根治切除率,提高无病生存期(DFS)和总生存期(OS)。

(4)紫杉醇+顺铂方案

· 顺铂 75 mg/$m^2$,静脉滴注,第 1 天

· 紫杉醇 175 mg/($m^2$ · d),静脉滴注,第 1 天,3 小时以上

· 每 3 周重复,术后 4 个疗程

说明:术后 2 年生存率为 60%,较对照组提高了 20%。应用紫杉醇可能存在过敏反应及骨髓抑制,用药前应予以地塞米松防止过敏反应。

3. 根治性放/化疗

(1)FP+放疗联合方案

· 顺铂 75～100 mg/$m^2$,静脉滴注,第 1 天

· 氟尿嘧啶 750～1000 mg/($m^2$ · d),持续静脉滴注,第 1 至 4 天

· 每 4 周重复,2～4 个疗程,2 个疗程伴放疗(同期放疗 50～60 Gy,每日 2 Gy),后续 2 个疗程化疗

说明:Ⅲ期临床试验证明同期放化疗对局部晚期食管癌疗效、生存期均优于单纯放疗,同期放化疗中位生存期 14.1 个月,5 年生存率 27%。INT0123 试验证实 PF 方案联合高剂量的放疗(60.4 Gy)同联合标准剂量放疗(50.4 Gy)相比,总生存期及局部治疗失败率无差别。因此,该方案目前是 RTOG 推荐的 $T_{1\sim3}N_{0\sim1}M_0$ 不能手术患者的标准治疗。

(2)奥沙利铂联合氟尿嘧啶

· 奥沙利铂 85 mg/$m^2$,静脉滴注,第 1 天、第 15 天、第 29 天

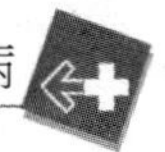

·氟尿嘧啶 180 mg/($m^2$·d)，持续静脉滴注，第1至33天

说明：Khushalani NI的研究证实了此方案的安全性和有效性，38例患者中没有出现4度血液学毒性。

(3)FOLFOX

同术前放化疗。

说明：同术前放化疗。

(4)XP方案

·顺铂 30 mg/$m^2$，静脉滴注，第1天

·卡培他滨 800 mg/$m^2$，口服，每日2次，第1至5天。每周重复，共5个疗程

(5)XELOX方案

·奥沙利铂 85 mg/$m^2$，静脉滴注，第1天、第15天、第29天，共3次

·卡培他滨 625 mg/$m^2$，口服，每日2次，第1至5天。每周重复，共5个疗程

说明：同术前放化疗中卡培他滨联合顺铂或奥沙利铂方案。

(6)PC方案

同术前放化疗。

(7)卡培他滨＋顺铂方案

·卡培他滨 1250mg/$m^2$，口服，每日2次，第1至14天

·顺铂 60 mg/$m^2$，静脉滴注，第1天

每3周重复

说明：RR为47.1%，SD为35.3%。

4. 姑息化疗

(1)DCF方案

·多西他赛 75 mg/$m^2$，静脉滴注，第1天

·顺铂 75 mg/($m^2$·d)，静脉滴注，第1至5天

·氟尿嘧啶 1000 mg/($m^2$·d)，持续静脉滴注，第1至5天(持续滴注120小时)

・每 4 周重复 1 次

说明:研究证实与 ECF 方案比较,DCF 方案在胃及胃食管交界处癌一线姑息治疗的效果更佳。但 3 度以上中性粒细胞下降及粒细胞缺乏伴发热的发生率更高。

(2)多西他赛联合顺铂的 2 周方案

・多西他赛 40 $mg/m^2$,静脉滴注,第 1 天

・四氢叶酸 400 $mg/m^2$,静脉滴注,第 1 天

・氟尿嘧啶 400 $mg/m^2$,静脉注射,第 1 天

・氟尿嘧啶 1000 $mg/(m^2 \cdot d)$,持续静脉滴注,第 1 至 2 天

・顺铂 40 $mg/m^2$,静脉滴注,第 3 天

・每 2 周重复 1 次

说明:Shah MA 的Ⅱ期研究显示,该 mDCF 联合贝伐单抗的 3 度粒细胞缺乏发生率 50%,有效率达 67%,中位 PFS 为 12 个月,中位 OS(overall survival,总体幸存率)为 16.8 个月。

(3)FLOT 方案(DCF 方案的改良方案)

・多西他赛 50 $mg/m^2$,静脉滴注,第 1 天

・奥沙利铂 85 $mg/m^2$,静脉滴注,第 1 天

・四氢叶酸 200 $mg/m^2$,静脉滴注,第 1 天

・氟尿嘧啶 2600 $mg/(m^2 \cdot d)$,持续静脉滴注(24 小时),第 1 天

・每 2 周重复 1 次

说明:AI-Batran SE 的Ⅱ期研究证实,FLOT 方案有效率 57.7%,中位 PFS 和 OS 分别为 5.2 个月和 11.1 个月。3/4 度中性粒细胞下降 48.1%,白细胞下降 27.8%,腹泻 14.8%。

(4)ECF 方案

・表柔比星 50 $mg/m^2$,静脉注射,第 1 天

・顺铂 60 $mg/m^2$,静脉滴注,第 1 天

・氟尿嘧啶 200 $mg/(m^2 \cdot d)$,持续静脉滴注,第 1 至 21 天

・每 3 周重复,术前 3 个疗程,术后亦 3 个疗程

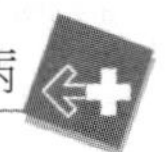

(5)PF 方案

参见根治性放化疗。

说明:食管癌的姑息性化疗中,PF 方案(也有在此基础上加醛氢叶酸)是标准一线治疗方案,通常有效率 30%～50%,也有报道＞60%,中位生存期从 7.5 个月到 28 个月(鳞癌)。无论是对食管的腺癌还是鳞癌均有效。

(6)伊立替康＋氟尿嘧啶/四氢叶酸方案

- 伊立替康 180 mg/$m^2$,静脉滴注,第 1 天(30 分钟)
- 四氢叶酸 125 mg/$m^2$,静脉滴注,第 1 天(15 分钟)
- 氟尿嘧啶 400 mg/$m^2$,静脉注射,第 1 天
- 氟尿嘧啶 2400 mg/($m^2$・d),持续静脉滴注(48 小时)
- 每 2 周重复 1 次

说明:与 PF 方案比较,在治疗反应率、无进展生存期及中位生存期方面均无差异,在毒性控制方面更优,尤其在中性粒细胞下降、粒细胞缺乏伴发热、口腔炎及恶心等不良反应的发生率少,耐受性更佳,但应注意伊立替康腹泻的不良反应。

(7)FOLFIRI

- 伊立替康 180 mg/$m^2$,静脉滴注,第 1 天
- 四氢叶酸 400 mg/$m^2$,静脉滴注,第 1 天
- 氟尿嘧啶 400 mg/$m^2$,静脉注射,第 1 天
- 氟尿嘧啶 1200 mg/($m^2$・d),持续静脉滴注,第 1 至 2 天
- 每 2 周重复 1 次

说明:把晚期肠癌中的方案试用到了食管癌姑息治疗中。

(8)Tc 方案

- 紫杉醇 200 mg/$m^2$,静脉滴注,第 1 天
- 卡铂 $AUC=5$,静脉滴注,第 1 天
- 每 3 周重复 1 次

说明:EI-Rayes BF 等的Ⅱ期临床试验中,该方案治疗的 35 例晚期食管癌,PR(partial remission,部分缓解率)43%(15/35),

中位有效期2.8个月,中位生存时间9个月,1年生存率43%。主要毒性为骨髓抑制,3～4度骨髓抑制发生率为52%。

(9)伊立替康＋顺铂方案

·伊立替康65 mg/m$^2$,静脉滴注,每周1次

·顺铂30 mg/m$^2$,静脉滴注,每周1次

·连续4周,休2周,每6周重复1次

说明:临床试验显示,顺铂联合伊立替康一线治疗晚期食管癌有效率57%,中位有效期约4.2个月。该方案对鳞癌、腺癌疗效相似,不良反应相对较轻,仅出现可耐受的骨髓抑制和偶发的Ⅲ度腹泻。

(10)PBV方案

·顺铂100 mg/m$^2$,静脉滴注,第3天(水化利尿)

·博来霉素10 mg/m$^2$,静脉滴注,第1天、第8天

·长春地辛3 mg/m$^2$,静脉滴注,第1天、第8天

·每3周重复1次

(11)PBF方案

·顺铂50 mg/m$^2$,静脉滴注,第6天、第7天(水化利尿)

(或卡铂300 mg/m$^2$,静脉滴注,第2天)

·博来霉素5 mg/m$^2$,静脉滴注,第1天、第3天、第8天、第10天

·氟尿嘧啶300 mg/(m$^2$·d),静脉滴注,第1至5天

·每3周重复1次

(12)紫杉醇＋顺铂方案

·顺铂60 mg/m$^2$,静脉滴注,第1天

·紫杉醇180 mg/(m$^2$·d),静脉滴注,第1天,3小时以上

·每2周重复,术后4个疗程

说明:总有效率达到43%,其中完全缓解(CR)4%,部分缓解(PR)39%,中位生存时间9个月,1年生存率为43%,且该方案不良反应较小,大多数患者能够耐受。

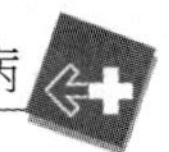

(13)PEF 方案

- 顺铂 30 mg/$m^2$,静脉滴注,第 6～8 天(水化利尿)
- 依托泊苷 120 mg/($m^2$ · d),静脉滴注,第 1 至 3 天
- 氟尿嘧啶 300 mg/($m^2$ · d),静脉滴注,第 1 至 5 天
- 每 3 周重复 1 次

说明:方案 PBV,PBF,PEF 是既往研究较多的几个方案,多数的研究显示它们的有效率超过 50%。其中 PBV 方案骨髓抑制较轻,但有一定肺毒性。后两种方案的毒性能耐受,通常对鳞癌的患者采用 PBF 方案,腺癌的患者可用 PEF 方案。

(14)GP 方案

- 顺铂 75 mg/$m^2$,静脉滴注,第 1 天(水化利尿)
- 吉西他滨 1000 mg/($m^2$ · d),静脉滴注,第 1 天、第 8 天
- 每 3 周重复 1 次

说明:反应率(RR)为 45%,鳞癌效果优于腺癌(71% vs 33%),不良反应主要为血液学毒性中粒细胞减少。

(15)TPF 方案

- 紫杉醇 175 mg/$m^2$,静脉滴注,第 1 天
- 顺铂 20 mg/($m^2$ · d),静脉滴注,第 1 至 5 天
- 氟尿嘧啶 750 mg/($m^2$ · d),静脉滴注,第 1 至 5 天
- 每 4 周重复 1 次

说明:该方案毒性较大,主要为粒细胞减少及感觉神经异常,总反应率为 48%,其中 CR 12%,中位生存期 10.8 个月。

(16)洛铂＋氟尿嘧啶(LLF)方案

- 洛铂 30 mg/$m^2$,静脉滴注,2 小时,第 1 天
- 亚叶酸钙 200 mg/$m^2$,静脉滴注,第 1 至 5 天
- 氟尿嘧啶 500 mg/$m^2$,静脉滴注,第 1 至 5 天

说明:洛铂为第三代铂类抗肿瘤药物,其抗肿瘤活性源于与 DNA 以共价键结合并使之变性,改变 DNA 的正常功能,具有水溶性好、抗肿瘤广、抗瘤活性强,与其他铂类药物无交叉毒性。与

顺铂或奥沙利铂联合氟尿嘧啶方案比较，在有效率方面无统计学差异，顺铂方案中恶心、呕吐的发生率高，奥沙利铂方案神经毒性发生率高，该方案主要副作用为血小板及白细胞减少发生，总体不良反应可耐受。洛铂引起血小板减少一般在化疗后 7～10 天出现，10～14 天达到最低值，约 3 周后恢复，血小板减少程度与患者的年龄及化疗周期密切相关，对于年迈体弱，反复多次化疗和骨髓准备能力差的患者采用洛铂治疗时，治疗中和治疗后应密切观察血象变化，以便及时发现血小板减少，必要时可以给予血小板生成素（TPO）或者 IL-11，甚至输注血小板悬液。

（17）紫杉醇＋洛铂方案

· 紫杉醇 135 $mg/m^2$，静脉滴注，第 1 天

· 洛铂 35 $mg/(m^2 \cdot d)$，静脉滴注，第 2 天

· 每 3 周重复 1 次

说明：该方案主要不良反应为骨髓抑制，其他不良反应轻，近期疗效好。

（18）曲妥珠单抗是一种靶向 HER-2 的单克隆抗体，最高批准于 HER-2 阳性的乳腺癌的治疗。联合化疗与单纯的化疗比较可显著提高 HER-2 阳性的食管腺癌患者的生存，但食管鳞癌中 HER-2 的表达率低于腺癌，不建议应用。

（需联合化疗方案），仅适用于 HER-2 阳性的患者。

曲妥珠单抗 8 mg/kg，静脉注射，负荷量（首次）。

曲妥珠单抗 6 mg/kg，静脉注射，每 3 周 1 次。

5. *术后放化疗*　卡培他滨或氟尿嘧啶的放化疗方案如下

（1）以下方案放化疗前 1 个疗程，放化疗后 2 个疗程

· 卡培他滨 750～1000 $mg/m^2$，口服，每日 2 次，第 1 至 14 天

或：

· 四氢叶酸 400 $mg/m^2$，静脉滴注，第 1 天、第 15 天（或第 1 天、第 2 天和第 15 天、第 16 天）

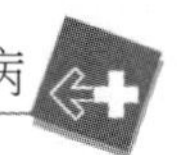

· 氟尿嘧啶 400 $mg/m^2$，静脉注射，第 1 天、第 15 天（或第 1 天、第 2 天和第 15 天、第 16 天）

· 氟尿嘧啶 1200 $mg/(m^2 \cdot d)$，持续静脉滴注，第 1 天、第 2 天和第 15 天、第 16 天

· 每 4 周重复，放疗期间 3 次，放疗后 3 次

（2）放化疗期间

· 卡培他滨 625～825 $mg/m^2$，口服，每日 2 次，第 1～5 天或第 1 至 7 天

或：

· 氟尿嘧啶 200～250 $mg/(m^2 \cdot d)$，持续静脉滴注，第 1～5 天或第 1 至 7 天

· 每周重复，连续 5 周

6. 晚期食管癌的支持治疗

（1）止痛：晚期食管癌可因癌细胞的侵及、破坏食管壁或引起食管深层溃疡，癌细胞引起食管周围炎、纵隔炎以及癌细胞转移引起相关组织器官疼痛，应依据三阶梯止痛原则，合适选用止痛药物及剂量。

（2）支架：绝大多数晚期食管癌患者由于病灶进展或区域淋巴结压迫导致食管腔狭窄，进而吞咽困难，食管支架可有效缓解食管狭窄，并且创伤小，粒子支架可以起到局部治疗的作用。

【注意事项】

食管癌切除术后的患者，术后 2 年内，每 3～4 个月复查 1 次，3～5 年，每 6 个月 1 次，5 年以后，每年 1 次，检查项目包括病史、体格检查、胸腹部 CT 及内镜。

（苏振华　姜红玉　魏新亮）

# 第2章

# 胃　炎

## 第一节　急性单纯性胃炎

急性单纯性胃炎指各种外在和内在因素引起的急性广泛性或局限性的胃黏膜急性炎症。急性单纯性胃炎的症状体征因病因不同而不尽相同，其病因多样，常见病因包括应激、药物损伤、酒精刺激、创伤和物理因素、十二指肠-胃反流、胃黏膜血液循环障碍。

【诊断要点】

1. 临床表现　临床上以感染或进食了被细菌毒素污染的食物后所致的急性单纯性胃炎为多见。一般起病较急，在进食污染食物后数小时至 24 小时发病，症状轻重不一，表现为中上腹不适、疼痛，以至剧烈的腹部绞痛，厌食、恶心、呕吐，因常伴有肠炎而有腹泻，大便呈水样，严重者可有发热、呕血和(或)便血、脱水、休克和酸中毒等症状。因饮酒、刺激性食物和药物引起的急性单纯性胃炎多表现为上腹部胀满不适、疼痛，食欲减退、恶心、呕吐等消化不良症状，症状轻重不一，伴肠炎者可出现发热、中下腹绞痛、腹泻等症状。体检有上腹部或脐周压痛，肠鸣音亢进。

2. 辅助检查

(1)实验室检查：感染因素引起者末梢血白细胞计数一般轻度增高，中性粒细胞比例增高；伴肠炎者粪常规检查可见少量黏

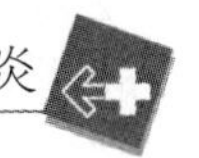

液及红、白细胞，粪培养可检出病原菌。

（2）内镜检查：内镜检查可见胃黏膜明显充血、水肿，有时见糜烂及出血点，黏膜表面覆盖黏稠的炎性渗出物和黏液。但内镜不必作为常规检查。

3. *诊断和鉴别诊断* 诊断依据患者进食不洁食物、服用非甾体类抗药物、精神心理因素变化等病史，辅助急诊胃镜检查的内镜下胃黏膜充血、糜烂等内镜下表现可作出上述诊断。

但患者腹痛发作时需要与以下疾病进行鉴别：

（1）急性胆囊炎：本病的特点是右上腹持续性剧痛或绞痛，阵发性加重，可放射到右肩部，墨菲（Murphy）征阳性。腹部B超、CT或MRI等影像学检查可确立诊断。

（2）急性胰腺炎：常有暴饮暴食史或胆道结石病史，突发性上腹部疼痛，重者呈刀割样疼痛，伴持续性腹胀和恶心、呕吐；血尿淀粉酶在早期升高，重症患者腹水中淀粉酶含量明显增高。B超、CT等辅助检查可发现胰腺呈弥漫性或局限性肿大有利于诊断。

（3）空腔脏器穿孔：患者多起病急骤，表现为全腹剧烈疼痛，体检有压痛与反跳痛、腹肌紧张呈板样，叩诊肝浊音界缩小或消失。X线透视或平片可见膈下游离气体。

（4）肠梗阻：肠梗阻呈持续性腹痛，阵发性加剧，伴剧烈呕吐，肛门停止排便排气。早期腹部听诊可闻及高亢的肠鸣音或气过水声，晚期肠鸣音减弱或消失。腹部X线平片可见充气肠襻及多个液平。

【治疗要点】

1. *一般治疗* 应去除病因，卧床休息，停止一切对胃有刺激的食物或药物，给予清淡饮食，必要时禁食，多饮水，腹泻较重时可饮糖盐水。

2. *对症治疗* 针对不同的症状进行治疗。

（1）腹痛者可行局部热敷，疼痛剧烈者给予解痉止痛药，如阿托品、复方颠茄片、山莨菪碱等解除胃肠平滑肌痉挛药物。

(2)剧烈呕吐时可注射甲氧氯普胺(胃复安),严重时可禁食给予胃肠减压处理,胃肠减压时间不宜过长,病情平稳后应及时拔除胃肠减压,恢复清淡饮食,促进胃肠功能的恢复。

(3)及时给予口服 $H_2$ 受体拮抗药,如西咪替丁、雷尼替丁,必要时给予 PPI 制剂,如泮托拉唑、兰索拉唑、埃索美拉唑等减少胃酸分泌,以减轻黏膜炎症。也可应用铝碳酸镁或硫糖铝等抗酸药或黏膜保护药。

3. 抗感染治疗　一般不需要抗感染治疗,但由细菌引起尤其伴腹泻者,可选用小檗碱(黄连素)、呋喃唑酮(痢特灵)、磺胺类制剂、诺氟沙星(氟哌酸)等喹诺酮制剂、庆大霉素等抗菌药物。未满 18 周岁少年儿童可给予头孢类抗菌药物。

4. 维持水、电解质及酸碱平衡　因呕吐、腹泻导致水、电解质紊乱时,轻者可给予口服补液,重者应予静脉补液,可选用平衡盐液或 5%葡萄糖盐水,并注意补钾;对于有酸中毒者可用 5%碳酸氢钠注射液予以纠正。

【处方】

处方 1　解痉止痛

山莨菪碱 10mg,肌内注射,立即

或 氯化钠注射液 10ml

注射用间苯三酚 40mg,肌内注射或静脉注射,立即

处方 2　口服抑酸药物,用于轻症患者

①$H_2$ 受体拮抗药

西咪替丁 0.2～0.4g,口服,每日 4 次

或 雷尼替丁 150mg,口服,每日 2 次

或 法莫替丁 20mg,口服,每日 2 次或 40mg 口服,每晚 1 次

②PPI 制剂

雷贝拉唑 10mg,每日 1 次

或 兰索拉唑 30mg,每日 1 次

或　泮托拉唑 40mg,每日 1 次
或　奥美拉唑 20mg,每日 2 次
③黏膜保护剂
　　硫糖铝片 1.0g,口服,每日 3 次
或　磷酸铝凝胶 1 袋,口服,每日 3 次
或　瑞巴派特片 0.1g,口服,每日 3 次(早晚及睡前服用)
或　康复新液 10ml,口服,每日 3 次(含服)
或　铝碳酸镁片 1～2 片,口服,每日 3 次
处方 3　症状严重者,静脉用药

|  |  |  |
| --- | --- | --- |
| 0.9%氯化钠注射液 | 100 ml | 静脉滴注,每日 2 次 |
| 奥美拉唑 | 40 mg | |
| 或 0.9%氯化钠注射液 | 100 ml | 静脉滴注,每日 2 次 |
| 泮托拉唑 | 40mg | |
| 或 0.9%氯化钠注射液 | 100 ml | 静脉滴注,每日 2 次 |
| 兰索拉唑 | 30mg | |

处方 4　补液治疗

|  |  |  |
| --- | --- | --- |
| 复方氨基酸 | 250 ml | 静脉滴注,每日 2 次或每日 1 次 |
| 注射用丙氨酰谷氨酰胺 | 10g | |
| 20%中长链脂肪乳 | 250 ml | 静脉滴注,每日 1 次 |
| 脂溶性维生素 | 10 ml | |
| 氯化钠注射液 | 250ml | |

【注意事项】

急性单纯性胃炎很少需要应用抗生素治疗,多给予抑制胃酸、保护胃肠黏膜等治疗后症状缓解。

## 第二节　急性糜烂出血性胃炎

急性糜烂出血性胃炎是以胃黏膜多发性充血、出血、糜烂为特征的急性胃炎,又称急性胃黏膜病变或急性糜烂性胃炎。近来

有上升趋势，本病是上消化道出血的重要病因之一。

【诊断要点】

1. 病因 引起急性糜烂性胃炎的病因较多，其中以乙醇与非甾体类抗炎药最为多见，上述因素均因破坏胃黏膜屏障，使 $H^+$ 及胃蛋白酶逆向弥散入黏膜而导致胃黏膜的急性充血、糜烂。另外一些全身性疾病也可造成急性胃黏膜损伤，如严重创伤、大面积烧伤、败血症、颅内病变、休克及重要器官的功能衰竭等严重应激状态，也会造成消化道大出血。

2. 临床表现 发病前有服用非甾体类消炎镇痛药、酗酒及烧伤、大手术、颅脑外伤、重要脏器功能衰竭等应激状态病史。临床症状多为上腹部的隐痛或剧痛，伴恶心、呕吐等症状，可伴有胃灼热感、反酸症状。少数患者由于原发病症状较重，因此出血前的胃肠道症状，如上腹部隐痛不适、烧灼感常被忽视或无明显症状。常以上消化道出血为首发症状，表现为呕血和(或)柏油样便，出血常为间歇性；部分患者表现为急性大量出血，病情较重，经大量输血但血红蛋白含量仍难迅速提高。少数因烧伤引起本病，仅有低血容量引起的脉搏加快和血压下降。

3. 辅助检查

(1)实验室检查：部分患者急性大量出血时，血常规提示血红蛋白总量下降，粪及呕吐物隐血实验均阳性。

(2)X线检查：胃肠道钡剂检查常不能发现糜烂性病变，且不适用于急性活动性出血患者，因为钡剂可涂布于黏膜表面，使近期不能做内镜或血管造影检查；在急性出血时肠系膜上动脉超选择性血管造影术可作出出血的定位诊断，出血间歇时则常为阴性。

(3)急诊内镜检查：在出血后的24～48小时做急诊内镜检查，可见多发性糜烂和出血灶为特征的急性胃黏膜病变，有确诊价值。

4. 诊断与鉴别诊断 依据临床表现及急诊内镜检查可确诊。

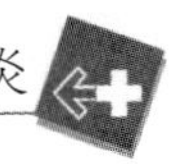

该病需要与以下疾病相鉴别：

(1)消化性溃疡并出血：消化性溃疡以上消化道出血为首发症状，需与急性糜烂性胃炎鉴别，急诊胃镜检查可鉴别。

(2)肝硬化食管胃底静脉曲张破裂出血：患者多有肝炎病史，并有肝功能减退和门脉高压表现，如低蛋白血症、腹水、侧支循环建立等，结合X线钡剂和胃镜检查，可与急性糜烂性胃炎相鉴别。

(3)其他：急性糜烂性胃炎还应与引起上消化道出血的其他疾病，如胃癌、食管贲门黏膜撕裂、胆道疾病等鉴别，通过这些原发疾病的临床表现和胃镜、B超、CT及磁共振(MRI)等辅助检查，一般可鉴别。

【治疗要点】

1. *一般治疗*　去除诱发病因，治疗原发病。患者应卧床休息，禁食或流质饮食，保持安静，烦躁不安时给予适量的镇静药；出血明显者应保持呼吸道通畅，必要时吸氧；加强护理，密切观察患者神志、呼吸、脉搏、血压变化及出血情况，记录24小时出入量。

2. *黏膜保护药*　无明显出血者，可应用黏膜保护药。

3. *$H_2$受体拮抗药*　$H_2$受体拮抗药可有效抑制胃酸的分泌，减轻$H^+$逆弥散，使用中须注意$H_2$受体拮抗药的副作用。

4. *质子泵抑制药*　其抑酸作用强于$H_2$受体拮抗药，是首选药物，可以减少胃酸分泌，防止$H^+$逆向弥散，pH上升后，可使胃蛋白酶失去活性，有利于凝血块的形成，从而达到间接止血的目的。常用药物包括泮托拉唑、兰索拉唑、埃索美拉唑等，急性出血时可首先给予上述药物静脉注射，使其快速达到血药浓度，并静脉泵入，待患者出血病情稳定后可改为常规剂量静脉输注。

5. *大出血者应积极采取以下治疗措施*

(1)补充血容量：对伴上消化道大出血者应立即建立静脉通道，积极补液，酌量输注新鲜血液，迅速纠正休克及水电解质紊乱。

(2)局部止血:留置胃管,可观察出血情况、判断治疗效果、降低胃内压力,也可经胃管注入药物止血。

(3)止血药:减低毛细血管的通透性,促使血小板凝血活性物质的释放,并增加其聚集活性与黏附性。

(4)生长抑素及生长抑素类似物:生长抑素及生长抑素类似物具有减少胃酸和胃蛋白酶分泌,减少内脏血流量的作用。

(5)内镜下止血及介入止血:常规止血方法无效时可选用内镜下止血方法,常用方法为内镜下局部喷洒止血药物,放射介入治疗。

(6)手术治疗:单纯的广泛糜烂出血性胃炎不宜手术治疗。少数伴有应激性溃疡出血者,经内科积极治疗仍难以控制出血时,在急诊胃镜检查后基本明确诊断的基础上,可选用外科手术治疗。手术前准备要充分,并补充足够血容量。

【处方】

处方1 腹痛明显者

| 氯化钠注射液 | 10ml | 肌内注射或立即静脉注射 |
|---|---|---|
| 注射用间苯三酚 | 40mg | |

处方2 口服抑酸药物,用于轻症患者

①$H_2$ 受体拮抗药

西咪替丁 0.2～0.4g,口服,每日4次

或 雷尼替丁 150mg,口服,每日2次

或 法莫替丁 20mg,口服,每日2次或40mg,口服,每晚1次

②PPI制剂

雷贝拉唑 10mg,每日2次

或 兰索拉唑 30mg,每日2次

或 泮托拉唑 40mg,每日2次

或 奥美拉唑 20mg,每日2次

③黏膜保护药

硫糖铝片 1.0g,口服,每日3次

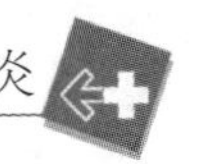

或 磷酸铝凝胶1袋,口服,每日3次

或 瑞巴派特片0.1g,口服,每日3次(早晚及睡前服用)

或 康复新液10ml,口服,每日3次(含服)

或 铝碳酸镁片1～2片,口服,每日3次

处方3 症状严重者,静脉用药

|  |  |  |
|---|---|---|
| 0.9%氯化钠注射液 | 100 ml | 静脉滴注,每日2次 |
| 奥美拉唑 | 40 mg | |

|  |  |  |
|---|---|---|
| 或 0.9%氯化钠注射液 | 100 ml | 静脉滴注,每日2次 |
| 泮托拉唑 | 40mg | |

|  |  |  |
|---|---|---|
| 或 0.9%氯化钠注射液 | 100 ml | 静脉滴注,每日2次 |
| 兰索拉唑 | 30mg | |

处方4 补液治疗

|  |  |  |
|---|---|---|
| 10%葡萄糖注射液 | 400 ml | 静脉滴注,每日1次 |
| 50%葡萄糖注射液 | 100 ml | |
| 维生素$B_6$ | 200mg | |
| 10%氯化钾注射液 | 15ml | |

|  |  |  |
|---|---|---|
| 复方氨基酸注射液 | 250 ml | 静脉滴注,每日2次或每日1次 |
| 注射用丙氨酰谷氨酰胺 | 10g | |

|  |  |  |
|---|---|---|
| 20%中长链脂肪乳 | 250 ml | 静脉滴注,每日1次 |
| 脂溶性维生素 | 10 ml | |
| 氯化钠注射液 | 250ml | |

处方5 由细菌引起,尤其伴有腹泻者

左氧氟沙星0.4g,静脉滴注,每日1次

处方6 伴有Hp感染者

详见消化性溃疡抗幽门螺杆菌章节。

【注意事项】

1. 患者有腹痛症状明显者可给予解除痉挛药物治疗。

2. 伴有幽门螺杆菌感染者给予抗幽门螺杆菌治疗,抗生素疗程10～14天,铋剂疗程＜2周,治胃酸药物4～6周,全部药物停药4周后,复查幽门螺杆菌。

## 第三节　急性腐蚀性胃炎

急性腐蚀性胃炎是由于自服或误服强酸(如硫酸、盐酸、硝酸、醋酸、甲酚)或强碱(如氢氧化钠、氢氧化钾)等腐蚀剂后引起胃黏膜发生变性、糜烂、溃疡或坏死性病变。早期临床表现为胸骨后及上腹部的剧痛,重者导致出血或穿孔,晚期可导致食管狭窄。

【诊断要点】

1. 临床表现　吞服腐蚀剂后患者即感口腔、咽喉、胸骨后及上腹部剧烈疼痛、烧灼感,吞咽困难和呼吸困难,恶心、呕吐血性物或黏稠的分泌物,严重时可因食管、胃广泛的腐蚀性坏死而致休克,也可出现食管及胃的穿孔,引起纵隔炎、胸膜炎和弥漫性腹膜炎,有继发感染者可出现高热。不同的腐蚀剂可在口、唇及咽喉部产生不同颜色的灼痂,如硫酸致黑色痂,盐酸致灰棕色痂,硝酸致深黄色痂,醋酸致白色痂,强碱则黏膜呈透明性水肿。

2. 辅助检查

(1)实验室检查

①血常规检查:可见血白细胞升高,中性粒细胞及百分比升高。

②必要时对剩余腐蚀剂或呕吐物进行化学鉴定,及早明确病因诊断。清除胃内残留毒物,减少其对胃黏膜的损伤。

(2)其他辅助检查

①X线检查:急性期一般不宜做上消化道钡剂检查,以免引起食管和胃穿孔,待急性期过后,钡剂检查可了解胃窦黏膜有无粗乱、胃腔有无变形,食管有无狭窄,也可了解胃窦狭窄或幽门梗阻的程度。晚期如患者只能吞咽流食时,可吞服碘水造影

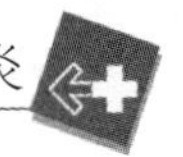

检查。

②胃镜检查:早期绝对禁忌胃镜检查;晚期如患者可进流食或半流食,则可谨慎做胃镜检查,以了解食管与胃窦、幽门有无狭窄或梗阻。如食管高度狭窄,胃镜不能通过时,不应硬性插入,以免发生穿孔。

3. 诊断与鉴别诊断 该疾病依据病史及临床表现较容易诊断,需要与急性化脓性胃炎相鉴别。急性化脓性胃炎起病急,以败血症和急性腹膜炎为主要表现,患者有寒战、发热、上腹明显压痛,随着病情的发展可出现胃穿孔和腹膜炎表现,外周血白细胞增加,以中性粒细胞升高为主。

【治疗要点】

1. 一般治疗 应了解口服的腐蚀剂种类,并及早静脉输液补充足够的营养,纠正电解质和酸碱失衡,保持呼吸道畅通;禁食,一般忌洗胃,以免发生穿孔,如有食管或胃穿孔的征象,应及早行内镜介入治疗或手术。

减轻毒物对胃黏膜的损伤,为了减少毒物的吸收,减轻黏膜灼伤的程度,吞服强酸者可先饮清水,口服氢氧化铝凝胶,或尽快给予牛乳、鸡蛋清、植物油口服;吞服强碱者可给予食醋加温水口服,一般不宜服浓食醋,因浓食醋与碱性化合物作用时,产生的热量可加重损害,然后再服少量蛋清、牛乳或植物油。

2. 抗生素的应用 患者无明显感染症状时可不应用抗生素,在考虑存在毒物损伤胃黏膜的同时,存在急性感染时可给予头孢类、喹诺酮类抗菌药物治疗。

3. 抑制胃酸药物 $H_2$ 受体拮抗药或 PPI 制剂,目前常用 PPI 制剂抑制胃酸分泌,减少胃酸对受损胃黏膜的刺激,从而减轻疾病发展。

4. 对症治疗 剧痛者给予止痛药,如吗啡肌内注射;呼吸困难者给予氧气吸入,已有喉头水肿、呼吸严重阻塞者,应及早做气管切开,并应用广谱抗生素防止继发感染。在早期,为了避免发生喉头水肿，可酌情在发病24小时内使用肾上腺糖皮质激素，以减轻咽喉局部水肿，并可减少胶原及纤维瘢痕组织的形成。可用氢化可的松或地塞米松静脉滴注，数天后可改成泼尼松片口服，但不应长期服用。

5. *并发症的治疗* 如并发食管狭窄、幽门梗阻者可行内镜下气囊扩张治疗；食管局部狭窄时，可置入支架治疗，不宜行扩张或支架治疗者应行手术治疗。

【处方】

疾病早期应禁食、抑制胃酸、补液、维持水电解质平衡，注意抗生素的应用预防和治疗感染的发生，在排除消化道出血情况下，可静脉应用激素预防食管狭窄的发生。

处方1 抑酸药物

|  |  |  |
|---|---|---|
| 0.9%氯化钠注射液 | 100 ml | 静脉滴注，每日2次 |
| 奥美拉唑 | 40 mg | |
| 或 0.9%氯化钠注射液 | 100 ml | 静脉滴注，每日2次 |
| 泮托拉唑 | 40mg | |
| 或 0.9%氯化钠注射液 | 100 ml | 静脉滴注，每日2次 |
| 兰索拉唑 | 30mg | |

处方2 抗生素的应用

左氧氟沙星0.4g，静脉滴注，每日1次

|  |  |  |
|---|---|---|
| 或 0.9%氯化钠注射液 | 100 ml | 静脉滴注，每12小时1次 |
| 头孢哌酮舒巴坦 | 2.0g | |
| 或 0.9%氯化钠注射液 | 100 ml | 静脉滴注，每12小时1次 |
| 头孢他啶 | 2g | |

甲硝唑0.5 g，静脉滴注，每12小时1次

或 替硝唑0.8 g，静脉滴注，每日1次

或 奥硝唑0.5 g，静脉滴注，每12小时1次

处方3 补液

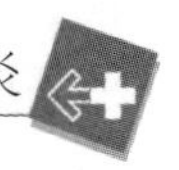

| ①10%葡萄糖注射液 | 400 ml | 静脉滴注，每日1次 |
| --- | --- | --- |
| 50%葡萄糖注射液 | 100 ml | |
| 维生素 $B_6$ | 200 mg | |
| 10%氯化钾注射液 | 15 ml | |

| ②复方氨基酸 | 250 ml | 静脉滴注，每日2次或每日1次 |
| --- | --- | --- |
| 注射用丙氨酰谷氨酰胺 | 10g | |

| ③20%中长链脂肪乳 | 250 ml | 静脉滴注，每日1次 |
| --- | --- | --- |
| 脂溶性维生素 | 10 ml | |
| 氯化钠注射液 | 250ml | |

| ④葡萄糖注射液 | 100ml | 静脉滴注，每日1次 |
| --- | --- | --- |
| 葡萄糖酸钙注射液 | 20ml | |

| 或 10%葡萄糖注射液 | 250 ml | 静脉滴注，每日1次 |
| --- | --- | --- |
| 50%葡萄糖注射液 | 200 ml | |
| 8.5%复方氨基酸注射液 | 500 ml | |
| 20%中长链脂肪乳注射液 | 250 ml | |
| 丙氨酰谷氨酰胺注射液 | 100 ml | |
| 多种微量元素注射液 | 10 ml | |
| 水溶性维生素注射液 | 10 ml | |
| 脂溶性维生素注射液 | 10 ml | |
| 10%氯化钾注射液 | 45 ml | |
| 10%硫酸镁注射液 | 20ml | |
| 胰岛素 | 30 U | |
| 放入“三升袋”中 | | |

【注意事项】

轻型腐蚀性胃炎可暂不给予抗生素预防感染，重度腐蚀性胃炎伴有感染者要给予预防感染药物，禁食期间要注意热量的补充，禁食时间长者注意补充白蛋白，有助于疾病恢复。恢复进食后应可将激素改为口服，并逐渐减量，应用疗程在6～8周，逐渐减量，应用激素期间注意补充钙剂。

## 第四节　急性化脓性胃炎

急性化脓性胃炎(acute purulent gastritis)是胃壁细菌感染引起的化脓性病变,有时也把这种罕见的重症胃炎称为蜂窝织性胃炎。指由化脓菌引起,以胃壁黏膜下层病变为主的急性感染性胃部疾患。通常表现为急性上腹部疼痛、发冷、发热、腹痛较重,坐位时疼痛减轻或缓解,常有恶心、呕吐,呕吐物常混有胆汁等症状。

本病起病急骤,有剧烈的上腹痛,恶心,呕吐,有时呕吐物中可见坏死的胃黏膜组织。常伴寒战、高热,发生急腹症时表现为化脓性腹膜炎的症状和体征。B超、CT检查可见胃壁增厚,由产气荚膜梭状芽胞杆菌引起者的胃壁内可见由气泡形成的低密度影,X线腹部平片见胃腔内大量积气,伴穿孔者膈下可有游离气体。

【诊断要点】

1. 病因　是因为化脓菌侵犯胃壁所致。约70%的病原菌是溶血性链球菌,其次是金黄色葡萄球菌、肺炎球菌及大肠埃希菌。细菌侵入胃壁的途径为:①因胃溃疡、慢性胃炎、胃憩室、胃癌、胃内异物等,使胃黏膜受损,咽下的致病菌直接由受损黏膜侵犯胃壁;②患败血症、细菌性心内膜炎、猩红热、骨髓炎等疾病时,致病菌通过血流进入胃壁;③在患胆囊炎、腹膜炎时,致病菌通过淋巴系统进入胃壁。

饮酒、营养不良、年老体弱、低胃酸或无胃酸常为此病的诱因。

2. 临床表现　常以急腹症形式发病。突然出现上腹部疼痛,伴发热、寒战、恶心、呕吐等。腹痛可呈渐进性加重,坐位时疼痛有所缓解,卧位时加重,此为本病具有特异性的症状。呕吐物可由脓性液变为脓血性液,尚可出现腹胀、腹膜炎体征及黑粪,但多

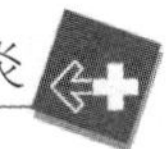

无腹泻。病程后期可出现休克征象，与细菌毒素造成的感染中毒及失血、失液有关。严重病例休克出现较早，预后不良。除早期外常有腹膜炎体征，腹部较膨隆，压痛、反跳痛及肌紧张，以上腹部为重。如炎性渗出液较多，可有炎性腹水，表现为移动性浊音阳性，但罕有大量腹水。肠鸣音在早期亢进，以后则渐弱或消失。

3. 辅助检查

(1)实验室检查：外周血白细胞计数升高，多在 $10\times10^9/L$ 以上，以中性粒细胞为主，并出现核左移现象。胃液、腹水、血液细菌培养可发现致病菌。

(2)X线腹部平片：显示胃扩张，胃壁内有气泡存在。

(3)X线钡剂和胃镜检查：一般应列为禁忌，以免引起胃穿孔。回顾性胃镜检查资料显示胃腔狭小，胃黏膜充血、增厚，黏膜表面脓苔附着，可伴有多发性溃疡。

4. 诊断及鉴别诊断　本病缺乏特异性的症状及体征，辅助检查也很少特异性指标，故诊断困难。关键的问题是在急腹症时要考虑到化脓性胃炎的可能。

【治疗要点】

治疗的成功与否取决于能否早期诊断。

1. 非手术治疗　通过应用大剂量广谱抗生素及积极手术可提高存活率。当出现水、电解质及酸碱平衡紊乱或休克时应积极纠正，同时加强输血、补液等一般支持疗法，大部分病例经保守治疗有望痊愈。

2. 手术治疗　如保守治疗期间腹膜炎未减轻或反而加重，则认为是手术的适应证。手术方式有胃蜂窝织炎引流术及胃部分切除术。在患者病情许可的情况下以后者为宜。腹腔内应常规注入适量抗生素。如病灶切除及腹腔清理较彻底，可不放置引流。经综合治疗后的化脓性胃炎存活率近70%。

3. 术后处理　需手术治疗的患者病程往往已为中晚期，病情较重，术后应注意以下情况：持续胃肠减压，保持引流通畅；监测

生命体征，密切注意水、电解质及酸碱平衡；注意肾功能变化；继续应用大剂量广谱抗生素；加强营养支持，条件允许应给予静脉营养。

【处方】

处方1　抑酸药物

|  |  |  |
| --- | --- | --- |
| 0.9%氯化钠注射液 | 100ml | 静脉滴注，每日2次 |
| 奥美拉唑 | 20 mg | |
| 或 0.9%氯化钠注射液 | 100 ml | 静脉滴注，每日2次 |
| 泮托拉唑 | 40mg | |
| 或 0.9%氯化钠注射液 | 100 ml | 静脉滴注，每日2次 |
| 兰索拉唑 | 30mg | |

处方2　抗生素的应用

左氧氟沙星　0.4 g　静脉滴注，每日1次

|  |  |  |
| --- | --- | --- |
| 或 0.9%氯化钠注射液 | 100 ml | 静脉滴注，每12小时1次 |
| 头孢哌酮舒巴坦 | 2.0g | |
| 或 0.9%氯化钠注射液 | 100 ml | 静脉滴注，每12小时1次 |
| 头孢他啶 | 2g | |

甲硝唑0.5 g，静脉滴注，每12小时1次

或 奥硝唑0.5 g，静脉滴注，每12小时1次

处方3　补液方案可参照本章第三节补液方案执行。

【注意事项】

急性化脓性胃炎的少数患者会发生胃穿孔、休克和(或)急性腹膜炎。本病治疗成功的关键在于早期发现，立即应用足量抗生素，根据病情及早行手术治疗。

## 第五节　慢性胃炎

慢性胃炎系指不同病因引起的各种慢性胃黏膜炎性病变，是一种常见病，其发病率在各种胃病中居首位。自纤维内镜特别是

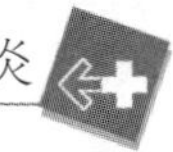

电子胃镜广泛应用以来，对本病认识有明显提高。常见慢性非萎缩性胃炎和慢性萎缩性胃炎。

【诊断要点】

1. 病因

(1)幽门螺杆菌感染、病毒或其毒素多见于急性胃炎之后，胃黏膜病变经久不愈而发展为慢性浅表性胃炎。主要指幽门螺杆菌感染。

(2)刺激性物质：长期饮烈性酒、浓茶、浓咖啡等刺激性物质，可破坏胃黏膜保护屏障而发生胃炎。

(3)药物：有些药物如保泰松、吲哚美辛、辛可芬及水杨酸盐、洋地黄等可引起慢性胃黏膜损害。

(4)口腔、咽部的慢性感染。

(5)十二指肠-胃反流：主要为胆汁反流，胆汁中含有的胆盐可破坏胃黏膜屏障，使胃液中的氢离子反弥散进入胃黏膜而引起炎症。

(6)自身免疫：多造成萎缩性胃炎，因自身免疫导致内因子缺乏，导致维生素 $B_{12}$ 缺乏可致巨幼红细胞性贫血。

2. 临床表现 慢性胃炎缺乏特异性症状，症状的轻重与胃黏膜的病变程度并非一致。大多数患者常无症状或有程度不同的消化不良症状如上腹隐痛、食欲减退、餐后饱胀、反酸等。慢性萎缩性胃炎患者可有贫血、消瘦、舌炎、腹泻等，个别患者伴黏膜糜烂者上腹痛较明显，并可有出血，如呕血、黑粪。症状常常反复发作，无规律性腹痛，疼痛经常出现于进食过程中或餐后，多数位于上腹部、脐周、部分患者部位不固定，轻者间歇性隐痛或钝痛、严重者为剧烈绞痛。

3. 辅助检查

(1)胃液分析：测定基础胃液分泌量(BAO)及组胺试验或五肽胃泌素后测定最大泌酸量(MAO)和高峰泌酸量(PAO)以判断胃泌酸功能，有助于慢性萎缩性胃炎的诊断及指导临床治疗。慢性浅表性胃炎胃酸多正常，广泛而严重的慢性萎缩性胃炎胃酸降低。

（2）血清学检测：慢性萎缩性胃炎血清胃泌素常中度升高，这是因胃酸缺乏不能抑制G细胞分泌之故。若病变严重，不但胃酸和胃蛋白酶原分泌减少，内因子分泌也减少，因而影响维生素$B_{12}$也下降；血清PCA常呈阳性（75％以上）。

（3）胃肠X线钡剂检查：随着消化内镜技术的发展，目前胃炎诊断很少应用上消化道造影。用气钡双重造影显示胃黏膜细微结构时，萎缩性胃炎可出现胃黏膜皱襞相对平坦、减少。

（4）胃镜和活组织检查：胃镜和病理活检是诊断慢性胃炎的主要方法。浅表性胃炎常以胃窦部最为明显，多为弥漫性胃黏膜表面黏液增多，有灰白色或黄白色渗出物，病变处黏膜红白相间或花斑状，似麻疹样改变，有时有糜烂。慢性萎缩性胃炎的黏膜多呈苍白或灰白色，亦可呈红白相间，白区凹陷；皱襞变细或平坦，由于黏膜变薄可透见呈紫蓝色的黏膜下血管；病变可弥漫或主要在胃窦部，如伴有增生性改变者，黏膜表面颗粒状或结节状。

活检标本做病理学检查，判断慢性浅表性胃炎、慢性萎缩性胃炎，肠上皮化生、异型增生。可行病理活检组织快速尿素酶试验。

（5）幽门螺杆菌检查：具体监测方法可参见消化性溃疡章节内容。

4. 诊断与鉴别诊断　慢性胃炎症状无特异性，体征很少，X线检查一般只有助于排除其他胃部疾病，故确诊要靠胃镜检查及胃黏膜活组织检查。在我国有50％～80％患者在胃黏膜中可找到幽门螺杆菌。

慢性胃炎鉴别诊断：

（1）胃癌：慢性胃炎之症状如食欲缺乏、上腹不适、贫血等，少数胃窦胃炎的X线征象与胃癌颇相似，需特别注意鉴别。绝大多数患者胃镜检查及活检有助于鉴别。

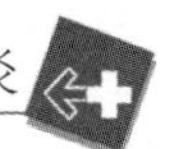

(2)消化性溃疡：两者均有慢性上腹痛，但消化性溃疡以上腹部规律性、周期性疼痛为主，而慢性胃炎疼痛很少有规律性并以消化不良为主。鉴别依靠胃镜检查。

(3)慢性胆道疾病：如慢性胆囊炎、胆石症常有慢性右上腹痛、腹胀、嗳气等消化不良的症状，易误诊为慢性胃炎。但该病胃肠检查无异常发现，胆囊造影及B超异常可最后确诊。

(4)其他：如肝炎、肝癌及胰腺疾病亦可因出现食欲缺乏、消化不良等症状而延误诊治，全面查体及有关检查可防止误诊。

【治疗要点】

大部分慢性浅表性胃炎可逆转，少部分可转为慢性萎缩性胃炎。慢性萎缩性胃炎随年龄逐渐加重，但轻症亦可逆转。因此，对慢性胃炎治疗应及早从慢性浅表性胃炎开始，对慢性萎缩性胃炎也应坚持治疗并加强内镜随访。

1. 消除病因 祛除各种可能致病的因素，如避免进食对胃黏膜有强刺激的饮食及药品，戒烟忌酒。注意饮食卫生，防止暴饮暴食。积极治疗口、鼻、咽部的慢性疾患。加强锻炼提高身体素质。

2. 药物治疗 疼痛发作时可用阿托品、溴丙胺太林(普鲁本辛)、颠茄合剂等。胃酸增高可用PPI质子泵抑制药如雷贝拉唑、兰索拉唑、奥美拉唑等，症状较轻者可用$H_2$受体阻滞药如西咪替丁、雷尼替丁等。胃酸缺乏或无酸者可给予1%稀盐酸或胃蛋白酶合剂，伴有消化不良者可加用胰酶片、多酶片等助消化药。胃黏膜活检发现幽门螺杆菌者加服抗生素治疗。胆汁反流明显者可用甲氧氯普胺和多潘立酮以增强胃窦部蠕动，减少胆汁反流。铝碳酸镁片、考来烯胺、硫糖铝可与胆汁酸结合、减轻症状。

3. 慢性胃炎预防

(1)保持精神愉快：精神抑郁或过度紧张和疲劳，容易造成幽门括约肌功能紊乱，胆汁反流而发生慢性胃炎。

(2)戒烟忌酒：烟草中的有害成分能促使胃酸分泌增加，对胃黏膜产生有害的刺激作用,过量吸烟会引起胆汁反流。过量饮酒或长期饮用烈性酒能使胃黏膜充血、水肿甚至糜烂,慢性胃炎发生率明显增高。应戒烟忌酒。

(3)慎用、忌用对胃黏膜有损伤的药物:长期滥用此类药物会使胃黏膜受到损伤,从而引起慢性胃炎及溃疡。

(4)积极治疗口咽部感染灶:勿将痰液、鼻涕等带菌分泌物吞咽入胃导致慢性胃炎。

(5)注意饮食:过酸、过辣等刺激性食物及生冷不易消化的食物应尽量避免,饮食时要细嚼慢咽,使食物充分与唾液混合,有利于消化和减少胃部的刺激。饮食宜按时定量、营养丰富,多吃含维生素多的食物。忌服浓茶、浓咖啡等有刺激性的饮料。

【处方】

处方 1　解痉、止痛

山莨菪碱 10mg,立即肌内注射

或 氯化钠注射液　10ml<br>注射用间苯三酚40mg　立即肌内或静脉注射

处方 2　抑制胃酸药物

①$H_2$ 受体拮抗药

西咪替丁 0.2～0.4g,口服,每日 4 次

或 雷尼替丁 150mg,口服,每日 2 次

或 法莫替丁 20mg,口服,每日 2 次或 40mg 口服,每晚 1 次

②PPI 制剂

雷贝拉唑 10mg,每日 1 次

或 兰索拉唑 30mg,每日 1 次

或 泮托拉唑 40mg,每日 1 次

或 奥美拉唑 20mg,每日 1 次

处方 3　黏膜保护药

硫糖铝片 1.0g,口服,每日 3 次

或 磷酸铝凝胶 1 袋,口服,每日 3 次

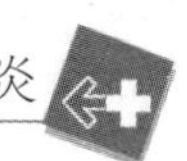

或 瑞巴派特片 0.1g,口服,每日 3 次(早晚及睡前服用)
或 康复新液 10ml,口服,每日 3 次(含服)
或 铝碳酸镁片 1～2 片,口服,每日 3 次
处方 4 口服药物不缓解者,可给予静脉输液治疗

| | | |
|---|---|---|
| 0.9%氯化钠注射液 | 100 ml | 静脉滴注,每日 2 次 |
| 奥美拉唑 | 20 mg | |
| 或 0.9%氯化钠注射液 | 100 ml | 静脉滴注,每日 2 次 |
| 泮托拉唑 | 40mg | |
| 或 0.9%氯化钠注射液 | 100 ml | 静脉滴注,每日 2 次 |
| 兰索拉唑 | 30mg | |

处方 5 根除 Hp 治疗
根除 Hp 方案可参见第 3 章消化性溃疡章节内容。

【注意事项】

1. 对无症状或症状轻微的慢性胃炎患者,有时可不用治疗。慢性胃炎中最需要治疗的是伴有恶性贫血的胃炎,这类患者由于胃体和胃底的壁细胞被大量破坏,可发生维生素 $B_{12}$ 吸收不良,因此需要补充维生素 $B_{12}$。

2. 癌前病变的治疗问题。目前认为慢性胃炎的演变规律为慢性浅表性胃炎→萎缩性胃炎→肠上皮化生→异型增生→癌变,在这期间出现的病变称之为癌前病变。因此,临床上常把伴肠上皮化生、异型增生称之为慢性萎缩性胃炎癌前病变或胃癌前期病变,需要严密观察,如不能排除癌变者可考虑手术治疗,目前可采用内镜下治疗。

## 第六节 残胃炎

残胃炎是胃切除手术后,由各种原因引起的残胃部分及吻合口部位发生的炎症,是一种胃手术后发病率较高的疾病,占 60%～90%。一般发生在术后几个月至几年,原因一般为碱性液的反流，因为胃手术后，改变了胃的正常生理结构，失去幽门的功能，碱性液如胆汁、胰液、十二指肠液等反流入胃而形成的炎症。

【诊断要点】

1. 病因　做胃大部分切除后，特别是做 Billroth Ⅱ式手术者，易发生残胃和吻合口的炎症。这可能是胆汁反流、缺乏促胃液素的细胞营养作用等因素造成。

在胃镜下，残胃黏膜的充血、水肿、粗糙、脆弱、出血和糜烂等炎症表现可一览无遗，而且吻合口炎症常更严重，故胃镜常诊断为吻合口炎、残胃炎。时间长了，残胃的萎缩性胃炎常很突出。胃的大部分被切掉了，具有门卫作用的幽门功能丧失了，小肠的碱性液体就可畅通无阻地反流入胃。由于胆汁对胃黏膜的“腐蚀”作用厉害，所以，残胃炎往往伴有胆汁反流性胃炎。重者还伴有食管炎。胸骨后烧灼感常提示食管炎症。胃大部分切除后残胃炎的发生率为95%以上。

2. 临床表现　多在术后出现顽固性上腹疼痛或伴剑突下、胸骨后烧灼感、反复呕吐等。呕吐物多混有胆汁，吐后或进食后症状无明显缓解，制酸解痉治疗效果差。少数可发生消化道出血、贫血。

3. 辅助检查　本病在内镜下见胃体或胃窦部出现多发的、伴或不伴中心凹陷或糜烂样的小隆起；组织学表现为淋巴细胞性胃炎。

4. 诊断

(1)胃镜：主要依赖内镜检查。Billroth Ⅱ式术后可见残胃、吻合口、空肠输入及输出襻、鞍部。残胃内可见明显的胆汁反流或胃内胆汁淤积，残胃黏膜有明显充血、水肿、糜烂、脆性增加，甚或溃疡形成。

(2)胃酸测定：胃酸测定呈低胃酸状态，BAO＜3mmol/h。

(3)放射性核素显像：如十二指肠残端有胃窦黏膜残留，可用放射性核素显像，胃黏膜对过锝酸盐有选择性摄取功能。可显示

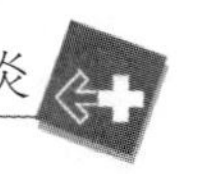

胃影边另有半圆形放射性高浓聚影,即可判断残留胃窦的存在。

(4)组织学检查:胃黏膜活检组织学改变有一定特点,表现为胃黏膜表面上皮和胃小凹上皮增生明显,黏膜浅层和深层可见腺体囊状扩张,黏膜有时可呈息肉样隆起,黏膜炎症往往较轻。

【治疗要点】

治疗一般予以胃动力药如西沙必利、多潘立酮等,以及硫糖铝、铝碳酸镁片。反流严重者需改做鲁氏 Y 形转流术。

残胃炎的发生除与胆汁反流有关外,Hp 感染也起着重要的病因作用。对残胃炎的治疗,除积极采用抗反流措施外,同时加用抗生素杀灭 Hp,将会进一步提高疗效。

【处方】

处方 1 促胃肠动力药物

多潘立酮 10mg,口服,每日 3 次

或 西沙必利 5~10mg,口服,每日 3 次

或 莫沙必利 5mg,口服,每日 3 次

处方 2 $H_2$ 受体拮抗药

西咪替丁 0.2~0.4g,口服,每日 4 次

或 雷尼替丁 150mg,口服,每日 2 次

或 法莫替丁 20mg,口服,每日 2 次或 40mg 口服,每晚 1 次

处方 3 PPI 制剂

雷贝拉唑 20mg,口服,每日 1 次

或 兰索拉唑 30mg,口服,每日 1 次

或 泮托拉唑 40mg,口服,每日 1 次

或 奥美拉唑 20mg,口服,每日 2 次或 40mg 口服,每晚 1 次

处方 4 黏膜保护药

硫糖铝片 1.0g,口服,每日 3 次

或 磷酸铝凝胶 1 袋,口服,每日 3 次

或 瑞巴派特片 0.1g,口服,每日 3 次(早晚及睡前服用)

或 康复新液 10ml,口服,每日 3 次(含服)

或 铝碳酸镁片 1～2 片，口服，每日 3 次

【注意事项】

1. 少量多餐　术后宜少量多餐，每日进餐 4～6 餐，使胃不空不胀，以适应胃容量变小的特点，切勿暴饮暴食。除个别情况外，尽可能按照供给的餐次与数量，定时定量食用。实践证明少吃多餐不仅能控制消化和吸收，而且还可增加总热量的摄入，预防体重减轻。少吃多餐，由于每次食物限量，不致引起肠腔过分膨胀，牵引残胃产生一系列血管收缩症状。限制食物及糖类摄入，亦不致血容量增加产生很大的改变。

2. 干稀分食　进餐时不用汤与饮料，因流质饮料通过胃肠太快，容易将干的食物连同液体一起进入小肠。如用饮料，须在餐前或餐后半小时左右饮用，饭后平卧或采用平卧位进餐法，使空肠内容物回流到残胃，减少空肠过分膨胀，又可使食物在胃中停留时间长些，通过小肠慢些，促使食物进一步消化与吸收。

3. 限制糖量　胃切除术后初期，由于过多的糖分在肠内可引起肠液的大量分泌，使血容量急剧改变而产生一系列临床症状。所以，每餐糖类食物应适当限制，最好将单糖、双糖与多糖食物混食，延长吸收时间，防止“倾倒综合征”的发生。

4. 防止贫血　胃切除术后，由于胃酸减少，小肠上端蠕动加快，扰乱了消化生理功能，从而影响了蛋白质与铁质的吸收，因而易发生缺铁性贫血。因此，患者可适当多吃些瘦肉、鱼虾、动物血、动物肝和肾、蛋黄、豆制品及大枣、绿叶菜、芝麻酱等富含蛋白及铁质的食品。

5. 减少刺激　由于术后胃的生理功能减弱，平时勿食生冷、坚硬及粗纤维多的食物，忌吃辛辣刺激性强的调味品，如胡椒、芥末等，严禁饮烈性酒或吸烟。

（苏振华　田树英　宋　慧）

# 第3章

# 消化性溃疡

消化性溃疡主要指发生于胃及十二指肠的慢性溃疡，是一多发病、常见病。其临床特点为慢性过程，周期发作，中上腹节律性疼痛。消化性溃疡多发生于胃和十二指肠，亦可发生于与胃酸、胃蛋白酶接触的其他部位，如食管下段、胃肠吻合术的吻合口、空肠 Meckel 憩室等。

【诊断要点】

1. *病因* 目前认为胃溃疡的形成因素较多，倾向于胃黏膜屏障的削弱和胃泌素分泌的增加，而十二指肠溃疡的形成因素则较侧重于壁细胞总体的增大。此外，消化性溃疡具有遗传易感性，该病具有家族史，患者家族中发病率高于一般人；O 型血者，特别是血型物质非分泌者的十二指肠溃疡发病率高于正常人。1982 年 Marshall 等从人体胃黏膜活检标本培养出幽门螺杆菌（helicobacter pylori，Hp），经过多年临床研究提出该菌与胃炎和消化性溃疡的发病关系密切，目前已确认幽门螺杆菌感染是引起溃疡病的重要因素。十二指肠球部溃疡患者的 Hp 感染率达 90%～100%，胃溃疡为 80%～90%，且清除 Hp 可加速溃疡的愈合。显著降低消化性溃疡的发生率。

其他因素还包括胃排空障碍、手术胃、药物影响，如长期服用非甾体抗炎药、糖皮质激素、化疗药物、氯吡格雷等药物，其中非甾体抗炎药是导致胃黏膜损伤最常用药物，有 10%～25%的患者可以发生溃疡。

2. 临床表现　上腹部疼痛是溃疡病最常见的症状之一，常见有节律性、周期性和慢性过程的特点，疼痛的性质常为隐痛、灼痛、胀痛、饥饿痛或剧痛，以阵发性中等度钝痛为主，亦有持续性隐痛者，能为碱性药物和食物暂时缓解。胃溃疡疼痛发生于餐后1/2～2小时，再经1～2小时的胃排空后缓解。其规律为进食-舒适-疼痛-舒适。十二指肠溃疡疼痛常于饭后2～4小时发作，持续至下次进食后才缓解，其规律为进食-舒适-疼痛，常在夜间痛醒。消化性溃疡的发作可伴有嗳气、反酸、流涎、恶心、呕吐等症状，少数人症状不明显，尤其是老年人，常无上腹部疼痛等典型症状，而是以上消化道出血或急性穿孔而就诊。

3. 辅助检查

(1)实验室检查

①血常规示HGB下降。

②粪便隐血检查：经3天素食后，如粪便隐血阳性，提示溃疡有活动性出血。

(2)影像学检查

①X线钡剂检查：本检查特别是气、钡双层造影有确诊价值，尤以看到龛影时最有价值。溃疡的X线征象分直接和间接两种。龛影是直接征象，局部压痛、激惹、溃疡对侧有痉挛性切迹及局部变形等是溃疡的间接征象。只有间接征象时应更多结合临床表现和其他检查来作出诊断。

②胃镜和病理检查：当X线钡剂检查未能作出诊断或需鉴别良性和恶性溃疡时，应做胃镜检查。镜下溃疡多呈圆形或椭圆形，底部平整，覆有白色或灰白苔，边缘齐整，无结节状隆起，周围黏膜肿胀发红，有时可见皱襞向溃疡集中，胃镜还可发现伴随的胃炎和十二指肠炎，且可采取活组织标本和刷取细胞做病理检查。

日本学者将消化性溃疡的生命周期的胃镜表现分为三期：

活动期(A期)，又分为A1及A2两期。

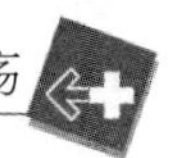

A1：圆形或椭圆形，中心覆盖白苔，常有小出血，周围潮红，有炎症性水肿。

A2：溃疡面覆黄或白色苔，无出血，周围炎症水肿减轻。

愈合期（H 期），又分为 H1 及 H2 两期。

H1：溃疡周边肿胀消失，黏膜呈红色，伴有新生毛细血管。

H2：溃疡变浅、变小，周围黏膜发生皱褶。

瘢痕期（S 期），也分为 S1 及 S2 两期。

S1：溃疡白苔消失，新生红色黏膜出现（红色瘢痕期）。

S2：红色渐变为白色（白色瘢痕期）。

（3）Hp 感染的检测：Hp 感染的检测方法大致分为四类。

①直接从胃黏膜组织中检查 Hp，包括细菌培养、组织涂片或切片染色镜检细菌。

②用尿素酶试验、呼吸试验、胃液尿素氮检测等方法测定胃内尿素酶的活性。

③血清学检查抗 Hp 抗体。

④应用多聚酶链反应（PCR）技术测定 HP-DNA。

细菌培养是诊断 Hp 感染最可靠的方法。

4. 鉴别诊断

（1）胃癌：消化性溃疡与胃癌、胃良性与恶性溃疡的鉴别，其重要性自不言而喻，但两者的鉴别有时比较困难。为避免将胃癌和恶性溃疡误诊为良性溃疡，以防延误手术时机，对于临床表现不典型，年龄在 45 岁以上、胃酸偏低者，特别是男性，即使 X 线钡剂和（或）内镜检查尚未能证实为胃癌时，亦应在内科积极治疗下定期做内镜观察随访，直至溃疡愈合；良性与恶性胃溃疡临床表现、X 线和内镜检查曾显示有间变者，溃疡即使已经愈合，也仍应定期随访、密切观察。

（2）慢性胃炎：本病亦有慢性上腹不适或疼痛，部分可有近似消化性溃疡的症状，但周期性与节律性一般不明显。胃液分析胃酸不高，萎缩性胃炎的胃酸偏低或缺如；如发现胃酸缺乏，则可排除消化性溃疡。胃镜检查是两者鉴别的主要方法，可见胃炎的特征。

(3)胃下垂：本病多见于瘦长无力体型者，可同时有肾、肝等内脏下垂。严重者可因肠系膜上动脉牵拉压迫十二指肠横部而引起十二指肠壅积症，并加重消化不良症状。所有症状如上腹不适、饱胀、沉坠感、甚至隐痛等在直立时加重，平卧时减轻。X线钡剂检查无溃疡的X线征象，而显示胃小弯最低点在髂嵴连线以下，胃呈无张力型是诊断本病的依据。

(4)胃神经官能症：本病是上腹不适的常见原因，有时临床表现酷似消化性溃疡，但常伴有明显的全身神经官能症症状，情绪波动与发病有密切关系。胃肠X线钡剂和胃、十二指肠内镜检查阴性。在部分患者这些症状可能是消化性溃疡早期的表现。故对症状顽固者应考虑反复做以上检查。

(5)胆石症：两者多见于女性，每有周期性上腹痛，常与进食油腻食物有关，但疼痛多位于右上腹，常放射至右肩胛区，可有胆绞痛、发热、黄疸、Murphy征阳性，胆道X线造影阳性而胃肠X线钡剂检查未发现溃疡征，B超显像和CT检查常可发现胆道结石征象。

(6)胃泌素瘤：亦称Zollinger-Ellison综合征，有顽固性多发性或异位性消化性溃疡。一般胃次全切除术治疗后极易复发，不少患者有腹泻或脂泻，患者有非B胰岛细胞瘤存在或胃窦G细胞增生，胃液和胃酸分泌显著增多。PAO＞60mEq/h，BAO/PAO＞60％和血清胃泌素浓度超出正常可提示本病。

5. 并发症

(1)消化性溃疡伴出血：溃疡出血是一个常见的并发症。出血是由于血管受到溃疡的侵蚀、破裂等所致。出血量的多少与被侵蚀的血管大小相一致。小量出血仅表现为粪便隐血、大量出血表现为呕血和(或)黑粪。原来的溃疡症状在出血前可加重，出血后可减轻。

24～48 小时内进行早期纤维胃镜检查，其诊断准确率可达 90%以上。

(2)消化性溃疡伴穿孔：溃疡深达浆膜层时可穿透而发生急性穿孔，胃或十二指肠内容物溢入腹腔，导致急性弥漫性腹膜炎。临床表现为突然发生上腹剧痛，并向全身扩散，疼痛难忍，可有恶心、呕吐，面色苍白，呼吸运动变浅，腹式呼吸消失，手足凉，出冷汗和血压下降等症状。继则体温升高，白细胞增多，全腹有明显压痛及反跳痛，腹肌强直呈板样硬，肝浊音界缩小或消失。X 线检查，可见游离气腹征。部分患者在穿孔前溃疡底部已与周围组织或邻近器官粘连。故在穿孔时，不发生弥漫腹膜炎的症状，但可引起较剧的上腹持续性痛，当穿透至胰腺时则背后疼痛明显，亦可有一定程度的胰腺炎。这类穿孔，称慢性穿孔，即穿透性溃疡。穿孔不大，只伴有局限性腹膜炎，其临床表现与急性穿孔相似，但程度较轻者，称为亚急性穿孔，最合适中西医结合非手术疗法。

(3)消化性溃疡伴幽门梗阻：十二指肠球部或幽门溃疡可引起幽门痉挛，溃疡的周围组织可有炎性水肿，故可造成暂时性的幽门梗阻，随炎症好转可消失。但约 3%的溃疡患者可因瘢痕形成或与周围组织粘连而引起持久性的器质性幽门狭窄、幽门梗阻，临床表现为上腹疼痛，餐后加重，常伴有胃蠕动波、蠕动音、震水音等；后期无蠕动波，但可见扩大的胃型轮廓。常有呕吐，呕吐物为隔夜食物，味酸臭，吐后上述症状可减轻或缓解，严重者可引起失水、低钾低氯性碱中毒、肾前性氮质血症等。

(4)消化性溃疡伴癌变：部分胃溃疡及极少数十二指肠溃疡可恶变形成肿瘤，尤其是胃溃疡需要定期检测胃镜和(或)组织病理学检查。

【治疗要点】

消化性溃疡的治疗原则是：去除病因，控制症状，促进溃疡愈合、预防复发和避免并发症。自 20 世纪 70 年代以来，消化性溃

疡药物治疗经历了 $H_2$ 受体拮抗药、质子泵抑制药和根除 Hp 三个阶段，使溃疡愈合达到 95%左右。除抑制胃酸药物、抗 Hp 药物还包括胃黏膜保护药、增强抗溃疡药物，控制患者恶心、呕吐、嗳气，以及对症解痉止痛等改善患者不适症状的辅助药物。

治疗消化性溃疡抑制胃酸药物为基础药物，抑制胃酸药物包括 $H_2$ 受体拮抗药和 PPI 制剂，$H_2$ 受体拮抗药是治疗消化性溃疡的主要药物之一，其 6 周疗程治疗胃溃疡和十二指肠溃疡的有效率分别是：80%～95%和 90%～95%。PPI 制剂抑制胃酸作用强，可使胃内达到无酸水平，其抑制胃酸时间长，可达 72 小时，控制患者反酸症状快，治疗消化性溃疡有效率略高于 $H_2$ 受体拮抗药，4 周治疗胃溃疡和十二指肠球溃疡的愈合率分别为 80%～96%和 90%～100%。其次是铋剂、抗 Hp 抗生素药物，上述药物联合应用是治愈消化性溃疡的基础，其他包括对症治疗药物。为使消化性溃疡愈合率超过 90%，抑制胃酸药物的疗程通常为 4～6 周，部分患者需要 8 周，根除 Hp 所需要的 1～2 周疗程可以重叠到上述 4～8 周范围内，也可以抑制胃酸疗程结束后进行。

【处方】

处方 1　$H_2$ 受体拮抗药及 PPI 的常规用法可参见第 1 章第三节胃食管反流病中用药方案。

处方 2　黏膜保护药

　　硫糖铝片 1.0g，口服，每日 3 次

或　磷酸铝凝胶 1 袋，口服，每日 3 次

或　瑞巴派特片 0.1g，口服，每日 3 次（早晚及睡前服用）

或　康复新液 10ml，口服，每日 3 次（含服）

或　铝碳酸镁片 1～2 片，口服，每日 3 次

处方 3　增强抗溃疡因素药物

(1)生胃酮（甘珀酸）：每次 50mg，每日 3 次，能促进黏液的分泌并延长胃上皮细胞的寿命，对胃溃疡愈合率为 70%～90%，对十二指肠溃疡疗效稍差，但同时有心脏病、高血压和肾病患者

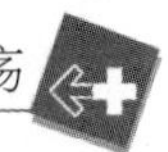

慎用。

(2)复方铋剂(枸橼酸铋钾):能在溃疡面形成氧化铋的保护性薄膜,对胃溃疡愈合率高达 90%左右。

处方 4　口服药物不缓解者,可给予静脉输液治疗

|  |  |  |
| --- | --- | --- |
| 0.9%氯化钠注射液 | 100 ml | 静脉滴注,每日 2 次 |
| 奥美拉唑 | 40 mg | |
| 或 0.9%氯化钠注射液 | 100 ml | 静脉滴注,每日 2 次 |
| 泮托拉唑 | 40mg | |
| 或 0.9%氯化钠注射液 | 100 ml | 静脉滴注,每日 2 次 |
| 兰索拉唑 | 30mg | |

处方 5　抗幽门螺杆菌药物

**三联抗 Hp 治疗**

(1)左氧氟沙星 0.2g,口服,每日 2 次

克拉霉素 0.5g,口服,每日 2 次

奥美拉唑 20mg,口服,每日 2 次

或 雷贝拉唑 10mg,口服,每日 2 次

阿莫西林 1.0g,口服,每日 2 次

左氧氟沙星 0.2g,口服,每日 2 次

奥美拉唑 20mg,口服,每日 2 次

或 雷贝拉唑 10mg,口服,每日 2 次

或 兰索拉唑 30mg,口服,每日 2 次

(2)阿莫西林 1.0g,口服,每日 2 次

克拉霉素 0.5g,口服,每日 2 次

雷贝拉唑 10mg,口服,每日 2 次

或 兰索拉唑 30mg,口服,每日 2 次

或 泮托拉唑 40mg,口服,每日 2 次

**四联抗 Hp 药物**

(1)枸橼酸铋钾 220mg,口服,每日 2 次

甲硝唑 0.5g,口服,每日 2 次

阿莫西林胶囊 1.0g,口服,每日 2 次
奥美拉唑 20mg,口服,每日 2 次
或 雷贝拉唑 10mg,口服,每日 2 次
(2)胶体果胶铋 220mg,口服,每日 2 次
左氧氟沙星 0.2g,口服,每日 2 次
克拉霉素 0.5g,口服,每日 2 次
奥美拉唑 20mg,口服,每日 2 次
或 雷贝拉唑 10mg,口服,每日 2 次
(3)枸橼酸铋钾 220mg,口服,每日 2 次
阿莫西林 1.0g,口服,每日 2 次
克拉霉素 0.5g,口服,每日 2 次
雷贝拉唑 10mg,口服,每日 2 次
或 兰索拉唑 30mg,口服,每日 2 次
或 泮托拉唑 40mg,口服,每日 2 次
抗菌药物选择,见表 3-1。

**表 3-1 消化性溃疡抗菌药**

| 抗菌药物 1 | 抗菌药物 2 |
| --- | --- |
| 阿莫西林 1000mg,口服,每日 2 次 | 克拉霉素 500mg,口服,每日 2 次 |
| 阿莫西林 1000mg,口服,每日 2 次 | 左氧氟沙星 500mg,口服,每日 1 次,或 200mg,口服,每日 2 次 |
| 阿莫西林 1000mg,口服,每日 2 次 | 呋喃唑酮 100mg,口服,每日 2 次 |
| 四环素 750mg,口服,每日 2 次 | 甲硝唑 400mg,口服,每日 2 次,或口服,每日 3 次 |
| 四环素 750mg,口服,每日 2 次 | 呋喃唑酮 100mg,口服,每日 2 次 |

推荐的四联方案为:标准剂量 PPI+标准剂量铋剂(均为每日 2 次,餐前半小时服)+2 种抗菌药物(餐后即服);标准剂量 PPI:

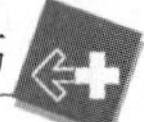

埃索美拉唑 20mg、雷贝拉唑 10mg(Maastricht-4 共识推荐 20mg)奥美拉唑 20mg,兰索拉唑 30mg,泮托拉唑 40mg,每日 2 次;标准剂量铋剂:枸橼酸铋钾每次 220mg,每日 2 次。总疗程 14 天。

抗菌药物选择可考虑以下疗法:

序贯疗法(sequential therapy)(前 5 天 PPI + 阿莫西林,后 5 天 PPI + 克拉霉素+ 甲硝唑,共 10 天)。

伴同疗法(concomitant therapy)(同时服用 PPI + 克拉霉素+ 阿莫西林+ 甲硝唑)。

【注意事项】

应用抗生素疗程一般控制在 10～14 天疗程,注意药物过敏史及当地对 Hp 耐药情况选择合适抗菌药物治疗。铋剂应用时间一般不超过 2 周,抑制胃酸药物胃溃疡应用 6～8 周,十二指肠溃疡应用 4～6 周。注意停用所有药物后 4 周复查 Hp,避免药物影响所致假阴性结果。

(苏振华　魏思忱)

# 第4章

# 胃黏膜脱垂症

胃黏膜脱垂是由于异常松弛的胃黏膜逆行突入食管或向前通过幽门管脱入十二指肠球部，临床上以后者多见。临床症状表现有腹痛，上消化道出血，恶心、呕吐，消瘦、轻度贫血，上腹部可有轻压痛，无反跳痛。本病可分为原发和继发两种，前者与高度活动的胃黏膜皱襞和先天性胃皱襞肥大有关；后者多继发于胃炎、消化性溃疡及心力衰竭、低蛋白血症引起的黏膜下水肿。本病常见于30—60岁的成年人，男性发病率较高。

【诊断要点】

1. 病因　胃、十二指肠发生炎症或其他病变时，胃黏膜水肿，黏膜及黏膜下层增生，黏膜下结缔组织松弛，胃黏膜移动度增大；同时胃、十二指肠蠕动功能紊乱，如胃窦蠕动增强，则黏膜皱襞很容易被送入幽门，形成胃黏膜脱垂。一切能引起胃剧烈蠕动的因素，如精神紧张、烟酒、咖啡等均为本病的常见诱因。多数患者常合并胃及十二指肠慢性炎症。

2. 临床表现

(1)腹痛：腹痛是最常见的表现，无明显的周期性和节律性，疼痛可在进食后诱发，常呈阵发性疼痛，也可为烧灼痛、不规则的胀痛或刺痛等，一般无放射痛。常常伴有上腹部饱胀不适、嗳气、食欲缺乏等症状。有时疼痛的出现也常与体位有关，右侧卧位时疼痛易发生，有人认为此点为本病的特征性表现。当脱垂的黏膜阻塞幽门管而发生嵌顿或狭窄时，则出现上腹部持续性剧烈的疼

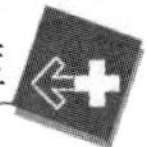

痛，同时伴有恶心、呕吐等症状。

(2)上消化道出血：在胃黏膜脱垂中是较为常见的，多数为少量的出血，少数则可引发大出血，甚至出现失血性休克。出血可由脱垂的黏膜表面糜烂或溃疡引起，也可由脱垂的黏膜嵌顿而引起。同时因常伴有胃和十二指肠壶腹部溃疡，故出血的原因有时难以区别，确诊有赖于内镜检查。

(3)幽门梗阻：其发生率非常低，多数患者发作时有恶心、呕吐，呕吐可在进食后发生，常有上腹部剧烈疼痛，呕吐后疼痛可减轻或消失。

(4)体征：患者有消瘦、轻度贫血，上腹部可有轻压痛。当黏膜嵌顿入幽门管时，可见胃型或胃蠕动波，在上腹部可触及质软的包块，上腹部可有振水音。

3. 辅助检查

(1)内镜检查：检查时可见胃窦黏膜正常或呈点状充血、水肿，有时可见点状出血、糜烂或浅表的溃疡。当胃窦收缩时，黏膜皱襞非常明显，可形成菊花状，掩盖幽门口，当胃窦松弛时，可见到脱入十二指肠的皱襞经幽门管向胃腔内反涌过来。

(2)X线钡剂：X线钡剂检查是诊断胃黏膜脱垂的重要依据，但是X线表现多样，而且常为一过性，在右前斜卧位检查时，阳性发现率较高。

4. 诊断与鉴别诊断　本病无特征性临床表现，因此，需与下列疾病相鉴别。

(1)胃息肉、十二指肠壶腹部息肉：当胃息肉脱入十二指肠壶腹部时，其X线表现为一个或数个圆形或椭圆形的充盈缺损。胃息肉、十二指肠壶腹部息肉所形成的充盈缺损位置不固定，阴影的形状一致，同时在球部充盈缺损消失时的情况下，在胃内可出现胃息肉的X线征象。内镜检查可确立诊断。

(2)消化性溃疡：临床上其疼痛具有周期性、节律性，疼痛与体位无关。X线检查可见到龛影。内镜检查可帮助确立诊断。

(3)幽门括约肌肥大:X线表现在球基底部形成明显的压迹,但压迹边缘整齐,幽门管变窄而且延长,在球部看不到脱垂黏膜纹。

(4)幽门前区癌:若其侵犯十二指肠基底部时,X线表现可有球基底部的充盈缺损,但此充盈缺损持久存在,边缘不整,黏膜纹消失,同时内镜可帮助确诊。

【治疗要点】

1. 一般治疗　本病以内科治疗为主,但并无特效药。注意饮食,少吃多餐,戒烟酒,避免刺激性食物;注意体位,采用左侧卧位,尽量避免右侧卧位;可给予镇静药和抗胆碱能类药物,以抑制过强的胃蠕动,以减少脱垂机会,应尽量避免使用促胃动力药,以免加重黏膜脱垂。有幽门梗阻者应禁食、胃肠减压,并补液、纠正水电解质紊乱;对伴有胃炎、溃疡或上消化道出血者应给予相应的治疗。而内科保守治疗失败时,需考虑行外科手术治疗。

2. 胃镜下治疗　微波治疗,高频电刀切除法治疗。

3. 手术治疗　严重及反复发作的上消化道出血,幽门梗阻伴有持续性呕吐或剧烈上腹疼痛,经内科治疗无效,怀疑癌变者可考虑手术治疗。至于手术种类,目前认为以胃远端切除术及胃十二指肠吻合术疗效最好。

【处方】

阿托品 0.5mg,立即肌内注射

或 注射用间苯三酚 40mg | 立即肌内或静脉注射
　 氯化钠注射液 10ml |

或 山莨菪碱 10mg,肌内注射

注意事项:应用阿托品或山莨菪碱药物时需注意青光眼、前列腺增生、肥大者禁用。

（苏振华　魏思忱）

# 第5章

# 胃肿瘤

## 第一节　胃良性肿瘤

胃良性肿瘤少见，占所有胃肿瘤的1%～5%，胃镜检出率约2%。按其组织学来源可分为两类：一类来源于胃黏膜的上皮组织，如息肉等；另一类来源于胃壁的间叶组织，包括间质细胞瘤、神经源性肿瘤、脂肪瘤、纤维瘤、血管瘤等。以胃息肉最多见，其次为间质细胞瘤。

### 一、胃息肉

胃息肉是一种来源于胃黏膜上皮组织的一种异常生长组织，占所有胃良性病变的5%以上，随着内镜检查的广泛应用，检查适应证的转变及对相关疾病的预防知识增加，胃息肉的检出率逐年升高。其病因与发病机制目前认识尚不明确。

【诊断要点】

1. 组织学分型

(1)增生性息肉：占胃良性息肉的大部分，以胃窦部居多，好发于残胃，也好发于幽门螺杆菌、萎缩性胃炎、消化性溃疡等疾病基础上。多为单发且较小，生长良好者表面光滑，较大者表面可有糜烂。

(2)腺瘤性息肉：占胃息肉的3%～13%，常位于胃窦部，病理可分为管状腺瘤、绒毛状腺瘤。内镜下前者多平坦，呈广基隆起，常为单发，也可2个或3个成簇排列，较小，直径一般<2cm，癌变率约为10%。后者也称乳头状腺瘤，多位于胃窦部，广基而无蒂，多为单发，癌变率为50%～70%，与其大小及绒毛成分相关。

(3)胃底腺息肉：是一种胃内腺灶性息肉样增生伴不同程度胃小凹和腺体的囊性扩张和胃小凹变性。多为单发，位置多位于胃体，其次胃底，还有部分发生于胃窦、贲门、胃角。

(4)炎性息肉：是胃黏膜组织的良性增生，息肉多无蒂，体积小，呈结节状改变，多见于胃部伴长期慢性炎症的老年人群。

2. 形态学分类　多采用山田分型。

Ⅰ型：隆起性病变的基底部平滑，与周围黏膜无明显分界，即广基而无蒂。

Ⅱ型：隆起与基底部呈直角，分界明显。

Ⅲ型：隆起性病变的基底部较顶部略小，与周围黏膜分界明显，形成亚蒂。

Ⅳ型：隆起的基底部明显小于顶部，形成明显的蒂部。

3. 辅助检查

(1)实验室检查：可出现粪隐血试验阳性，血常规有贫血表现。

(2)胃镜：可明确胃息肉的部位、数目及大小，同时应常规活检行病理组织学检查。活检取材部位应选择息肉高低不平、颜色改变或糜烂溃疡处，并应包括其顶部及基底部。

【诊断要点】

临床表现：中位发病年龄46岁，30－60岁者占70%左右。多无明显临床症状及阳性体征，多于体检或其他胃部疾病行X线钡剂或胃镜检查时发现。息肉生长较大时可出现上腹部饱胀不适、上腹部饥饿痛或餐后痛、恶心、呕吐、胃灼热感等症状。疼痛多发生于上腹部，为钝痛，无规律性与特征性。若息肉表面糜烂、出血，可引起呕血和黑粪。贲门附近的胃息肉偶可出现咽下困难

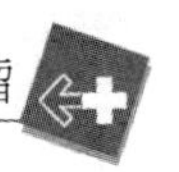

症状，位于幽门区较大的息肉可表现为幽门梗阻。部分腺瘤性息肉患者往往有慢性胃炎或恶性贫血的表现。

【治疗要点】

内镜下息肉切除术是治疗胃息肉的首选方法。方法较多，包括活检钳咬除、电热活检钳摘除、圈套后电凝切除、注射法、激光及微波烧灼法、冷冻法等。0.5cm以下的息肉可采用活检钳咬除，电热活检钳摘除可避免出血，切除比较彻底，常用于小息肉的摘除，也可作为圈套电摘除后的补充治疗。现在广泛应用高频电凝电切方法，此法安全，并发症少，可用于各种息肉，对于较大的息肉可采取分块切除。对基底部粗，估计有出血可能的息肉，可先于根蒂部注入硬化剂，然后再行圈套电切，效果较好。息肉切除术后，胃黏膜所留下的缺损通常能够很快愈合，部分患者可有溃疡形成，这主要取决于创面的大小及深度。溃疡可导致出血和穿孔，应注意预防。

## 二、黏膜下肿瘤

位于黏膜下的各种肿瘤，表面有正常黏膜覆盖，在内镜下形态相似，临床上统称为黏膜下肿瘤，较少见。大多数胃黏膜下肿瘤是非上皮源性的，除异位胰腺外，均来自胃壁的间叶组织，主要由间质细胞瘤、神经源性肿瘤、脂肪瘤、纤维瘤、血管瘤等。

【诊断要点】

1. 内镜学特点　黏膜下肿瘤多起源于黏膜下或黏膜深层。根据其生长方式的不同分为胃内型、壁内型、胃外型和混合型四种。内镜下可呈丘形、半球形或球形隆起，基底多宽大，表面黏膜光滑，色泽与周围黏膜相同，顶部有时可出现缺血坏死性溃疡，桥形皱襞是内镜诊断黏膜下肿瘤的重要依据之一。

2. 分类

(1)间质细胞瘤：可发生于胃的任何部位，多位于胃体和胃窦，一般圆形或椭圆形，边界清楚，直径0.5～5cm，无包膜，多为单发。其临床表现与肿瘤部位、大小等有关。肿瘤小者可无症状,较大的向胃腔内生长的肿瘤可引起上腹部压迫感,饱胀和牵引性疼痛。位于贲门附近的间质细胞瘤可产生咽下困难症状,位于幽门区可产生幽门梗阻症状。如较大的肿瘤向胃外生长,可在上腹部触及包块。体积较大的肿瘤发生坏死时,表面胃黏膜可因供血不足而产生糜烂、溃疡,发生上消化道出血及食欲减退、胃部不适及疼痛等症状。可因消化道出血而就诊,其出血特点为出血量大、内科止血效果差。主要依据胃镜诊断,通常内镜下黏膜活检取材表浅,不能直接提供黏膜下肿瘤的组织学诊断,因此,采用内镜下深挖活检并结合超声内镜检查有助于确诊。

(2)脂肪瘤:以中老年居多,常发生于胃窦及胃体部。通常位于黏膜下层,呈球形肿块,可呈分叶状,直径可达1～5cm。肿瘤质地软,可被内镜或活检钳压陷,形成所谓“枕头征”。

(3)神经源性肿瘤:发病率较低,多见于老年人,多为良性,生长缓慢,临床上较为常见的为神经鞘瘤和神经纤维瘤,约半数肿瘤呈顶部有深凹陷的半球状隆起,也可呈结节状或有蒂。临床表现不特异,与间质细胞瘤相似,好发于胃体、胃底部。

(4)纤维瘤:较为少见,多发生于胃窦部,可表现为无蒂息肉或黏膜下圆形肿物,质硬,可有钙化,表面黏膜可糜烂、溃疡及出血。临床表现类似慢性胃炎或胃溃疡。

(5)异位胰腺:胃内异位胰腺较少见,以40－60岁居多,男女比例为3∶1,组织多位于黏膜下层,多发于胃窦部及幽门前区,其显著特征是有一大的主导管,中央有脐样凹陷,相当于胰管开口。

(6)黄色瘤:可能与胆汁反流有关,呈稍隆起的黄色圆形病变,常多发,直径多＜0.5cm。50％患者伴有慢性胃炎或肠化。

【治疗要点】

对单发、有蒂或瘤体直径＜2cm者不需要外科手术治疗,可通过内镜切除;对多发、无蒂、直径＞2cm或有出血、梗阻等症状,或内镜活检、细胞学检查疑有恶变者,应予手术切除。如切除标

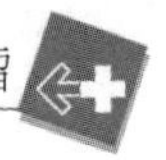

本冰冻切片为恶性,应行根治性手术。

## 第二节　胃　癌

胃癌是常见的恶性肿瘤,也是消化系统最多发的肿瘤,人群中55—70岁为发病高峰,男性发病率与死亡率均高于女性。尽管近年来随着胃癌一、二级防治工作的开展,使早期胃癌的检出率提高,但多数胃癌患者发现时已为中晚期。晚期胃癌无法行根治性手术治疗,5年生存率低。因此,了解胃癌的临床特点及诊疗规范,提高疾病早诊早治率,改善胃癌患者的生存状况非常重要。

【诊断要点】

1. 临床表现　胃癌早期常无典型的临床症状或症状无特异性,以消瘦为最多,进入进展期后才会出现临床症状,初诊时患者多已属晚期。

(1)上腹不适和疼痛:上腹不适是最早出现和最常见的症状之一,通常不为患者注意,错过了早期诊断的时期。随病情进展,当肿瘤侵犯胃壁神经后,会出现中上腹隐痛,而这种疼痛无明显规律性。最初,应用抑酸或解痉药物可能得到暂时缓解,使患者误认为是胃炎或溃疡性疾病,而未予重视。随后由于病情的进展,疼痛可能会加重或转为持续性,应用抑酸或解痉药物无法缓解或效果减弱。

(2)恶心和呕吐:早期胃癌,可出现食后饱胀感和轻度恶心感,随着病情进展,此症状加重。贲门部肿瘤可导致进食困难,并进行性加重,而胃窦部或幽门部位肿瘤可引起幽门梗阻症状,表现为呕吐隔夜宿食,伴有上腹部的饱胀感,查体振水音阳性。

(3)出血和黑粪:肿瘤部位破溃可发生出血。少量出血可能仅表现为粪隐血阳性或少量黑粪。出血量大时会发生呕血和较明显的黑粪,甚至出现失血性休克。更多情况是慢性失血或消耗而导致贫血。

(4)乏力、消瘦:由于进食量的减少及肿瘤消耗还会出现乏力和消瘦,这是进展期胃癌常见的症状。因此,对近期体重减轻的患者应注意胃部的检查。

(5)胃癌转移导致的症状:胃癌发生转移时会出现转移部位肿瘤的相应的症状,如腹水、锁骨上淋巴结肿大,盆腔转移导致的腹胀、腹痛、排便困难等。

2. 检查手段

(1)实验室检查:早期胃癌实验室检查多无异常,中晚期胃癌可有不同程度的贫血,多表现为小细胞低色素性贫血,粪隐血试验常呈持续阳性,可辅助诊断。

(2)肿瘤标志物:目前在胃癌的诊断中无特异性较强的肿瘤标志物。CEA、CA19-9、CA50 等可供参考,对预测复发和评估疗效有一定参考价值。

(3)胃镜检查:胃镜检查是目前明确诊断胃癌的最主要手段,窄带内镜成像(narrow banding image,NBI)、放大内镜、共聚焦内镜及染色内镜检查术的临床开展应用对发现早期胃癌有重要作用。通过胃镜活检可以鉴别良、恶性溃疡,排除胃炎,明确胃癌的病理类型。通过超声内镜检查还可以了解肿瘤浸润程度及胃周肿大淋巴结,有助于术前分期,协助确定手术的可行性和方式。

(4)上消化道造影检查:有助于观察肿瘤在胃内侵犯范围、肿块部位及胃腔狭窄程度、有无幽门梗阻等,并可通过观察胃黏膜的形态、胃壁的柔软程度等,与胃炎性病变及胃淋巴瘤等相鉴别。

(5) CT 和 MRI 检查:增强型 CT 或 MRI 检查已广泛应用于临床,建议行全腹及盆腔检查,可清晰地显示胃壁侵犯的范围、肿瘤侵犯邻近组织的程度、淋巴结转移情况,是否存在腹盆腔转移,特别是对于女性患者,观察有无卵巢转移。胸部 CT 可以帮助了解是否存在肺转移。CT 或 MRI 检查应该作为胃癌术前的常规检查。

(6)PET-CT 检查:肿瘤灶 $^{18}$F-FDG 摄取往往增高,能用于鉴

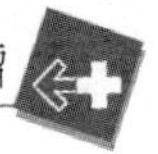

别病灶良、恶性,帮助排除远处转移,但不作为常规检查。

(7)骨扫描:不推荐常规使用。对怀疑有骨转移的胃癌患者,可考虑行骨扫描检查。

(8)体格检查:绝大多数胃癌患者无明显体征,部分患者可有上腹部压痛,随病情进展,可在肿瘤部位扪及肿块,胃癌患者的体检,尤其应注意锁骨上淋巴结的检查,还应行直肠指检,帮助判断是否存在盆腔转移。

3. TNM分期

(1)TNM分级标准:见表5-1(AJCC胃癌分期,2009年第7版)。

表5-1 胃癌TNM分级标准

| T | N | M |
|---|---|---|
| $T_x$ 原发肿瘤无法评价 | $N_x$ 区域淋巴结无法评价 | $M_0$ 未发现远处转移 |
| $T_0$ 切除标本中未发现肿瘤 | $N_0$ 区域淋巴结无转移 | $M_1$ 有远处转移 |
| $T_{is}$ 原位癌,肿瘤位于上皮内,未侵犯黏膜固有层 | $N_1$ 1～2枚区域淋巴结转移 | |
| $T_{1a}$ 肿瘤侵犯黏膜固有层或黏膜肌层 | $N_2$ 3～6枚区域淋巴结转移 | |
| $T_{1b}$ 肿瘤侵犯黏膜下层 | $N_3$ 7个及7个以上区域淋巴结转移 | |
| $T_2$ 肿瘤侵犯固有肌层 | $N_{3a}$ 7～15个区域淋巴结有转移 | |
| $T_3$ 肿瘤穿透浆膜下层结缔组织,未侵犯脏层腹膜或邻近结构 | $N_{3b}$ 16个(含)以上区域淋巴结有转移 | |

（续　表）

| T | N | M |
| --- | --- | --- |
| $T_{4a}$ 肿瘤侵犯浆膜（脏层腹膜） | | |
| $T_{4b}$ 肿瘤侵犯邻近组织结构 | | |

（2）分期：见表 5-2。

**表 5-2　胃癌分期**

| 分期 | T | N | M |
| --- | --- | --- | --- |
| 0 期 | $T_{is}$ | $N_0$ | $M_0$ |
| ⅠA 期 | $T_1$ | $N_0$ | $M_0$ |
| ⅠB 期 | $T_1$ | $N_1$ | $M_0$ |
| | $T_2$ | $N_0$ | $M_0$ |
| ⅡA 期 | $T_1$ | $N_2$ | $M_0$ |
| | $T_2$ | $N_1$ | $M_0$ |
| | $T_3$ | $N_0$ | $M_0$ |
| ⅡB 期 | $T_1$ | $N_3$ | $M_0$ |
| | $T_2$ | $N_2$ | $M_0$ |
| | $T_3$ | $N_1$ | $M_0$ |
| | $T_{4a}$ | $N_0$ | $M_0$ |
| ⅢA 期 | $T_2$ | $N_3$ | $M_0$ |
| | $T_3$ | $N_2$ | $M_0$ |
| | $T_{4a}$ | $N_1$ | $M_0$ |
| ⅢB 期 | $T_3$ | $N_3$ | $M_0$ |
| | $T_{4a}$ | $N_2$ | $M_0$ |
| | $T_{4b}$ | $N_0$ | $M_0$ |
| | $T_{4b}$ | $N_1$ | $M_0$ |
| ⅢC 期 | $T_{4a}$ | $N_3$ | $M_0$ |

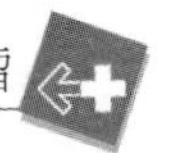

（续 表）

| 分期 | T | N | M |
| --- | --- | --- | --- |
| | $T_{4b}$ | $N_2$ | $M_0$ |
| | $T_{4b}$ | $N_3$ | $M_0$ |
| Ⅳ期 | 任何T | 任何N | $M_1$ |

4．鉴别诊断

(1)良性疾病：需与胃息肉、胃溃疡、胃巨大皱襞症、肥厚性胃炎、肉芽肿等良性疾病鉴别。

(2)胃原发恶性淋巴瘤：多见于青壮年，好发于胃窦部，临床表现与胃癌相似，X线检查见弥漫胃黏膜皱襞不规则增厚，有不规则地图形多发溃疡，溃疡边缘黏膜形成巨大皱襞。胃镜见到巨大的胃黏膜皱襞，单个或多发息肉样结节，表面溃疡或糜烂时应考虑到该疾病。

(3)胃间质瘤：临床症状无特殊，病情较严重时可出现消化道出血、腹部胀痛、腹部包块等症状。内镜下表现为黏膜下肿块，边界清楚，大小差异大。由于肿瘤位于黏膜下，内镜下活检的阳性率低。超声内镜具有判断良恶性的参考价值。确诊依赖于术后标本的组织病理学和免疫组化检查。

【治疗要点】

胃癌的治疗强调多学科合作的综合治疗，确定治疗方案的基础则为胃癌病理诊断、临床分期以及分子病理分型。

早期胃癌不伴淋巴结转移者可根据侵犯深度考虑内镜下治疗或手术治疗，术后无须进行辅助放疗或化疗；局部进展期胃癌及伴有淋巴结转移的早期胃癌应采取以手术为主的综合治疗手段。根治性手术的局部进展期胃癌需根据术后病理及分期决定辅助治疗方案(辅助化疗，必要时考虑辅助放化疗)；无法行根治性手术患者，在恰当的时机给予姑息性手术、放射治疗、介入治疗、射频治疗等局部治疗手段，同时也应积极给予止痛、心理、营养等最佳支持治疗。

【处方】

1. 新辅助化疗　新辅助治疗不仅可以提高手术根治性切除率，同时还可以获得明确的疗效判断，对于术后辅助化疗方案的选择提供了依据，是患者术后辅助化疗方案选择的重要决定因素之一。新辅助化疗的方案如下。

(1)ECF 方案

· 表柔比星 60 mg/m$^2$，静脉滴注，第 1 天

· 顺铂 75 mg/m$^2$，静脉滴注，第 1 天

· 氟尿嘧啶 600 mg/m$^2$，静脉滴注(持续)，第 1 天、第 8 天

· 每 3～4 周重复 1 次

说明：主要有骨髓抑制、口腔黏膜炎、腹泻等不良反应，并应注意表柔比星也有对心脏的毒性。

(2)DCF 方案

· 多西他赛 75 mg/m$^2$，静脉滴注，第 1 天

· 顺铂 60 mg/m$^2$，静脉滴注，第 1 天

· 氟尿嘧啶 750 mg/m$^2$，静脉滴注(持续)，第 1 至 5 天

· 每 3～4 周重复 1 次

说明：主要不良反应为恶心、呕吐、骨髓抑制、脱发及轻度水钠潴留，多经对症治疗后可好转。

(3)EOX 方案

· 表柔比星 50 mg/m$^2$，静脉滴注，第 1 天

· 奥沙利铂 130 mg/m$^2$，静脉滴注(2 小时)，第 1 天

· 卡培他滨 825 mg/m$^2$，口服，每日 2 次，第 1 至 14 天

· 每 3 周重复 1 次

说明：氟尿嘧啶一直是治疗胃癌的基本用药，是时间依赖性药物。口服卡培他滨的药物代谢规律与氟尿嘧啶连续静脉注射相似，其独特的酶激活作用机制使其具有靶向治疗特点。

(4)XELOX 方案

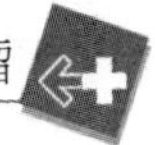

· 奥沙利铂 130 mg/m$^2$,静脉滴注(2小时),第1天

· 卡培他滨 1000 mg/m$^2$,口服,每日2次,第1至14天

· 每3周重复1次

(5)FP方案

· 顺铂 50 mg/m$^2$,静脉滴注(2小时),第1天、第15天、第29天

· 亚叶酸钙 500 mg/m$^2$,静脉滴注,第1天、第8天、第15天、第22天、第29天、第36天

· 氟尿嘧啶 2000 mg/m$^2$,静脉滴注,第1天、第8天、第15天、第22天、第29天、第36天

· 每个周期48天,连续2个周期

说明:对大剂量顺铂的水化及胃肠道反应的预防和处理,监测白细胞及血小板。

(6)mFOLFOX6方案

· 奥沙利铂 85 mg/m$^2$,静脉滴注(2小时),第1天

· 亚叶酸钙 200 mg/m$^2$,静脉滴注(2小时),第1天

· 氟尿嘧啶 400 mg/m$^2$,静脉滴注,第1天

· 氟尿嘧啶 2400～3000 mg/m$^2$,静脉滴注(连续46小时)

· 每2周重复1次

说明:因为新辅助化疗的目的是要在短期内实现肿瘤降期,因此,选择化疗药物时首要原则为高效低毒的联合化疗方案,避免单药化疗。

新辅助化疗周期数目前尚无定论,在没有远处转移的局部进展期患者中,$T_3N_1$的患者一般需要8～9周的术前辅助化疗;对于$T_3N_2$或$T_4$以上分期的患者应适当延长,需要8～9周及以上。但应注意及时评估疗效,部分无效的患者应尽快转入手术程序。

2. 辅助化疗 早期胃癌患者,即便不接受辅助化疗,术后5年生存率也可达90%～95%,因此不推荐术后进行辅助化疗。而如果患者存在传统意义上的高危因素,如低分化,淋巴管、血管、

神经受侵，年龄<50岁者，应进行术后辅助放化疗，从而获得生存期延长。

对于术前曾经接受新辅助化疗的患者，在根治手术后，如原方案治疗有效，仍可采用原方案进行辅助化疗，但要根据患者术后消化道重建等原因带来患者身体状况的改变来调整治疗方案和剂量。

辅助治疗的方案有：

(1)ECF方案

·表柔比星60 $mg/m^2$，静脉滴注，第1天

·顺铂75 $mg/m^2$，静脉滴注，第1天

·氟尿嘧啶600 $mg/m^2$，静脉滴注(持续)，第1天、第8天

·每3～4周重复1次

(2)XELOX方案

·奥沙利铂130 $mg/m^2$，静脉滴注(2小时)，第1天

·卡培他滨800～1000 $mg/m^2$，口服，每日2次，第1至14天

·每3周重复1次

(3)mFOLFOX6方案

·奥沙利铂85 $mg/m^2$，静脉滴注(2小时)，第1天

·亚叶酸钙200 $mg/m^2$，静脉滴注(2小时)，第1天

·氟尿嘧啶400 $mg/m^2$，静脉注射，第1天

·氟尿嘧啶2400～3000 $mg/m^2$，静脉滴注(连续46小时)

·每2周重复1次

(4)FP方案

·氟尿嘧啶375～500 $mg/m^2$，静脉滴注，第1至5天

·顺铂100 $mg/m^2$，静脉滴注，第2天(水化)

或顺铂20 $mg/m^2$，静脉滴注，第1至5天

·每4周重复，2～3周期为1个疗程

说明：研究表明，顺铂20 $mg/m^2$ 联合氟尿嘧啶治疗晚期胃癌

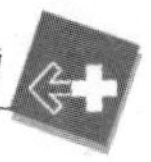

有效率达20%～50%，且不良反应轻，不必水化，肾功能损害较少。

(5)LFHE方案

· 亚叶酸钙100 mg/m²，静脉滴注(2小时)，第1至5天

· 氟尿嘧啶500 mg/m²，静脉滴注，第1～5天

· 羟喜树碱10 mg/m²，静脉滴注(4小时)，第1至5天

· 依托泊苷60 mg/m²，静脉滴注(2小时)，第5至7天

· 每43周重复，4周期为1个疗程

说明：羟喜树碱主要不良反应是消化道反应，表现为呕吐、腹泻，一般程度不严重，可耐受，但多次化疗身体较虚弱的患者可有较明显的腹泻，应注意观察，必要时补液及止泻治疗。

(6)替吉奥单药

· 替吉奥体表面积不足1.25 m²者，40 mg/m²；体表面积不足1.25～1.5 m²者，50 mg/m²；体表面积>1.5 m²者，60 mg/m²，口服，第1至28天

· 每6周重复1次

· 或服2周，停1周

说明：胃癌根治术后($D_2$淋巴结清扫术)的患者，Ⅱ期患者可采用替吉奥单药辅助治疗1年或者xELOX术后8周期(6个月)，两种治疗方案都可以接受。但对于ⅢB期患者，倾向于推荐后者。

3. 晚期/复发胃癌的化疗

一线化疗：

(1)DCF方案

· 多西他赛75 mg/m²，静脉滴注，第1天

· 顺铂60 mg/m²，静脉滴注，第1天

· 氟尿嘧啶750 mg/m²，静脉滴注(持续)，第1至5天

· 每3～4周重复1次

(2)EOX方案

·表柔比星 50 mg/$m^2$,静脉滴注,第1天
·奥沙利铂 130 mg/$m^2$,静脉滴注(2小时),第1天
·卡培他滨 625 mg/$m^2$,口服,每日2次,第1至14天
·每3周重复1次

(3)FAM方案

·氟尿嘧啶 600 mg/$m^2$,静脉滴注(持续),第1天、第8天、第29天、第36天
·多柔比星 30 mg/$m^2$,静脉注射,第1天、第29天
·丝裂霉素 10 mg/$m^2$,静脉注射,第1天

多柔比星可用表柔比星代替,50 mg/$m^2$

·每8周重复1次

说明:该方案曾是我国最为常用的全身化疗方案,主要为胃肠道反应、骨髓抑制、脱发和心脏毒性。严重心脏病的患者应慎用,并注意多柔比星的累积剂量。有效率平均30%左右。

(4)ECF方案

·表柔比星 50 mg/$m^2$,静脉滴注,第1天
·顺铂 60 mg/$m^2$,静脉滴注,第1天
·氟尿嘧啶 200 mg/$m^2$,静脉滴注(持续),第1至21天
·每3～4周重复1次

(5)XELOX方案

·奥沙利铂 130 mg/$m^2$,静脉滴注(2小时),第1天
·卡培他滨 1000 mg/$m^2$,口服,每日2次,第1至14天
·每3周重复1次

(6)XP方案

·顺铂 80 mg/$m^2$,静脉注射,第1天
·卡培他滨 825 mg/$m^2$,口服,每日2次,第1至14天
·每3周重复1次

(7)SP方案

·替吉奥 40 mg/$m^2$,口服,每日2次,第1至21天

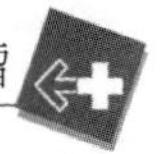

- 顺铂 80 mg/m$^2$,静脉注射,第 8 天
- 每 5 周重复 1 次

(8)FOLFOX4 方案

- 奥沙利铂 85～100 mg/m$^2$,静脉滴注(2 小时),第 1 天
- 亚叶酸钙 200mg/m$^2$,静脉滴注(2 小时),第 1 至 2 天
- 氟尿嘧啶 400 mg/m$^2$,静脉注射,第 1 至 2 天
- 氟尿嘧啶 600mg/m$^2$,静脉滴注(22 小时),第 1 至 2 天
- 每 2 周重复 1 次,4 周期为 1 个疗程

说明:国内研究表明,该方案有效率 42.5%,CR(complete remission,完全缓解)10.0%,中位生存期 8 个月,不良反应轻,主要为奥沙利铂的神经毒性。

(9)HLF 方案

- 亚叶酸钙 200mg/m$^2$,静脉滴注(2 小时),第 1 至 2 天
- 氟尿嘧啶 500 mg/m$^2$,静脉注射,第 1 天
- 氟尿嘧啶 3000～3500mg/m$^2$,静脉滴注(48 小时)
- 羟喜树碱 10 mg/m$^2$,静脉滴注(于氟尿嘧啶后,2 小时),第 3 至 7 天
- 每 3～4 周重复 1 次

说明:该方案有效率 42.9%～58.0%,CR10.0%。不良反应主要为外周神经炎、白细胞下降、口腔黏膜炎及恶心呕吐,多可耐受,可通过中心或外周静脉置管的方法来预防外周静脉炎。

(10)洛铂+氟尿嘧啶方案

- 洛铂 30 mg/m$^2$,静脉滴注,第 1 天
- 亚叶酸钙 200mg/m$^2$,静脉滴注(2 小时),第 1 至 5 天
- 氟尿嘧啶 400 mg/m$^2$,静脉注射,第 1 至 5 天
- 每 3 周重复 1 次

(11)XELLOBA 方案

- 洛铂 50 mg/m$^2$,静脉滴注,第 1 天
- 卡培他滨 1000 mg/m$^2$,口服,每日 2 次,第 1 至 14 天

·每 3 周重复 1 次

说明:与 XELOX 方案比较,3 年生存率、化疗毒性反应方面均无统计学意义,应用洛铂主要应注意血液系统毒性反应。

(12)SOX 方案

·替吉奥 40 mg/m$^2$,口服,每日 2 次,第 1 至 14 天

·奥沙利铂 130 mg/m$^2$,静脉滴注,第 1 天

·每 3 周重复 1 次

(13)曲妥珠单抗

限 Her2 阳性患者。

初次负荷剂量:建议初次负荷量为 8 mg/kg,90 分钟内静脉输入。应观察患者是否出现发热、寒战或其他输注相关症状。停止输注可控制这些症状,待症状消失后可继续输注。

维持剂量:建议每周用量为 6 mg/kg。如初次负荷量可耐受,则此剂量可于 30 分钟内输完。

请勿静推或静脉冲入。

可与其他化疗方案联合应用。

(14)西妥昔单抗

首剂负荷量 400 mg/m$^2$,静脉滴注,第 1 周,之后每周给予维持剂量 250 mg/m$^2$,静脉滴注。

可与其他化疗方案联合应用。

说明:西妥昔单抗是重组人鼠嵌合的单克隆抗体,能与细胞外表皮生长因子受体特异性结合,从而阻断受体细胞区域的酪氨酸激酶磷酸化,抑制肿瘤生长,诱导细胞凋亡。西妥昔单抗有关的不良反应主要为痤疮样皮疹、呼吸困难、骨髓抑制、腹痛及腹泻等。

(15)阿帕替尼

850mg,口服,每日 1 次,餐后半小时以温开水送服。

说明:阿帕替尼(apatinib,艾坦)是新一代小分子血管内皮生长因子受体-2(VEGFR-2)酪氨酸激酶抑制药,其主要作用机制是

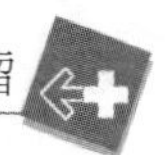

竞争性结合该受体胞内酪氨酸ATP结合位点,高度选择性地抑制VEGFR-2酪氨酸激酶活性,阻断血管内皮生长因子(VEGF)结合后的信号传导,从而强效抑制肿瘤血管生成。常见的不良反应包括血细胞减少、中性粒细胞减少、血小板下降、高血压、蛋白尿、手足皮肤反应、乏力、食欲减退和腹泻。多数不良反应均可通过暂停给药、剂量下调及对症处理实现控制和逆转(表5-3)。如果剂量调整至250mg后患者仍不能耐受,则应暂停或者终止用药。

对于体力状态评分ECOG≥2,四线化疗以后、胃部原发癌灶没有切除、骨髓功能准备差、年老体弱或瘦小的女性患者,为了确保患者的安全性和提高依从性,可以适当降低起始剂量,先从500mg每天1次开始服药,服用1～2周后再酌情增加剂量。

**表5-3 阿帕替尼治疗晚期胃癌的不良反应与剂量调整原则**

| 分类 | NCI分级 | 剂量调整原则 |
| --- | --- | --- |
| 血液学 | 1～2级 | 维持原剂量水平 |
| 不良反应 | 3～4级 | 暂停用药,待不良反应恢复到≤1级,下调一个剂量后继续用药[1] |
| 血液学 | 1～2级 | 维持原剂量水平 |
| 不良反应 | 3～4级 | 暂停用药,待不良反应恢复到≤1级,下调一个剂量后继续用药[1] |

[1]第1次剂量调整为750 mg每天1次,第1次剂量调整为500 mg每天1次

(16)生物调节与免疫治疗

①香菇多糖

每周1～2次,每次1～2mg,静脉滴注或肌内注射,可连用6～8周,本药不良反应轻微。

②云芝多糖

一般口服，每日 3g。

③干扰素、胸腺激素、贝司他汀等。

说明：

对每一位晚期胃癌患者都应该首先筛选 Her-2 状态，如果 Her-2(卌)，或基因扩增，应首先选择曲妥珠单抗联合化疗，联合的化疗方案推荐选择氟尿嘧啶或卡培他滨联合顺铂或联合奥沙利铂，对于不能耐受联合化疗的老年胃癌 Her-2 阳性患者，可以使用单药氟尿嘧啶类药物联合曲妥珠单抗。

氟尿嘧啶类药物联合铂类药物成为晚期胃癌的一线选择，含紫杉醇类的单药、两药或三药联合方案也已成为治疗胃癌的基本方案，但适应人群并不相同；三药联合方案仅适用于身体状况良好、肿瘤负荷量较大、需要短期内降期或减少肿瘤负荷的患者，但不良反应较大，应注意及时处理和预防不良反应，特别是骨髓抑制和黏膜炎。

二线化疗：单药紫杉醇类药物是二线治疗的常用方案；拓扑异构酶Ⅰ抑制药伊立替康，也是胃癌二线治疗的可选药物。

三线治疗：国内临床研究显示阿帕替尼作为三线治疗可以改善患者生存，成为可选药物，但应注意预防高血压等不良反应，避免活动性出血、肠梗阻患者使用。阿帕替尼的标准剂量可从 750 mg 开始，如果没有明显不良反应，可以递增到每天 850 mg。

4. *支持治疗*　晚期胃癌患者随病情进展可出现多种并发症，严重影响生活质量，此时需要采用适当的支持治疗来缓解症状、减轻痛苦、延长其生存期。如加强营养支持治疗，对症止痛治疗。部分患者依据原发病灶不同，可出现贲门梗阻或幽门梗阻，如症状明显，影响进食时，可以行支架置入术来改善进食。

【注意事项】

胃癌术后辅助治疗结束后，2 年内每隔 3～4 个月应全面复查 1 次，2～5 年内每半年复查 1 次。5 年以后每年复查 1 次。包括体检，检测肿瘤相关标志物(CEA，CA19-9 等)，X 线胸片、超声、

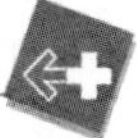

腹盆腔增强CT(半年至1年)、胃镜(每年1次)等。对全胃切除术后,发生大细胞性贫血者,应当补充维生素$B_{12}$和叶酸。所有术后患者均应常规检测幽门螺杆菌(Hp)感染的情况,如检测结果为阳性,无论患者有无相关症状,均应接受清除Hp的治疗。

# 第三节　残胃癌

残胃癌亦称胃手术后胃癌,发生率为1%～7%,目前认为胃切除术后不论首次手术胃疾病的病理类型、切除范围、重建方式残胃内发生的癌,包含可能是残胃再发癌,均为残胃癌。残胃癌与初次胃切除术时疾病良恶性明显有关,如为良性疾病,发生残胃癌的间隔时间为20年以上,而胃癌性胃切除术至残胃癌发生的间隔时间平均为10年。同时,残胃癌的发生率与首次手术方式有关,胃次全切除术后作Billroth Ⅱ式和单纯胃空肠吻合术者比Billroth Ⅰ式者更易发生残胃癌。残胃癌的好发部位是吻合口,但亦可弥漫发生于整个残胃。

【诊断要点】

1. 临床表现　早期残胃癌往往无症状或症状无特异性,到中晚期才出现类似胃癌的症状,大致分为3种表现:溃疡复发症状;胃切除术后综合征;晚期胃癌症状。常见症状有吞咽阻塞感、上腹疼痛、饱胀、食欲缺乏、呕吐、黑粪、呕血、贫血、消瘦、腹部肿块及大便性状改变,晚期还会出现转移部位相应症状,总体来说无特征性。

2. 检查手段

(1)肿瘤标志物:可检测CEA,CA19-9等肿瘤标志物,尤其胃癌行胃切除术的患者如术前某项肿瘤标志物升高,应着重定期复查。

(2)影像学检查:CT一般表现为吻合口局部软组织或病变区域胃壁不规则增厚,可显示肿瘤生长、侵犯周围脏器、淋巴结肿大及远处转移情况，更重要的是还可以对肿瘤进行治疗前评估，合理选择治疗方案。

(3)胃镜：胃镜加胃黏膜活检是确诊残胃癌的主要手段。如果可疑者，一次活检阴性不能轻易否定，应在短期内复查胃镜，并多点活检，以避免漏诊。

【治疗要点】

1. 外科手术　根治性切除术是残胃癌的最重要预后因素，是目前治疗残胃癌的主要方式。残胃全切＋区域淋巴结清扫是采用最多的手术方式。残胃切除应包括胃十二指肠吻合口或胃空肠吻合口及吻合口周围 10cm 的空肠、空肠系膜。

2. 内镜下治疗　内镜下黏膜剥离术(ESD)适用于部分早期残胃癌患者，可以提高患者术后的生活质量。

3. 综合治疗　对于晚期无法手术患者可采用化疗、放疗和生物治疗等综合措施。

【注意事项】

残胃癌早期缺乏特异性症状，就诊时多属进展期，预后较差，早期诊断尤为重要。首先应加强胃切除术后随诊，做到早期发现，建议胃切除术后 10 年患者应每年复查 1 次。其次，胃部手术后患者临床表现如有动态变化，应及时行胃镜及影像学检查。通过以上手段，来达到早期诊断、早期治疗的目的，提高患者的生存率。

(魏新亮　田树英)

# 第6章

# 胃潴留和急性胃扩张

## 第一节 胃潴留

胃潴留或称胃排空延迟是指胃内容物积贮而未及时排空。凡呕吐出4～6小时以前摄入的食物，或空腹8小时以上，胃内残留量＞200ml者，表示有胃潴留存在。本病分为器质性与功能性两种，前者包括消化性溃疡所致的幽门梗阻及胃窦部及其邻近器官的原发或继发的癌瘤压迫、阻塞所致的幽门梗阻。

【诊断要点】

1. *病因* 功能性胃潴留多由于胃张力缺乏所致。此外，胃部或其他腹部手术引起的胃动力障碍、中枢神经系统疾病、糖尿病所致的神经病变，以及迷走神经切断术等均可引起本病。尿毒症、酸中毒、低钾血症、低钙血症、全身或腹腔内感染、剧烈疼痛、严重贫血及抗精神病药物和抗胆碱能药物的应用也可致本病。

2. *临床表现* 呕吐为本病的主要表现，日夜均可发生，一天可至数次。呕吐物常为宿食，一般不含胆汁。上腹饱胀和疼痛亦多见。腹痛可为钝痛、绞痛或烧灼痛。呕吐后症状可以暂时获得缓解。急性患者可致脱水和电解质代谢紊乱；慢性患者则可有营养不良和体重减轻。严重或长期呕吐者，因胃酸和钾离子的大量丢失，可引起碱中毒，并致手足抽搐。体格检查可见脱水表现，上腹部膨隆，中上腹压痛并伴振水声。见到胃型，且有自左向右的胃蠕动波增强者，多提示胃出口处阻塞；如只见到胃型而无蠕动波则提示为胃张力缺乏。

3. 检查

(1)血液检查：可见不同程度的贫血、低蛋白血症、低钾血症、低钙血症，血气分析检查提示酸碱平衡紊乱，部分患者可有尿素氮升高。

(2)胃肠X线检查：X线下提示钡剂在4小时后仍存留50%，或6小时后仍未排空。

(3)超声波：胃肠超声波可见上腹或左上腹部探及囊实性肿块，即胃型，内为无回声区，有漂浮光点及光团，随体位向重力低位移动，下胃管抽吸后，肿块亦随之缩小。

(4)胃镜检查：胃镜下可见大量的滞留物。

(5)胃管吸收：胃管可吸出4小时前摄入的食物。

4. 诊断　如有呕吐宿食、空腹时腹部有振水声者，即胃潴留。进食4小时后，可从胃管自胃腔抽出食物则获证实。胃肠钡餐检查时，钡剂在4小时后仍存留50%，或6小时后仍未排空，均为本症之佐证。应注意器质性和功能性胃潴留的鉴别。前者胃蠕动增加，后者胃张力降低，胃蠕动减少。

5. 胃潴留的鉴别诊断　应注意器质性和功能性胃潴留的鉴别。前者胃蠕动增加，后者胃张力降低，胃蠕动少。

6. 胃潴留并发症　可见不同程度的贫血、低白蛋白血症、电解质与酸碱平衡紊乱和肾前性氮质血症等。在一定容积的循环血液内红细胞计数，血红蛋白量及血细胞比容均低于正常标准者称为贫血。其中以血红蛋白最为重要，成年男性低于120g/L，成年女性低于110g/L，一般可认为贫血。贫血是临床最常见的表现之一，然而它不是一种独立疾病，可能是一种基础的或有时是较复杂疾病的重要临床表现，一旦发现贫血，必须查明其发生原因。

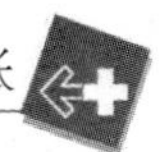

【治疗要点】

1. 一般治疗　给予禁食水，胃肠减压，补充白蛋白，抑酸，补充维生素和微量元素及营养支持。

2. 纠正水、电解质与酸碱失衡紊乱

3. 对症治疗　给予促进胃动力药物，如甲氧氯普胺、多潘立酮。

【处方】

处方1　促进胃肠动力药物

多潘立酮10mg，口服，每日3次

或 莫沙必利5mg，口服，每日3次

或 依托必利50mg，口服，每日3次

或 甲氧氯普胺10mg，肌内注射，必要时可重复给药

处方2　$H_2$受体拮抗药

|  |  |  |
| --- | --- | --- |
| 10%葡萄糖注射液 | 400 ml | 静脉滴注，每日1次 |
| 西咪替丁 | 0.6mg | |

处方3　PPI制剂

|  |  |  |
| --- | --- | --- |
| 0.9%氯化钠注射液 | 100 ml | 静脉滴注，每日2次 |
| 奥美拉唑 | 40 mg | |

| |  |  |  |
| --- | --- | --- | --- |
| 或 | 0.9%氯化钠注射液 | 100 ml | 静脉滴注，每日2次 |
| | 泮托拉唑 | 40mg | |

| |  |  |  |
| --- | --- | --- | --- |
| 或 | 0.9%氯化钠注射液 | 100 ml | 静脉滴注，每日2次 |
| | 兰索拉唑 | 30mg | |

处方4　补液治疗

|  |  |  |
| --- | --- | --- |
| 10%葡萄糖注射液 | 400 ml | 静脉滴注，每日1次 |
| 50%葡萄糖注射液 | 100 ml | |
| 维生素$B_6$ | 200mg | |
| 10%氯化钾注射液 | 15ml | |

|  |  |  |
| --- | --- | --- |
| 复方氨基酸注射液 | 250 ml | 静脉滴注，每日2次 |
| 注射用丙氨酰谷氨酰胺 | 10g | |

| | | |
|---|---|---|
| 20%中长链脂肪乳 | 250 ml | 静脉滴注,每日 1 次 |
| 脂溶性维生素注射液 | 10 ml | |
| 氯化钠注射液 | 250ml | |

| | | |
|---|---|---|
| 或 10%葡萄糖注射液 | 250 ml | 静脉滴注,每日 1 次 |
| 50%葡萄糖注射液 | 200 ml | |
| 8.5%复方氨基酸注射液 | 500 ml | |
| 20%中长链脂肪乳 | 250 ml | |
| 丙氨酰谷氨酰胺注射液 | 100 ml | |
| 多种微量元素注射液 | 10 ml | |
| 水溶性维生素注射液 | 10 ml | |
| 脂溶性维生素注射液 | 10 ml | |
| 10%氯化钾注射液 | 45 ml | |
| 10%硫酸镁注射液 | 20ml | |
| 胰岛素 | 30 U | |
| 放入“三升袋”中 | | |

【注意事项】

当患者经胃肠减压治疗后,幽门梗阻的现象得到缓解时或胃潴留量少于 250ml 时,则可指导患者开始流质饮食。当患者恢复饮食时,应以少量的米汤等流质食物为主,每次限量为 30～60ml。患者进食后如果没有出现不适的现象,则可以逐渐增加至 150ml。牛奶及有残渣的食物会导致患者出现产气的现象,因此患者应不宜食用。患者病情稳定后,应根据患者溃疡病急性期分阶段指导患者饮食,饮食过程中应以清淡为主,严格限制脂肪的摄取。

## 第二节 急性胃扩张

急性胃扩张是指胃及十二指肠在短期内有大量内容物不能排出,而发生的极度扩张,导致反复呕吐,进而出现水电解质紊

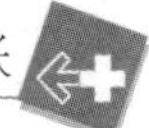

乱，甚至休克、死亡。本病多在手术后发生，亦可因暴饮暴食所致。儿童和成年人均可发病，男性多见。

【诊断要点】

1. 病因病理　看来和年龄关系不大。但应该是成年人多见。

某些器质性疾病和功能性因素均可并发急性胃扩张，常见者归纳为三类。

(1)外科手术：创伤、麻醉和外科手术，尤其是腹腔、盆腔手术及迷走神经切断术，均可直接刺激躯体或内脏神经，引起胃的自主神经功能失调，胃壁的反射性抑制，造成胃平滑肌弛缓，进而形成扩张。麻醉时气管插管，术后给氧和胃管鼻饲，亦可使大量气体进入胃内，形成扩张。

(2)疾病状态：胃扭转、嵌顿性食管裂孔疝及各种原因所致的十二指肠壅积症、十二指肠肿瘤、异物等均可引起胃潴留和急性胃扩张；幽门附近的病变，如脊柱畸形、环状胰腺、胰癌等偶可压迫胃的输出道引起急性胃扩张；躯体部上石膏套后 1～2 天引起的所谓“石膏套综合征”(cast syndrome)，可能是脊柱伸展过度，十二指肠受肠系膜上动脉压迫的结果；情绪紧张、精神抑郁、营养不良均可引起自主神经功能紊乱，使胃的张力减低和排空延迟；糖尿病神经病变、抗胆碱能药物的应用；水、电解质代谢失调、严重感染(如败血症)均可影响胃的张力和胃的排空，导致急性胃扩张。

(3)各种外伤产生的应激状态：尤其是上腹部挫伤或严重复合伤，其发生与腹腔神经丛受强烈刺激有关。

(4)短时间内进食过多也是偶见原因。

当胃扩张到一定程度时，胃壁肌肉张力减弱，使食管与贲门、胃与十二指肠交界处形成锐角，阻碍胃内容物的排出，膨大的胃可压迫十二指肠，并将系膜及小肠挤向盆腔。因此，牵张系膜上动脉而压迫十二指肠，造成幽门远端的梗阻。唾液、胃十二指肠液和胰液、肠液的分泌亢进，均可使大量液体积聚于胃内，加重胃扩张。扩张的胃还可以机械地压迫门静脉，使血液郁滞于腹腔内脏，亦可压迫下腔静脉，使回心血量减少，最后可导致周围循环衰竭。由于大量呕吐、禁食和胃肠减压引流，可引起水和电解质紊乱。

2. 临床表现　大多起病缓慢，迷走神经切断术者常于术后第2周开始进流质饮食后发病。主要症状有腹胀、上腹或脐周隐痛，恶心和持续性呕吐。呕吐物为浑浊的棕绿色或咖啡色液体，呕吐后症状并不减轻。随着病情的加重，全身情况进行性恶化，严重者可出现脱水、碱中毒，并表现为烦躁不安、呼吸急促、手足抽搐、血压下降和休克。突出的体征为上腹膨胀，可见毫无蠕动的胃轮廓，局部有压痛，叩诊过度回响，有振水声。脐右偏上出现局限性包块，外观隆起，触之光滑而有弹性、轻压痛，其右下边界较清，此为极度扩张的胃窦，称“巨胃窦症”，乃是急性胃扩张特有的重要体征，可作为临床诊断的有力佐证。本病可因胃壁坏死发生急性胃穿孔和急性腹膜炎。

3. 实验室检查　可发现血液浓缩、低血钾、低血氯和碱中毒。立位腹部X线片可见左上腹巨大液平面和充满腹腔的特大胃影及左膈肌抬高。

4. 鉴别诊断　根据病史、体征，结合实验室检查和腹部X线征象，诊断一般不难。手术后发生的胃扩张常因症状不典型而与术后一般胃肠症状相混淆造成误诊。此外，应和肠梗阻、肠麻痹鉴别，肠梗阻和肠麻痹主要累及小肠，腹胀以腹中部明显，胃内不会有大量积液和积气，抽空胃内容物后患者也不会有多大好处，X线平片可见多个阶梯状液平。

【治疗要点】

治疗措施：暂时禁食，放置胃管持续胃肠减压，少量生理氯化钠反复冲洗洗胃、纠正脱水、电解质紊乱和酸碱代谢平衡失调。低血钾常因血浓缩而被掩盖，应予注意。病情好转24小时后，可于胃管内注入少量液体，如无潴留，即可开始少量进食。如无好

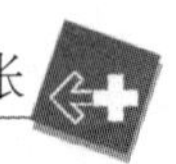

转则应手术。过度饱餐所致者，胃管难以吸出胃内容物残渣或有十二指肠梗阻及已产生并发症者亦应手术治疗。手术方式一般以简单有效为原则，如单纯胃切开减压、胃修补及胃造口术等。胃壁坏死常发生于贲门下及胃底近贲门处，由于坏死区周围炎症水肿及组织菲薄，局部组织移动性较差，对较大片坏死的病例，修补或造口是徒劳无益的，宜采用近侧胃部分切除加胃食管吻合术为妥。

【处方】

处方1　$H_2$ 受体拮抗药

|  |  |  |
|---|---|---|
| 10%葡萄糖注射液 | 400 ml | 静脉滴注，每日1次 |
| 西咪替丁 | 0.6mg | |

处方2　PPI制剂

|  |  |  |
|---|---|---|
| 0.9%氯化钠注射液 | 100 ml | 静脉滴注，每日2次 |
| 奥美拉唑 | 40 mg | |
| 或 0.9%氯化钠注射液 | 100 ml | 静脉滴注，每日2次 |
| 泮托拉唑 | 40mg | |
| 或 0.9%氯化钠注射液 | 100 ml | 静脉滴注，每日2次 |
| 兰索拉唑 | 30mg | |

处方3　补液治疗

|  |  |  |
|---|---|---|
| 10%葡萄糖注射液 | 400 ml | 静脉滴注，每日1次 |
| 50%葡萄糖注射液 | 100 ml | |
| 维生素 $B_6$ | 200mg | |
| 10%氯化钾注射液 | 15ml | |
| 复方氨基酸注射液 | 250 ml | 静脉滴注，每日2次 |
| 注射用丙氨酰谷氨酰胺 | 10g | |
| 20%中长链脂肪乳 | 250 ml | 静脉滴注，每日1次 |
| 脂溶性维生素注射液 | 10 ml | |
| 氯化钠注射液 | 250ml | |

| | | |
|---|---|---|
| 或 10%葡萄糖注射液 | 250 ml | 静脉滴注，每日1次 |
| 50%葡萄糖注射液 | 200 ml | |
| 8.5%复方氨基酸注射液 | 500 ml | |
| 20%中长链脂肪乳 | 250 ml | |
| 丙氨酰谷氨酰胺注射液 | 100 ml | |
| 多种微量元素注射液 | 10 ml | |
| 水溶性维生素注射液 | 10 ml | |
| 脂溶性维生素注射液 | 10 ml | |
| 10%氯化钾注射液 | 45 ml | |
| 10%硫酸镁注射液 | 20ml | |
| 胰岛素 | 30 U | |
| 放入“三升袋”中 | | |

【注意事项】

急性胃扩张可因胃壁坏死发生急性胃穿孔和急性腹膜炎，近代外科在腹部大手术后多放置胃管，术后多变换体位，注意水、电解质及酸碱平衡，急性胃扩张发生率及病死率已大为降低。

（王卫卫　侯宝洲）

# 第7章

# 胃部手术后的远期并发症

## 第一节　餐后综合征

餐后综合征是指胃切除后胃排空过速，葡萄糖迅速被肠黏膜吸收，致血糖骤然增高，刺激胰岛过多分泌胰岛素而出现的一系列低血糖症。

【诊断要点】

1. 病因　早期倾倒综合征的始动是由于食物快速进入小肠，血管内的液体迁移至胃肠道以维持胃肠道内正常的渗透压，低血容量导致躯体性症状。然而，对于“高渗透压理论”在倾倒综合征发生中的机制也存有疑问，因为迁移的液体量只有 300～700ml，如此量的液体的急性丢失通常是容易耐受的。Hinshaw 首次报道口服葡萄糖诱发倾倒时外周血管的扩张，而非传统认为的处于低血容量状态下的收缩。外周静脉和脾静脉扩张反应可能是早发性倾倒时出现躯体性症状和体征的重要因素。一些研究显示5-羟色胺、激肽-缓激肽系统在倾倒发作中的作用，但证据并不引人注目。服用葡萄糖后，倾倒患者的胰高糖素显著增高，血管活性肠肽、YY 肽、胰多肽和神经降压素等也出现类似反应。晚期倾倒综合征因反应性的躯体性低血糖所致。食物快速进入小肠，以及葡萄糖的快速吸收导致高胰岛素、高血糖反应，高胰岛素引起继发性低血糖。

2. 临床表现　常在进餐90～180分钟(尤进食大量糖类),后发病,表现为极度软弱,无力,头晕、心慌、颤抖、出冷汗,严重者可发生意识障碍。查体无明显阳性体征。发作前血浆胰岛素常高出正常人的3～4倍,发作时血糖则显著降低,少数病例可先有倾倒综合征,而后出现餐后血糖过低症。

餐后倾倒综合征的诊断缺乏客观标准,其诊断的建立基于详细的病史资料。早期倾倒综合征多于术后1～3周开始进食时发生,症状出现在餐后1小时之内,而禁食状态下则无症状出现,流质及富含糖类的食物尤其不易耐受,症状的程度轻重不同,临床症状可分为全身性躯体症状和胃肠道症状。全身性躯体症状:头晕、心悸、心动过速、极度软弱、大量出汗、颤抖、面色苍白或潮红,重者有血压下降、晕厥;胃肠道症状:上腹部温热感、饱胀不适、恶心、呕吐、嗳气、肠鸣、腹泻,有时有排便急迫感。通常持续1小时左右可自行缓解,餐后平卧可避免发作。重症患者可因惧怕进食而体重下降,常有营养不良的表现。晚期倾倒综合征多于术后半年以上发病,于餐后1～3小时出现低血糖症状,如软弱无力、饥饿感、心慌、出汗、头晕、焦虑甚至精神紊乱、晕厥。绝大部分患者具有早发性倾倒表现,或早发性倾倒和晚发性倾倒表现同时存在。少数患者仅表现为晚发性倾倒。有研究者采用简单口服葡萄糖刺激诱发倾倒综合征试验:口服50g葡萄糖后1小时内心率每分钟升高10次或以上为诊断早发性倾倒综合征的敏感(100%)而特异(92%)的指标。氢气呼气试验反映口服葡萄糖后快速迁移进入远端回肠或结肠,其敏感性为100%,而特异性则低一些。

3. 鉴别诊断　因本征有胃大部切除手术后患者餐后出现典型的饱胀、出汗、心动过速、血压下降等特征性表现,易与其他原因引起的低糖血症、低血压等相鉴别。

【治疗要点】

首先要改为少食多餐。食物应选择营养丰富而含糖较少的

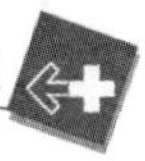

干食为宜，减少淀粉类食物，增加蛋白质和脂肪。发作时稍进糖水可缓解症状。餐后不宜立即进食大量汤水，饮水可安排在两餐之间。进食后宜平卧 15～30 分钟。必要时餐前加服适量普鲁本辛类解痉药物。多数病例经上述处理后能明显好转。少数经久不愈的严重病例可考虑手术矫正。

【处方】

处方 1　促胃肠动力药

枸橼酸莫沙必利片 5mg，餐前口服，每日 3 次

多潘立酮 10mg，餐前，口服，每日 3 次

健胃消食口服液 10ml，餐后，口服，每日 2 次

健胃消炎颗粒 20g，餐前，口服，每日 3 次，2～4 周

处方 2　联合抗抑郁药物

氟哌噻吨美利曲辛片 1 片，早晨、中午各服 1 片，口服 2～4 周

【注意事项】

手术时胃切除不应过多，残胃不宜过小，吻合口要大小适中，一般以 4cm 宽度比较合适。进食后如有症状应平卧，尽量进食营养高而易消化的固体食物，少食多餐，并避免过甜、过咸、过浓饮食和乳制品，饮水和流食可在两餐之间而不在餐时进服，术后早期餐后症状多数患者较轻，经过一个时期的胃肠道适应和饮食调节后，症状可以消失或易于控制。

## 第二节　盲襻综合征

盲襻综合征(blind loop syndrome)是指由于各种小肠病变或手术后导致肠腔盲襻内容物淤积和细菌繁殖所引起的吸收不良综合征。主要表现以脂肪泻(腹泻)、营养不良、体重下降、维生素 $B_{12}$ 缺乏和巨细胞性贫血等症状为主要特征病情严重者可产生中枢神经系统症状。

【诊断要点】

1. 病因　正常人近半数小肠内特别是小肠上部是无菌的。在肠蠕动正常的情况下，小肠内容物持续向远侧流动，以消化间隔期的移动性肌电复合运动来清理食物残渣。胃酸局部免疫球蛋白及回盲瓣防止结肠内容物的反流等作用，均足以防止食糜滞留和细菌异常繁殖。任何导致这些机制被破坏的因素，均可以引起细菌过度繁殖导致盲襻综合征。

常见发病因素如下：

(1)肠道运动功能不良：系统性硬化症、假性肠梗阻。

(2)解剖上的盲襻：Meckel 憩室。

(3)小肠病变：Crohn 病、肠结核所致的肠狭窄部分肠梗阻。

(4)外科手术所致：胃空肠吻合术后，输入襻功能不良；小肠-小肠或小肠-横结肠侧侧吻合捷径术后的旷置肠段；胃空肠结肠瘘形成后空置或绕过的肠襻；术后粘连引起的部分肠梗阻等。

常见感染细菌：导致盲襻综合征的感染细菌主要为厌氧菌，其他尚有大肠埃希菌产气杆菌、副大肠埃希菌、变形杆菌、肠链球菌和粪球菌等。

2. 临床表现　临床表现根据病因而定，大致有三个方面的表现。

(1)原发病的症状。

(2)肠梗阻症状：患者具有肠梗阻的一般症状，如腹痛、腹胀、肠鸣音亢进及肠型等，与真正肠梗阻不同之处在于患者仍能进食，并有排便次数增多常含有不消化食物的稀便。

(3)吸收不良表现：轻的仅有轻度腹泻，重的则有严重水泻脂肪痢和吸收不良致营养不良消瘦、维生素 $B_{12}$ 缺乏、巨幼红细胞贫血和低色素小红细胞性贫血、低钙血症、骨软化症等。

3. 实验室检查

(1)胆盐呼吸试验：是诊断盲襻综合征的一个简单方法。经口服 $^{14}C$ 标记的甘氨胆酸 185kBq，正常人甘氨胆酸经肠管吸收入

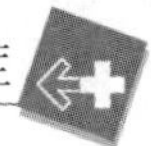

肝后再合成胆盐。由于盲襻繁殖的细菌把$^{14}C$标记的甘氨酸由胆盐分裂出来而被吸收，经过代谢变为$^{14}CO_2$，运送到血液中，服后 4 小时在呼吸气中出现。通过放射性计数仪测定，小肠病时比正常人排出$^{14}CO_2$大 10 倍。

(2)Shilling 试验：对鉴别诊断有帮助，即口服$^{60}Co$标记的维生素 $B_{12}$，正常排出值是 7%～25%。盲襻综合征可低至 0～6%。给以内因子再重复 Shilling 试验，若是盲襻综合征，则维生素 $B_{12}$ 的吸收不会增加，尿中排出量不增多。若是恶性贫血，则尿中排出量增加到正常水平。

4. 并发症　在肠盲襻或肠憩室所致的盲襻综合征中，由于淤积膨胀细菌感染，可引起肠黏膜多发溃疡炎症出血，甚或穿孔、肠瘘等。

5. 诊断　对疑有盲襻综合征的患者，应详细了解手术方法以及原有疾病的性质，作出诊断一般不难。

6. 鉴别诊断　对无手术史，而以贫血为主要症状者，应注意与恶性贫血进行鉴别后者行 Shilling 试验时，检查值降低给予内因子再重复 Shilling 试验，则尿中$^{60}Co$标记的维生素 $B_{12}$ 排出量可增加到正常水平。

【治疗要点】

1. 药物治疗

对非外科情况引起的盲襻综合征主要采用药物治疗。

(1)抗感染治疗：头孢他啶，每次 0.25～0.5g，口服，每日 4 次；甲硝唑(灭滴灵)每次 0.2～0.4g，口服，每日 3 次。一般以 1～2 周为 1 个疗程，必要时可隔 2～4 周再给予 1 个疗程。

(2)维生素和电解质补充：维生素 $B_{12}$，首次 1000μg，肌内注射，以后每 2 周给 500μg。补充足量的维生素(B，C，D，K)以及钙片和铁剂等。

(3)营养支持治疗：给予低脂高热量、高蛋白质易消化饮食。

2. 手术治疗　对有内瘘、肠盲襻、肠憩室等情况应行外科手术治疗。手术原则应尽可能切除盲襻或盲袋矫正肠吻合，解除肠短路改成小肠端-端吻合。如梗阻病变不能切除，可将输入肠襻在吻合口远端处切断，并将断端内翻缝合，使肠内容物不再向梗阻部位运行。

【处方】

处方1　抗感染治疗

头孢他啶 0.25～0.5g，口服，每日4次

或 甲硝唑(灭滴灵)0.2～0.4g，口服，每日3次

一般以1～2周为1个疗程，必要时可隔2～4周再给予1个疗程。

处方2　严重者静脉用药

|  |  |  |
|---|---|---|
| 10%葡萄糖注射液 | 250ml | 静脉滴注，每日1次 |
| 左氧氟沙星 | 0.4 g | |

|  |  |  |
|---|---|---|
| 或 0.9%氯化钠注射液 | 100 ml | 静脉滴注，每日2次 |
| 头孢哌酮舒巴坦 | 2g | |

|  |  |  |
|---|---|---|
| 或 0.9%氯化钠注射液 | 100 ml | 静脉滴注，每日2次 |
| 头孢他啶 | 2g | |

或 甲硝唑 0.5 g，静脉滴注，8小时1次

或 替硝唑 0.8 g，静脉滴注，每日1次

或 奥硝唑 0.5 g，静脉滴注，12小时1次

处方3　维生素及电解质补充及营养支持

|  |  |  |
|---|---|---|
| ①5%葡萄糖0.9%氯化钠注射液 | 400 ml | 静脉滴注，每日1次 |
| 50%葡萄糖注射液 | 100 ml | |
| 注射用12种维生素 | 1支 | |
| 10%氯化钾注射液 | 15ml | |

|  |  |  |
|---|---|---|
| ②复方氨基酸注射液 | 250 ml | 静脉滴注，每日2次 |
| 注射用丙氨酰谷氨酰胺 | 10g | |

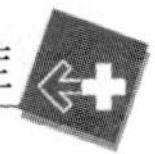

|  |  |  |
| --- | --- | --- |
| ③20%中长链脂肪乳 | 250 ml | 静脉滴注，每日1次 |
| 脂溶性维生素注射液 | 10 ml | |
| 氯化钠注射液 | 250ml | |

|  |  |  |
| --- | --- | --- |
| 或 10%葡萄糖注射液 | 250 ml | 静脉滴注，每日1次 |
| 50%葡萄糖注射液 | 200 ml | |
| 8.5%复方氨基酸注射液 | 500 ml | |
| 20%中长链脂肪乳 | 250 ml | |
| 丙氨酰谷氨酰胺注射液 | 100 ml | |
| 多种微量元素注射液 | 10 ml | |
| 水溶性维生素注射液 | 10 ml | |
| 脂溶性维生素注射液 | 10 ml | |
| 10%氯化钾注射液 | 45 ml | |
| 10%硫酸镁注射液 | 20ml | |
| 胰岛素 | 30 U | |
| 放入“三升袋”中 | | |

|  |  |  |
| --- | --- | --- |
| ④10%葡萄糖注射液 | 100ml | 静脉滴注，每日1次 |
| 葡萄糖酸钙注射液 | 20ml | |

|  |  |  |
| --- | --- | --- |
| ⑤0.9%氯化钠注射液 | 100ml | 静脉滴注，每日1次 |
| 蔗糖铁 | 100mg | |

【注意事项】

该病预后良好。

## 第三节　残窦综合征

残窦综合征是指BillrochⅡ式手术时，胃窦切除不全，残留胃窦所致的吻合口溃疡症候群。残留胃窦复发性溃疡的发病率为40%。

【诊断要点】

1. 病因　本征的病因为残留胃窦的黏膜受到反流的碱性十

二指肠液刺激而产生大量的胃泌素，经吸收进入血液，作用于胃底部黏膜，刺激残胃的壁细胞，促使胃液分泌过多，胃酸过高，发生术后吻合口溃疡。

2. 临床表现　典型的症状是胃液分泌过多和吻合口溃疡所致的一系列症状，如长期、周期性、饥饿性的上腹部疼痛、上腹部烧灼感、反酸、嗳气等。

3. 诊断方法　可根据手术史及临床表现进行诊断。胃镜检查有助明确诊断，部分患者于再次手术中确诊。

4. 鉴别检查　本病应与 Zollinger-Ellison 综合征鉴别，后者胃泌素增高，一般为 280～500ng/L。本征胃泌素水平一般在 30～176ng/L。胰岛素试验可使血清胃泌素显著下降，以资鉴别。

【治疗要点】

1. 治疗措施

(1)手术治疗：治疗上是彻底切除残胃窦，并恢复顺行的、生理的十二指肠通路，即将 BillrochⅡ式改为Ⅰ式，如将胃与十二指肠直接做端-端吻合术和游离空肠襻替换术；有人主张同时加做双侧迷走神经干切断术。

(2)西药治疗：促胃肠动力药，此类药物能增加胃肠道蠕动，抑制胆汁反流入胃。常用的有多潘立酮、莫沙必利等。胃黏膜保护药：能与胃黏膜的黏蛋白络合形成保护膜，以保护胃黏膜免受胆汁损伤。此外摄入一些高纤维素及新鲜的蔬菜和水果，营养均衡。

2. 中医中药治疗　温通心阳，散瘀通痹。

【处方】

处方 1　促胃肠动力药

多潘立酮 10mg，餐前口服，每日 3 次

莫沙必利 5mg，餐前口服。每日 3 次

处方 2　胃黏膜保护药

硫糖铝片 1.0g，口服，每日 3 次

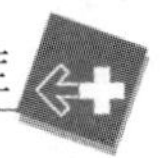

或　磷酸铝凝胶 1 袋，口服，每日 3 次

或　瑞巴派特片 0.1g，口服，每日 3 次（早晚及睡前服用）

或　康复新液 10ml，口服，每日 3 次（含服）

或　铝碳酸镁片 1～2 片，口服，每日 3 次

处方 3　针灸

温阳通脉汤取穴：主穴内关、心俞、大陵、太溪、神堂。配穴神门、完骨、膈俞、志室、膻中、足三里。或第一组主穴取内关、神门，配足三里；第二组主穴取心俞、神堂，配三阴交。

操作：主穴每次取 2 穴，胸背与四肢穴相配，酌加配穴。均取双侧穴位，针心俞、神堂时，取俯卧位，针体与皮肤呈 70°角，向脊柱方向斜刺，深度为 1 寸，以补法为主，神堂、志室穴上加艾条温灸，余穴可加用 G6805 治疗仪进行电刺激，穴位交替使用，每日 1 次，留针 30～40 分钟，中间行针 2 次，每次约 1 分钟，7 天为 1 个疗程，疗程间隔 1 天。

## 第四节　吻合口溃疡

消化性溃疡经胃切除术后再发生的溃疡称为复发性消化性溃疡，其中尤以吻合口或吻合口附近空肠黏膜上的复发性溃疡最为多见，称为吻合口溃疡。吻合口溃疡的平均发病率为 1%～10%，其中 95%见于十二指肠溃疡术后，2%～4%见于胃溃疡术后，2%见于复合性溃疡术后。男性多于女性。吻合口溃疡的发病率与首次胃切除术方式有关，多见于胃空肠吻合术，其发生以术后 2～3 年最多见。

【诊断要点】

1. 病因　有消化道溃疡史，有胃溃疡或胃十二指肠溃疡切除史。

2. 临床表现

(1)上腹痛与溃疡病术前相似而又不同，比术前严重，疼痛多呈发作性,多在夜间痛且显著,常向背部放射,腹痛发作期较长,缓解期较短,进食或服用制酸药或呕吐,仅可暂时缓解。

(2)纳差、恶心、呕吐及体重减轻较常见。

(3)部分患者可并发穿孔和出血,但很少发生梗阻。

(4)腹部压痛部位与腹痛部位一致,腹痛处有时可有腹肌紧张。

3. 检查化验

(1)溃疡活动期粪便隐血可持续阳性。

(2)X线钡剂检查或胃镜见吻合口有龛影或溃疡面。X线钡剂检查约半数病例可见吻合口畸形、狭窄、钡剂残留、龛影及局部压痛等;内镜检查:常见溃疡位于吻合口小肠侧,多数为单个溃疡,伴黏膜糜烂 充血、水肿,活检可除外恶性溃疡。

(3)胃液分析胃基础胃酸分泌(BAO)、最大胃酸分泌(MAO)升高。

胃泌酸试验:显示BAO增高,经五肽胃泌素或增大组胺法,MAO明显升高。

(4)血清胃泌素升高。

4. 诊断依据

(1)有胃手术史,多发于术后2～3年。

(2)上腹部痛比术前严重,呈发作性、夜间为甚。

(3)腹部压痛部位与腹痛部位一致。

(4)溃疡活动期粪便隐血可持续阳性。

(5)X线钡剂检查或胃镜见吻合口有龛影或溃疡面。

(6)胃液分析BAO及MAO升高。

(7)血清胃泌素升高。

【治疗要点】

1. 消除症状,促进溃疡愈合　给予黏膜保护药和质子泵抑制药服用6～8周,幽门螺杆菌感染阳性加用抗幽门螺杆菌治疗。

2. 预防复发和避免并发症　胃镜复查溃疡愈合后再给予质

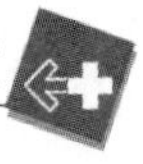

子泵抑制药维持治疗3个月，患者治疗后第1年、3年及5年行胃镜检查。

3．内科治疗无效者，可再手术治疗

【处方】

处方1　口服或静脉PPI制剂

雷贝拉唑10mg每日1次

或 兰索拉唑30mg每日1次

或 泮托拉唑40mg每日1次

或 奥美拉唑20mg每日2次或40mg口服，每晚1次

| | | |
|---|---|---|
| 0.9%氯化钠注射液 | 100 ml | 静脉滴注，每日2次 |
| 奥美拉唑 | 40 mg | |

| | | |
|---|---|---|
| 或 0.9%氯化钠注射液 | 100 ml | 静脉滴注，每日2次 |
| 泮托拉唑 | 40mg | |

| | | |
|---|---|---|
| 或 0.9%氯化钠注射液 | 100 ml | 静脉滴注，每日2次 |
| 兰索拉唑 | 30mg | |

处方2　胃黏膜保护药

硫糖铝片1.0g，口服，每日3次

或 磷酸铝凝胶1袋，口服，每日3次

或 瑞巴派特片0.1g，口服，每日3次（早晚及睡前服用）

或 康复新液10ml，口服，每日3次（含服）

或 铝碳酸镁片1～2片，口服，每日3次

| | | |
|---|---|---|
| 或 复方氨基酸注射液 | 250 ml | 静脉滴注，每日2次 |
| 注射用丙氨酰谷氨酰胺 | 10g | |

处方3　$H_2$受体拮抗药静脉制剂

| | | |
|---|---|---|
| 10%葡萄糖注射液 | 400 ml | 静脉滴注，每日1次 |
| 西咪替丁 | 0.6mg | |

处方4　抗幽门螺杆菌治疗，见第3章消化性溃疡章。

【注意事项】

1．治愈　症状缓解、体征消失、X线钡剂检查或胃镜提示龛

影消失或溃疡呈瘢痕期、粪隐血阴性。

2. 好转　症状减轻、体征轻微或消失、X线钡剂检查或胃镜提示溃疡仍存在，但较前缩小。

3. 未愈　症状未能缓解、体征仍存在，X线钡剂检查或胃镜提示病变变化不大。

## 第五节　胃切除后胆汁反流性胃炎

胆汁反流性胃炎亦称碱性反流性胃炎，是指由幽门括约肌功能失调或行降低幽门功能的手术等原因造成含有胆汁、胰液等十二指肠内容物流入胃，使胃黏膜产生炎症、糜烂和出血等，减弱胃黏膜屏障功能，引起 $H^+$ 弥散增加，而导致的胃黏膜慢性炎症。毕Ⅱ式手术较毕Ⅰ式手术发病率高。

【诊断要点】

1. 病因　胃切除术后，胃泌素分泌减少，使保护性黏液减少，从而使胃黏膜保护功能减弱；胃黏膜功能减弱、幽门功能丧失及动力紊乱，使胆汁反流可能性增加；两者共同作用导致胃部分切除术后胆汁反流性胃炎的发生。

2. 临床表现　主要表现为腹部饱胀不适，中上腹持续烧灼感，亦可表现为胸骨后痛，餐后可加重，服碱性药物无缓解反而加重。可伴有腹胀、嗳气、胃灼热感、反酸、恶心、呕吐、肠鸣、排便不畅、食欲减退及消瘦等；严重的还可有胃出血，表现为呕血或粪隐血试验呈阳性，甚至排黑粪(柏油样便)等。胆汁性呕吐是其特征性表现。由于胃排空障碍，呕吐一般发生在晚间或半夜，呕吐物可伴有少量食物或血液。病程较长者亦可出现贫血、消瘦、舌炎、腹泻等慢性萎缩性胃炎的表现。

3. 检查

(1)胃镜检查：内镜下可观察到反流表现，即胃腔内多量浅黄至黄绿色胆汁，或胃壁上附较多含胆汁的黏液，或见到含有胆汁

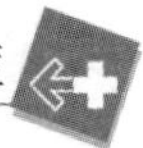

的十二指肠液呈泡沫状或水流状从幽门口反流入胃、幽门口松弛或处于开放固定状态；胃炎表现：胃黏膜弥漫性红色改变，黏膜皱襞水肿、接触性出血，或伴有糜烂、溃疡。内镜下胆汁反流可分为3度：Ⅰ度为黄色泡沫间断从幽门口涌出，黏液呈淡黄色；Ⅱ度为黄色泡沫从幽门口涌出，黏液呈黄绿色；Ⅲ度指黄色液体从幽门口持续性喷射出，胃内布满黄绿色黏液。

(2)胃吸出物测定：通过从患者鼻腔插入胃管到达胃腔，继而抽吸空腹和餐后胃液，测定其中胆酸含量，如空腹基础胃酸分泌量$<$3.5mmol/h，胆酸超过30μg/ml，则可确诊胆汁反流性胃炎。

(3)同位素测定：通过静脉注射2mCi$^{99m}$Tc-丁亚胺双醋酸，观察肝、胆囊及胃区，决定肠胃反流指数。通过对胃内同位素含量的检测，可了解肠胃反流的程度。

4. *诊断*　胆汁反流性胃炎的诊断主要依靠手术病史、临床表现及相关检查手段。

5. *并发症*　本病可并发胃食管出血、溃疡等。因反流的胃液可侵袭咽部、声带、气管而致慢性咽炎，慢性声带炎和气管炎，即临床上所称的Delahunty综合征。胃液反流和吸入呼吸道可致吸入性肺炎。

【治疗要点】

1. *一般治疗*　急性期建议多卧床，因立位时胆汁反流明显，低脂饮食，避免粗糙及刺激性食物，戒烟戒酒。

2. *药物治疗*

(1)西医治疗：①促胃动力药物。通过促进胃排空，减少胆汁在胃内的停留时间，促进反流物的排空。常用药物包括甲氧氯普胺(胃复安)、多潘立酮(吗丁啉)、莫沙必利(新络纳)等。②结合胆盐类药物。如达喜(铝碳酸镁)，通过与胆酸和溶血磷脂酰胆碱结合，继而减轻胆盐对胃黏膜的损伤，对胆汁反流性胃炎效果明显，为临床上主要用药；如阴离子交换树脂(考来烯胺)，口服后释放出氯离子，与胆酸结合，形成不可溶、不吸收的复合物，加速胆盐从粪便排出，减少胃黏膜损害。③抑制胃酸药。胃酸和胆汁有叠加的作用，对胃黏膜的损伤作用强，抑酸药对胆汁反流者同样有效。常用的抑酸药主要为H受体阻断药（HRA）及质子泵抑制药（PPI）。前者能阻止组胺与其H受体相结合，使壁细胞分泌胃酸减少，常用药物包括西咪替丁、雷尼替丁、法莫替丁等；后者则能阻止胞质内 $H^+$-$K^+$ 交换，减少 $H^-$ 排出，其抑酸作用远优于H受体阻断药，常用药物包括奥美拉唑、兰索拉唑、雷贝拉唑、泮托拉唑、埃索美拉唑等，疗程一般为2周。④胃黏膜保护药。硫糖铝，尤其果胶铋不但具有黏膜保护作用，保护受损组织，它对防止正常黏膜分泌有害的 $H^+$ 的逆扩散是有效的；同时对Hp有直接杀灭作用。⑤抗幽门螺杆菌治疗。幽门螺杆菌感染引可以起胃黏膜炎症，胆汁反流性胃炎可与幽门螺杆菌感染并存。因此，对胆汁反流性胃炎合并Hp感染者的治疗，在常规应用抑酸药、胃黏膜保护药和胃动力药物的同时，还应考虑根除幽门螺杆菌。

（2）中医治疗：传统中医对治疗胆汁反流性胃炎亦有大量研究。如在急性炎症期予柴胡、枳壳、厚朴、黄连、蒲公英、半枝莲、生大黄、半夏等治疗，其中清热解毒药有杀灭细菌、抑制炎症、改善胃部血流、降低毛细血管通透性的作用；行气药能增强胃的收缩力和收缩频率、增强幽门闭合、调节十二指肠顺向功能。在炎症好转期再增用党参、黄芪等健脾益气的药物，能提高细胞免疫能力，促进胃黏膜再生和恢复功能。新近有学者提出单纯的中药治疗效果不够明显，可同时加用西药如胃动力药治疗，以类似的中西医结合治疗，疗效更佳。

3. *手术治疗*　主要适用于症状严重内科治疗无效者，常用术式有Roux-en-Y手术或胆道分流术。对于胃部分切除术后胆汁反流性胃炎，其疗效较好。

【处方】

处方1　$H_2$ 受体拮抗药

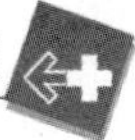

| | | |
|---|---|---|
| 10%葡萄糖注射液 | 400 ml | 静脉滴注，每日1次 |
| 西咪替丁 | 0.6mg | |

处方2　PPI制剂

| | | |
|---|---|---|
| 0.9%氯化钠注射液 | 100 ml | 静脉滴注，每日2次 |
| 奥美拉唑 | 40 mg | |
| 或 0.9%氯化钠注射液 | 100 ml | 静脉滴注，每日2次 |
| 泮托拉唑 | 40mg | |
| 或 0.9%氯化钠注射液 | 100 ml | 静脉滴注，每日2次 |
| 兰索拉唑 | 30mg | |

处方3　黏膜保护药

硫糖铝片1.0g，口服，每日3次

或 磷酸铝凝胶1袋，口服，每日3次

或 康复新液10ml，口服，每日3次(含服)

或 铝碳酸镁片1～2片，口服，每日3次

处方4　促胃肠动力药物

多潘立酮10mg，口服，每日3次

或 莫沙必利5mg，口服，每日3次

或 依托必利50mg，口服，每日3次

处方5　熊去氧胆酸250mg，口服，每日1次

【注意事项】

胃部分切除手术方式的选择可以影响胆汁反流性胃炎的发生率。同时应减少引起胆汁反流性胃炎的病因，如戒烟戒酒，避免紧张、过度兴奋等。

## 第六节　胃切除后营养不良

吸收不良综合征是指多种病变引起的一种或多种营养素，包括脂肪、糖类、蛋白质、纤维素和矿物质吸收不足。大多数胃切除患者恢复较好，但部分患者可出现吸收不良综合征，表现为腹泻、营养不良、体重下降、贫血等。术后 5～10 年后，以骨质软化为多见，严重者可致骨质疏松。

【诊断要点】

1. 病因　胃切除后影响消化道吸收的病因：①胃功能受损与胃排空加快；②餐后胆胰分泌不同步；③胃切除后小肠腔内若干因素改变。

2. 临床表现

(1)营养不良小胃综合征：进食后不适使患者长期处于半饥饿状态，倾倒综合征和胃肠道吸收不良使患者消瘦和营养不良。

(2)贫血：由于术后胃酸减少，影响铁质的吸收，导致缺铁性贫血，由于胃切除后抗贫血内因子缺乏，造成维生素 $B_{12}$ 吸收障碍，导致巨幼红细胞性贫血。

(3)腹泻：多因毕Ⅱ式吻合后胃排空过快，小肠蠕动增强，消化与吸收不良所致，另外食物和胆汁，胰液不能很好地混合，丧失了胰液分解脂肪和胆盐的乳化脂肪作用，影响脂肪吸收，导致脂肪泻。

(4)骨病：发生在术后 5～10 年后，以骨质软化为多见，严重者可致骨质疏松，主要症状有骨骼疼痛，下肢无力，容易骨折等，毕Ⅱ式术后食物不再经过十二指肠，钙吸收减少，脂肪吸收不良也影响脂溶性维生素 D 的吸收。

为了排除胰腺功能不足，输入襻综合征、胃空肠结肠瘘、胃回肠错位吻合等特殊原因引起的吸收不良，除了常规血化验检测外，应做上消化道钡剂、钡灌肠及消化道内镜检查。

【治疗要点】

1. 药物治疗

(1)抗生素应用：应用能有效地控制需氧和厌氧菌群的抗生素，纠正吸收不良。

(2)维生素补充：补充维生素(维生素 $B_{12}$，维生素 A，维生素 D，维生素 E，维生素 K)。

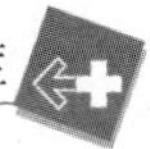

(3)胰酶制剂:补充纠正胰腺功能相对不足。

2. 手术治疗　手术指征:包括输入襻综合征、胃空肠结肠瘘、胃回肠错位吻合、无特殊原因的胃切除后吸收不良药物治疗无效者。术式选择:

(1)BillrothⅡ改为BillrothⅠ,业已证明:BillrothⅡ改为BillrothⅠ后患者粪便脂肪丢失、维生素$B_{12}$吸收不良和小肠腔内细菌滋生得到纠正。

(2)胃十二指肠之间顺蠕动、或逆蠕动间置-空肠段恢复胃十二指肠通道。实验证明间置空肠术后患者粪便脂肪排出量明显低于常规胃切除后胃十二指肠或胃空肠吻合;与常规胃切除后BillrothⅠ;BillrothⅡ患者相比,胃切除后胃十二指肠之间间置空肠术后患者体重增加。

【处方】

处方1　口服或者静脉抗生素

阿莫西林/克拉维酸钾(安美汀)1～2片,口服,每日3次

或 ①头孢他啶:250mg,口服,每日1次

②甲硝唑(灭滴灵):250mg口服,每日3次

| | | | |
|---|---|---|---|
| 或 | 0.9%氯化钠注射液 | 100 ml | 静脉滴注,每日2次 |
| | 头孢哌酮舒巴坦 | 2g | |
| 或 | 0.9%氯化钠注射液 | 100 ml | 静脉滴注,每日2次 |
| | 头孢他啶 | 2g | |

或 甲硝唑0.5 g,静脉滴注,8小时1次

或 替硝唑0.8 g,静脉滴注,每日1次

或 奥硝唑0.5 g,静脉滴注,12小时1次

处方2　消化不良治疗

复合消化酶胶囊2粒,口服,每日3次

复方阿嗪米特2片,口服,每日3次

或 米曲菌胰酶片(慷彼申)1片,口服,每日3次,整片吞服,不可咀嚼服用

或 复合消化酶胶囊(达吉)1～2 粒,口服,每日 3 次,餐后服用

处方 3　维生素补充及营养支持:补充维生素($B_{12}$,A,D,E,K)。

| | | |
|---|---|---|
| 5%葡萄糖 0.9%氯化钠注射液 | 400 ml | 静脉滴注,每日 1 次 |
| 50%葡萄糖注射液 | 100 ml | |
| 注射用 12 种维生素 | 1 支 | |
| 10%氯化钾注射液 | 15ml | |

【注意事项】

经上述内科治疗后,大部分患者情况有较好的改善。如果有输入襻综合征、胃空肠结肠瘘等,可考虑再次手术,将 Billroth Ⅱ 改为 Billroth Ⅰ 。

(王卫卫　李立文)

# 第8章

# 十二指肠淤积症

十二指肠淤积症即十二指肠壅积症，是指各种原因引起的十二指肠阻塞，以致十二指肠阻塞部位的近端扩张、壅积而产生的临床综合征。主要为上腹部疼痛和饱胀症状，多在进食过程中或进食后发生，恶心、呕吐胆汁样物。

【诊断要点】

1. 病因　引起本症原因很多，以肠系膜上动脉压迫十二指肠形成壅积者居多(占50%)，该情况也称为肠系膜上动脉综合征。其他原因有：①先天异常；②肿瘤；③十二指肠远端或近端空肠浸润性疾病和炎症；④胆囊和胃手术后发生粘连牵拉十二指肠，胃空肠吻合术后粘连、溃疡、狭窄或输入襻综合征；⑤其他先天性畸形，十二指肠倒位、胆囊十二指肠结肠索带所致十二指肠梗阻等。

2. 临床表现

(1)症状：主要为上腹部疼痛和饱胀症状，多在进食过程中或进食后发生，恶心、呕吐胆汁样物，有时因上腹饱胀而自行设法呕吐以缓解症状。此症呈周期性反复发作，逐渐加重。常出现便秘。

(2)体征：可见胃型及蠕动波，上腹振水音阳性，可闻及腹内拍水声和肠鸣音高亢。

3. 检查

(1)钡剂检查：可见十二指肠瘀滞及扩张征象，或在十二指肠某处钡剂突然受阻，有时可见逆蠕动。

(2)胃镜检查：可发现十二指肠腔内的梗阻原因及在梗阻部位胃镜行进受阻。

(3)空腹抽取十二指肠液：常可发现有食物残渣等。

4. 诊断

(1)典型的症状是诊断的重要依据。

(2)X线钡剂检查特征：十二指肠水平部见钡柱中断(突然垂直切断)；受阻近段肠管强有力的顺向蠕动及逆蠕动构成的钟摆运动；俯卧位时钡剂顺利通过，逆蠕动消失。

(3)必要时做选择性肠系膜上动脉造影，可显示与十二指肠在解剖角度上的关系。

5. 鉴别诊断　消化不良症状需与消化性溃疡鉴别，有时两者也可并存。十二指肠外的肿瘤如胰头癌或巨大胰腺囊肿压迫而引起十二指肠淤积，经内镜检查或逆行胰胆管造影术可予以区分。偶也可因腹主动脉瘤压迫十二指肠引起本症。本病也需与十二指肠内的结石、粪石、蛔虫团、异物所致十二指肠梗阻相区别。

【治疗要点】

无明显症状者可不必处理。急性发作期给予禁食、胃肠减压是主要的治疗措施。静脉营养包括脂肪乳剂和抗痉挛药物治疗急性胃扩张。督促患者禁食至病情缓解，然后多次少量给予流质饮食，餐后取膝胸卧位、俯卧位，如无复发，可逐渐增加饮食量，过渡至半流食和软食。抗胆碱能药物可解除胃肠道痉挛，有利于肠内容物的通过。常用方法为山莨菪碱 10mg 肌内注射。另外，可应用 $H_2$ 受体拮抗药抑制胃酸分泌，减轻胃酸对胃和十二指肠黏膜的刺激。平时宜少量多餐，餐后做膝胸位半小时，加强腹肌锻炼。如内科保守治疗不明显，可采用手术治疗。手术方式可选用：①游离十二指肠韧带；②十二指肠空肠吻合术；③十二指肠复位术。

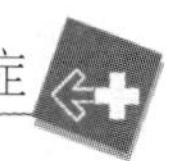

【处方】

处方1　PPI制剂

| | | |
|---|---|---|
| 0.9%氯化钠注射液 | 100 ml | 静脉滴注，每日2次 |
| 奥美拉唑 | 40 mg | |
| 或 0.9%氯化钠注射液 | 100 ml | 静脉滴注，每日2次 |
| 泮托拉唑 | 40mg | |
| 或 0.9%氯化钠注射液 | 100 ml | 静脉滴注，每日2次 |
| 兰索拉唑 | 30mg | |

处方2　$H_2$受体拮抗药

| | | |
|---|---|---|
| 10%葡萄糖注射液 | 400 ml | 静脉滴注，每日1次 |
| 西咪替丁 | 0.6mg | |

处方3　补液、支持治疗

| | | |
|---|---|---|
| 复方氨基酸注射液 | 250 ml | 静脉滴注，每日2次 |
| 注射用丙氨酰谷氨酰胺 | 10g | |
| 20%中长链脂肪乳 | 250 ml | 静脉滴注，每日1次 |
| 脂溶性维生素注射液 | 10 ml | |
| 0.9%氯化钠注射液 | 250ml | |

处方4　解痉止痛

山莨菪碱10mg，肌内注射(必要时用)

【注意事项】

在胃肠减压过程中，应及时倒掉引流出的液体，以免影响负压吸引效果，如较长时间引流液无明显增加，应用空针从引流管中抽吸，判断是胃内潴留液减少还是引流管阻塞，如为后者应立即更换引流管。通过静脉补充液体和电解质，保证机体的基本需要量，见尿补钾。山莨菪碱有视物模糊、口干、尿潴留等不良反应，青光眼及前列腺肥大者禁用，年老体弱者尤易发生尿潴留，应注意观察，必要时导尿。

（王卫卫）

# 第9章

# 感染性腹泻

感染性腹泻广义系指各种病原体肠道感染引起之腹泻。本标准则仅指除霍乱、痢疾、伤寒、副伤寒以外的感染性腹泻。为《中华人民共和国传染病防治法》中规定的丙类传染病。主要包括细菌、病毒、原虫等病原体引起之肠道感染，较常见的如沙门菌肠炎、肠致泻性大肠埃希菌肠炎、致泻性弧菌肠炎、空肠弯曲菌肠炎、小肠结肠炎耶尔森菌肠炎、轮状病毒肠炎、蓝氏贾第鞭毛虫肠炎等。其临床表现均可有腹痛、腹泻，并可有发热、恶心、呕吐等症状；处理原则亦相似，但不同病原体引起之腹泻，在流行病学、发病机制、临床表现及治疗上又有不同特点。有的为炎症型腹泻，有的为分泌型腹泻，最后确诊须依赖病原学检查。

## 第一节　病毒性胃肠炎

病毒性胃肠炎是由一些病毒引起的腹泻综合征。主要表现腹泻伴呕吐或发热，重者可引起脱水、酸中毒和电解质紊乱，甚至死亡。在世界各地广泛存在和流行。儿童和成年人均可发病，在儿童中是仅次于呼吸道感染的常见病。主要病毒为轮状病毒、诺沃克病毒、肠道腺病毒、星状病毒、副轮状病毒、冠状病毒、杯状病毒和某些型别的肠道病毒等。

【诊断要点】

1. 流行病学　注意发病年龄与季节，病前不洁饮食史、肠炎

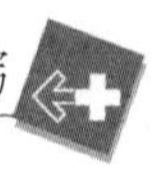

患者接触史。

2. 病史　注意起病情况，有无发热、恶心、呕吐、腹痛、腹泻等症状，大便次数、性状和量；有无咳嗽及流涕等表现。

3. 症状　主要症状为腹泻、呕吐、发热，重者可脱水、酸中毒和电解质紊乱，甚至死亡。

4. 体检　注意精神状态、体温、脉搏、呼吸、血压及失水程度，腹部压痛部位、肠鸣音情况。须注意有无并发肠套叠、胃肠出血、过敏性紫癜、脑炎、肺炎、心肌炎等情况。

5. 实验室检查

(1)粪标本：①粪常规；②酶联免疫吸附试验；③核酸电泳图谱分析(PAGE)，鉴别轮状病毒组别(A，B，C)、型别(长型、短型)；④电镜或免疫学方法直接查病毒。

(2)血标本：双份血测轮状病毒抗体有否 4 倍以上升高。粪病毒颗粒阳性者，必须结合临床及血清结果才能确诊，注意排除带病毒者。

【治疗要点】

尚无特效疗法，各种抗生素或抗病毒药物无效，主要是对症治疗。患者应予胃肠道隔离、休息，急性期应避免服用乳制品及双糖类食品，呕吐及腹泻剧烈者应禁食水，予静脉补液及电解质，症状减轻后，逐步给予米汤，此后随病情改善逐步增加饮食，高热者给予物理降温，必要时给予解热药，腹痛重者给予解痉镇痛药，有酸中毒者，酌情给予碱性液体，有休克者，抗休克治疗，也可采用中西医结合治疗。

【处方】

处方 1　针灸治疗

腹痛甚者，可针或灸足三里，灸神阙、中脘、天枢等；呕甚者，灸内关、中脘等。

处方 2　中成药

藿香正气水，5～10ml，每日 3 次，口服；香连片，每次 3～4

粒,每日 2～3 次,口服。

处方 3 维持水电解质平衡补液

|  |  |  |
|---|---|---|
| ①10%葡萄糖注射液 | 400 ml | 静脉滴注,每日 1 次 |
| 50%葡萄糖注射液 | 100 ml | |
| 维生素 $B_6$ | 200mg | |
| 10%氯化钾注射液 | 15ml | |
| ②复方氨基酸注射液 | 250 ml | 静脉滴注,每日 2 次 |
| 注射用丙氨酰谷氨酰胺 | 10g | |
| ③20%中长链脂肪乳 | 250 ml | 静脉滴注,每日 1 次 |
| 脂溶性维生素注射液 | 10 ml | |
| 0.9%氯化钠注射液 | 250ml | |
| ④10%葡萄糖注射液 | 100ml | 静脉滴注,每日 1 次 |
| 葡萄糖酸钙注射液 | 20ml | |
| 或 10%葡萄糖注射液 | 250 ml | 静脉滴注,每日 1 次 |
| 50%葡萄糖注射液 | 200 ml | |
| 8.5%复方氨基酸注射液 | 500 ml | |
| 20%中长链脂肪乳 | 250 ml | |
| 丙氨酰谷氨酰胺注射液 | 100 ml | |
| 多种微量元素注射液 | 10 ml | |
| 水溶性维生素注射液 | 10 ml | |
| 脂溶性维生素注射液 | 10 ml | |
| 10%氯化钾 | 45 ml | |
| 10%硫酸镁注射液 | 20ml | |
| 胰岛素 | 30 U | |
| 放入“三升袋”中 | | |

处方 4 改善腹泻症状

蒙脱石散 3.0g 口服,每日 3 次,小儿减半

处方 5 用于调节肠道微生态

双歧杆菌嗜酸乳杆菌肠球菌三联活菌(培菲康)420～840mg,

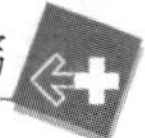

口服，每日3次

枯草杆菌肠球菌二联活菌（美常安）250～500mg，口服，每日2次或3次

酪酸梭菌活菌片700mg，口服，每日3次

【注意事项】

常用的消毒剂无预防效果。一般的卫生措施不能控制流行。除加强饮食卫生、个人卫生外，应致力于研究制备疫苗进行预防。

保健护理：

1. 按传染病一般护理常规护理。消化道隔离。

2. 病初根据医嘱禁食，开始进食后渐加饮食。

3. 输液时，切实掌握滴速，按时完成预定的液量；输液过程中，发现不良反应及时处理。

4. 观察大便次数、量和性状，及时留取粪标本送检。

5. 保持臀部清洁干燥，便后用温水湿布擦拭并涂以油剂，预防红臀。

## 第二节　细菌性痢疾

细菌性痢疾简称菌痢，是志贺菌属（痢疾杆菌）引起的肠道传染病。有全身中毒症状、腹痛、腹泻、里急后重、排脓血便等临床表现。中毒型菌痢起病急骤、突然高热、反复惊厥、嗜睡、昏迷、迅速发生循环衰竭和呼吸衰竭，而肠道症状轻或缺如，病情凶险。本病有有效的抗菌药治疗，治愈率高。疗效欠佳或慢性病多是因为未经正规治疗、未及时治疗、使用药物不当或耐药菌株感染。全年均可发生，但以夏秋季为多见。儿童发病率一般较高，其次是20－39岁青壮年，老年患者较少。

【诊断要点】

1. 细菌性痢疾临床表现　潜伏期一般为1～3天（数小时至7天），流行期为6－11月，发病高峰期在8月。分为急性菌痢、慢性菌痢和中毒性菌痢。

(1)急性菌痢:典型病变过程分为初期的急性卡他性炎,后期的假膜性炎和溃疡,最后愈合。主要有全身中毒症状与消化道症状,可分成4型。

①普通型:起病急,有中度毒血症表现,怕冷,发热达39℃,乏力、食欲减退、恶心、呕吐、腹痛、腹泻、里急后重。稀便转成脓血便,每日数十次,量少,失水不显著。一般病程10～14天。

②轻型:全身中毒症状、腹痛、里急后重均不明显,可有低热、糊状或水样便,混有少量黏液,无脓血,一般每日10次以下。粪镜检有红、白细胞,培养有痢疾杆菌生长,可以此与急性肠炎相鉴别。一般病程3～6天。

③重型:有严重全身中毒症状及肠道症状。起病急、高热、恶心、呕吐,剧烈腹痛及腹部(尤为左下腹)压痛,里急后重明显,脓血便,便次频繁,甚至失禁。病情进展快,明显失水,四肢发冷,极度衰竭,易发生休克。

④中毒型:此型多见于2—7岁体质好的儿童。起病急骤,全身中毒症状明显,高热达40℃以上,而肠道炎症反应极轻。这是由于痢疾杆菌内毒素的作用,并且可能与某些儿童的特异性体质有关。中毒型菌痢又可根据不同的临床表现分为三型。

(2)慢性菌痢:菌痢患者可反复发作或迁延不愈达2个月以上,部分病例可能与急性期治疗不当或致病菌种类(福氏菌感染易转为慢性)有关,也可能与全身情况差或胃肠道局部有慢性疾患有关。主要病理变化为结肠溃疡性病变,溃疡边缘可有息肉形成,溃疡愈合后留有瘢痕,导致肠道狭窄,若瘢痕正在肠腺开口处,可阻塞肠腺,导致囊肿形成,其中贮存的病原菌可因囊肿破裂而间歇排出。分型如下。

①慢性隐伏型:患者有菌痢史,但无临床症状,粪病原菌培养阳性,做乙状结肠镜检查可见菌痢的表现。

②慢性迁延型:患者有急性菌痢史,长期迁延不愈,腹胀或长

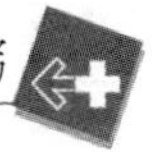

期腹泻，黏液脓血便，长期间歇排菌，为重要的传染源。

③慢性型急性发作：患者有急性菌痢史，急性期后症状已不明显，受凉、饮食不当等诱因致使症状再现，但较急性期轻。

(3)中毒性菌痢：起病急骤，有严重的全身中毒症状，但肠道病变和症状较轻微。儿童多发，一般见于2－7岁。可出现中毒性休克或因呼吸衰竭而死亡。病原菌多为福氏或宋内痢疾杆菌。

2. 细菌性痢疾诊断

(1)接触史：近周内有不洁的饮食史或与菌痢患者密切接触史。

(2)急性腹泻：伴有发冷、腹痛、腹泻、里急后重，排黏液脓血便，左下腹有压痛。

(3)血象：白细胞总数和中性粒细胞增加。

(4)粪常规：黏液脓血便。镜检有大量脓细胞、红细胞与巨噬细胞。粪细菌培养可分离到痢疾杆菌。粪免疫检测示痢疾杆菌抗原阳性。

【治疗要点】

1. 急性菌痢的治疗　卧床休息、消化道隔离。给予易消化、高热量、高维生素饮食。对于高热、腹痛、失水者给予退热、止痉、口服含盐米汤或给予口服补液盐，呕吐者需静脉补液。由于耐药菌株增加，最好应用≥2种抗菌药物。

2. 中毒性菌痢的治疗

(1)抗感染：选择敏感抗菌药物，联合用药，静脉给药，待病情好转后改口服。

(2)控制高热与惊厥。

(3)循环衰竭的治疗：基本同感染性休克的治疗。主要有①扩充有效血容量；②纠正酸中毒；③强心治疗；④解除血管痉挛；⑤维持酸碱平衡；⑥应用糖皮质激素。

(4)防治脑水肿与呼吸衰竭。

3. 慢性菌痢的治疗

(1)寻找诱因,对症处置。避免过度劳累,勿使腹部受凉,勿食生冷饮食。体质虚弱者应及时使用免疫增强药。当出现肠道菌群失衡时,切忌滥用抗菌药物,立即停止耐药抗菌药物使用。改用酶生乳酸杆菌,以利肠道厌氧菌生长。

(2)对于肠道黏膜病变经久不愈者,同时采用保留灌肠疗法。

【处方】

处方 1 抗生素应用

|  |  |  |
|---|---|---|
| 10%葡萄糖注射液 | 250ml | 静脉滴注,每日 1 次 |
| 左氧氟沙星 | 0.4 g | |
| 或 0.9%氯化钠注射液 | 100 ml | 静脉滴注,每日 2 次 |
| 头孢哌酮舒巴坦 | 2g | |
| 或 0.9%氯化钠注射液 | 100 ml | 静脉滴注,每日 2 次 |
| 头孢他啶 | 2g | |

或 甲硝唑 0.5g,静脉滴注,8 小时 1 次

或 替硝唑 0.8g,静脉滴注,每日 1 次

或 奥硝唑 0.5g,静脉滴注,12 小时 1 次

处方 2 维生素及电解质补充及营养支持

|  |  |  |
|---|---|---|
| ①10%葡萄糖注射液 | 400 ml | 静脉滴注,每日 1 次 |
| 50%葡萄糖注射液 | 100 ml | |
| 维生素 $B_6$ | 200mg | |
| 10%氯化钾注射液 | 15ml | |
| ②复方氨基酸注射液 | 250 ml | 静脉滴注,每日 2 次 |
| 注射用丙氨酰谷氨酰胺 | 10g | |
| ③20%中长链脂肪乳 | 250 ml | 静脉滴注,每日 1 次 |
| 脂溶性维生素注射液 | 10 ml | |
| 0.9%氯化钠注射液 | 250ml | |
| ④0.9%氯化钠注射液 | 10ml | 静脉注射,每日 1 次 |
| 注射用甲泼尼龙 | 40mg | |

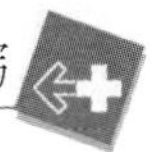

| | | |
|---|---|---|
| ⑤10%葡萄糖注射液 | 100ml | 静脉滴注，每日 1 次 |
| 葡萄糖酸钙注射液 | 20ml | |

| | | |
|---|---|---|
| 或 10%葡萄糖注射液 | 250 ml | 静脉滴注，每日 1 次 |
| 50%葡萄糖注射液 | 200 ml | |
| 8.5%复方氨基酸注射液 | 500 ml | |
| 20%中长链脂肪乳 | 250 ml | |
| 丙氨酰谷氨酰胺注射液 | 100 ml | |
| 多种微量元素注射液 | 10 ml | |
| 水溶性维生素注射液 | 10 ml | |
| 脂溶性维生素注射液 | 10 ml | |
| 10%氯化钾注射液 | 45 ml | |
| 10%硫酸镁注射液 | 20ml | |
| 胰岛素 | 30 U | |
| 放入“三升袋”中 | | |

处方 3　调节肠道菌群药物

双歧杆菌嗜酸乳杆菌肠球菌三联活菌(培菲康)420～840mg，口服，每日 3 次

枯草杆菌肠球菌二联活菌(美常安) 250～500mg，口服，每日 2 次或 3 次

酪酸梭菌活菌片 700mg，口服，每日 3 次

【注意事项】

应多次粪便培养，积极寻找病因，避免使用显著抑制肠蠕动的药物，以免延长病程和排菌时间。

## 第三节　非伤寒沙门菌感染

非伤寒沙门菌感染是指伤寒、副伤寒以外的沙门菌引起的急性感染性疾病。近十余年来沙门菌感染明显增加，多见于婴幼儿。沙门菌为革兰阴性杆菌，可分为 2000 个以上的血清型，其中与人类关系密切的有鼠伤寒沙门菌、肠炎沙门菌、鸭沙门菌、猪霍乱沙门菌等十余种，以鼠伤寒沙门菌感染最常见，占25%～35%。该病主要通过粪-口途径传播，也可经被污染的肉类、禽蛋类等食物或水传播给人；医院内可因被污染的被服、医疗用具、工作人员的手、玩具、公用的水管、门把柄等造成院内交叉感染，严重时甚至造成病房内暴发流行。任何年龄均可患病。

【诊断要点】

1. 病因　胃次全切除，胃酸缺乏（或服用抗酸药）、链状细胞贫血、脾切除、虱传回归热、疟疾、巴尔通病、肝硬化、白血病、淋巴瘤和HIV感染均好发沙门菌属感染。在美国，除伤寒外，肠炎沙门菌感染仍是重要的公共卫生问题。肠炎沙门菌有很多血清型，并且多数有非正式的种名，即使有的不是独立的种也有种名。美国最常见的沙门菌血清型为鼠伤寒沙门菌、海得尔堡沙门菌、新港沙门菌、婴儿沙门菌、阿戈纳沙门菌、蒙得维的亚沙门菌和圣保罗沙门菌。

2. 症状和体征　沙门菌感染临床上可表现为胃肠炎、肠热病、菌血症综合征或局灶性疾病。每个沙门菌血清型可产生下述临床综合征中的任何一种症状或所有的症状，虽然某一特定的血清型常伴有特异的症群。无症状的带菌状态也可发生。

胃肠炎通常在摄入细菌后12～48小时起病，表现为恶心和痉挛性腹痛，接着可有腹泻、发热，有时可出现呕吐。粪便多为水样，但也可呈半固体糊状，黏液或血液罕见。本病通常较轻微，病程1～4日。偶见较严重的迁延型。在用甲基蓝染色的粪便标本中常见白细胞，表明有炎症性结肠炎。粪便标本和直肠拭子取材培养出沙门菌可确诊。

沙门菌感染的局灶性表现可有或无持续的菌血症。有菌血症的患者，可发生局限性感染而累及消化道（肝、胆囊和阑尾）、内皮表面（动脉硬化斑块、股动脉或主动脉瘤、心脏瓣膜）、心包、脑膜、肺、关节、骨、泌尿生殖道或软组织。原有的实质性肿瘤偶尔

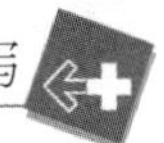

被细菌感染而发生脓肿，反过来又可成为沙门菌菌血症的病源灶。猪霍乱沙门菌和鼠伤寒沙门菌是局灶性感染最常见的病原菌。

3. 实验室检查　胃肠炎患者的菌血症相对少见，但在其他人群中，猪霍乱沙门菌、鼠伤寒沙门菌和海得尔堡沙门菌可引起持续≥1 周的菌血症综合征，虽血培养为阳性，但粪便培养一般为阴性。艾滋病或 HIV 感染的患者可有沙门菌所致的反复发作的菌血症或其他侵袭性感染(如脓毒性关节炎)。一个有多重沙门菌感染而无其他危险因子的患者，应迅速做 HIV 检查。

带菌者在大规模非伤寒胃肠炎暴发流行中不起主要作用。仅 0.2%～0.6%的非伤寒沙门菌感染者在其粪中持续排菌长达≥1 年。

从粪便或其他感染部位取材分离出细菌可作出诊断。除非有潜在的严重疾病存在，预后一般良好。

【治疗要点】

预防：主要应防止食物被感染动物和患者污染。家禽、肉、蛋和其他食物的烹调、制备、储存和冷冻必须符合卫生要求。感染的动物(如玩赏龟)和可能被污染的物品(如胭脂红染料)必须查清并加以控制。病例必须报告。

胃肠炎的治疗是对症性的，给予补液和清淡饮食，抗生素会延长细菌的排泄时间，因此，对无并发症的病例没有必要用抗生素。住院养老的患者，婴儿和 HIV 感染或艾滋病患者因为病死率高，故应该用抗生素治疗。非伤寒沙门菌对抗生素的耐药性比伤寒沙门菌的耐药性更常见。儿童用 TMP-SMZ，TMP 5mg/kg，每 12 小时口服 1 次，或成年人用环丙沙星 500mg，每 12 小时口服 1 次，是可接受的治疗方案。无免疫受损的患者应治疗 3～5 日，但艾滋病患者需长期抑制性治疗以防复发。全身性或局灶性疾病应该用抗生素治疗，所用剂量按上述伤寒的治疗剂量。持续性菌血症一般需治疗 4～6 周。脓肿应外科手术引流，术后至少用抗生素治疗 4 周。感染的动脉瘤心脏瓣膜和骨或关节感染通常需外科处理和长程抗生素治疗。

无症状带菌通常是自限性的，很少需用抗生素治疗。抗生素治疗可使停药后粪中排菌的时间延长，少数病例（如食品操作人员或保健人员）的根治可试用环丙沙星 500mg，每 12 小时口服 1 次，共 1 个月。

【处方】

处方 1　抗生素应用

| | | |
|---|---|---|
| 10%葡萄糖注射液 | 250ml | 静脉滴注，每日 1 次 |
| 左氧氟沙星 | 0.4 g | |

| | | |
|---|---|---|
| 或 0.9%氯化钠注射液 | 100 ml | 静脉滴注，每日 2 次 |
| 头孢哌酮舒巴坦 | 2g | |

| | | |
|---|---|---|
| 或 0.9%氯化钠注射液 | 100 ml | 静脉滴注，每日 2 次 |
| 头孢他啶 | 2g | |

或 甲硝唑 0.5 g　静脉滴注，8 小时 1 次

或 替硝唑 0.8 g　静脉滴注，每日 1 次

或 奥硝唑 0.5 g　静脉滴注，12 小时 1 次

处方 2　维生素及电解质补充及营养支持

| | | |
|---|---|---|
| ①10%葡萄糖注射液 | 400 ml | 静脉滴注，每日 1 次 |
| 50%葡萄糖注射液 | 100 ml | |
| 维生素 $B_6$ | 200mg | |
| 10%氯化钾注射液 | 15ml | |

| | | |
|---|---|---|
| ②复方氨基酸注射液 | 250 ml | 静脉滴注，每日 2 次 |
| 注射用丙氨酰谷氨酰胺 | 10g | |

| | | |
|---|---|---|
| ③20%中长链脂肪乳 | 250 ml | 静脉滴注，每日 1 次 |
| 脂溶性维生素注射液 | 10 ml | |
| 0.9%氯化钠注射液 | 250ml | |

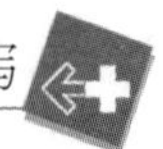

| 或 10%葡萄糖注射液 | 250 ml | 静脉滴注,每日1次 |
|---|---|---|
| 50%葡萄糖注射液 | 200 ml | |
| 8.5%复方氨基酸注射液 | 500 ml | |
| 20%中长链脂肪乳 | 250 ml | |
| 丙氨酰谷氨酰胺注射液 | 100 ml | |
| 多种微量元素注射液 | 10 ml | |
| 水溶性维生素注射液 | 10 ml | |
| 脂溶性维生素注射液 | 10 ml | |
| 10%氯化钾注射液 | 45 ml | |
| 10%硫酸镁注射液 | 20ml | |
| 胰岛素 | 30 U | |
| 放入“三升袋”中 | | |

处方3 调节肠道菌群药物

双歧杆菌嗜酸乳杆菌肠球菌三联活菌(培菲康)420~840mg,口服,每日3次

或枯草杆菌肠球菌二联活菌(美常安)250~500mg,口服,每日2次或3次

或 酪酸梭菌活菌片 700mg,口服,每日3次

【注意事项】

在服药数周后应复查粪便培养以证实沙门菌是否被清除。

## 第四节 细菌性食物中毒

细菌性食物中毒是指由于进食被细菌或细菌毒素所污染的食物而引起的急性感染中毒性疾病。

【诊断要点】

1. 临床表现 起病突然,病初可有头痛、头昏、眩晕、乏力、恶心、呕吐(e型菌恶心呕吐重、a型菌及b型菌较轻);稍后,眼内外肌瘫痪,出现眼部症状,如视物模糊、复视、眼睑下垂、瞳孔散大,对光反射消失。口腔及咽部潮红,伴有咽痛,如咽肌瘫痪,则致呼吸困难。肌力低下主要见于颈部及肢体近端。由于颈肌无力,头向前倾或倾向一侧。腱反射可呈对称性减弱。

自主神经末梢先兴奋后抑制,故泪腺、汗腺等先分泌增多而后减少。血压先正常而后升高。脉搏先慢后快。常有顽固性便秘、腹胀、尿潴留。病程中神志清楚,感觉正常,不发热。血、尿与脑脊液常规检查无异常改变。轻者5～9日内逐渐恢复,但全身乏力及眼肌瘫痪持续较久。重症患者抢救不及时多数死亡,病死率30％～60％,死亡原因多为延髓麻痹所致呼吸衰竭,心功能不全及误吸肺炎所致继发性感染。

婴儿偶尔吞入少量肉毒杆菌芽胞,在肠内繁殖,产生神经毒素,吸收后可因骤发呼吸麻痹而猝死(婴儿猝死综合征)。

2. 潜伏期　12～36小时,最短为2～6小时,长者可达8～10天。中毒剂量愈大则潜伏期愈短,病情亦愈重。

3. 细菌性食物中毒的三大特征

(1)通常有明显的季节性:多发生于气候炎热的季节,一般以5－10月份最多。一方面由于较高的气温为细菌繁殖创造了有利条件;另一方面,这一时期内人体防御能力有所降低,易感性增高,因而常发生细菌性食物中毒。

(2)引起细菌性食物中毒的食品:主要是动物性食品,如肉、鱼、奶和蛋类等;少数是植物性食品,如剩饭、糯米凉糕、面类发酵食品等。

(3)抵抗力降低的人:如病弱者,老年人和儿童易发生细菌性食物中毒,发病率较高,急性胃肠炎症较严重,但此类食物中毒病死率较低,预后良好。

4. 诊断

(1)有进食可疑食物,特别是火腿、腊肠、罐头或瓶装食品史,同餐者集体发病。

(2)有特殊的神经系统症状与体征,如复视、斜视、眼睑下垂,

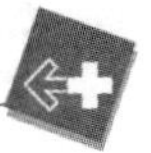

吞咽困难，呼吸困难等。

(3)确诊可用动物实验查患者血清及可疑食物中的肉毒毒素，亦可用可疑食物进行厌氧菌培养，分离病原菌。在战争环境中，须警惕敌人施放含肉毒素的气溶胶；如有可疑，可将气溶胶从附着处洗下，进行动物实验。

①沙门菌食物中毒：潜伏期一般为 4～24 小时，亦可短至 2 小时，长达 2～3 日。起病急，先有腰痛、恶心、呕吐，继而腹泻、水样便、恶臭，偶带脓血，一日大便数次至数十次不等。

②变型杆菌食物中毒：可分过敏型及胃肠型两类。潜伏期，过敏型为 30～120 分钟，胃肠型为 3～20 小时。多数病例在 1～2 日内迅速痊愈，短者仅数小时，长者可达数日。

③嗜盐杆菌食物中毒：潜伏期 1～26 小时，突然发病，多以上腹部绞痛开始，迅速出现呕吐和腹泻，一日大便数次至十数次，多为水样便。吐泻严重者，可致脱水和休克。病程一般为 2～4 日。

④葡萄球菌食物中毒：潜伏期为 1～6 小时，突然起病，上腹痛和腹泻，以呕吐最为显著。一船在数小时至 1～2 日内迅速恢复。

⑤肉毒杆菌食物中毒：潜伏期一般为 12～36 小时，可短至 2 小时，长达 8～10 日。起病突然，先感头痛、头晕、全身软弱、乏力等，随即出现神经麻痹症状，如复视、斜视、视物模糊、瞳孔散大、对光反射消失、眼睑下垂等。病员可于 4～10 日后逐渐恢复健康，但全身乏力，眼肌瘫痪可持续数月之久。严重者在发病 3～10 日内因呼吸衰竭、心力衰竭或继发性肺炎等而死亡。

5. 鉴别诊断　与脊髓灰质炎、白喉后神经麻痹、流行性乙型脑炎、急性多发性神经根炎、毒蕈及葡萄球菌肠毒素中毒等相鉴别。

【治疗要点】

1. 抗毒素治疗　多价肉毒素(a 型、b 型、e 型)对本病有特效，必须及早应用，在起病后 24 小时内或瘫痪发生前注射最为有效，剂量每次 5 万～10 万 U，静脉或肌内注射（先做血清敏感试验，过敏者先行脱敏处理），必要时 6 小时后重复给予同量 1 次。在病菌型别已确定者，应注射同型抗毒素，每次 1 万～2 万 U。病程已过 2 日者，抗毒素效果较差，但应继续注射，以中和血中残存毒素。

2. *对症治疗* 患者应严格卧床休息，并予适当镇静药，以避免瘫痪加重。患者于食后 4 小时内可用 5%碳酸氢钠或 1∶4000 高锰酸钾溶液洗胃及灌肠，以破坏胃肠内尚未吸收的毒素。咽肌麻痹宜用鼻饲及输液。呼吸困难者吸氧，及早气管切开，呼吸麻痹者用人工呼吸器。为消灭肠道内的肉毒杆菌，以防其继续产生肠素，可给予大剂量青霉素。还应根据病情给予强心药及防治继发性细菌感染等措施。出院后 10～15 日内应避免体力劳动。

3. *化学疗法* 近年有人采用盐酸胍 35～50ml/(kg·d)，分 4～6 次口服。据报道有促进末梢神经纤维释放乙酰胆碱的作用，因而能改善神经肌肉传递功能，增加肌张力，缓解中毒症状。

【处方】

处方 1 抗生素应用

| | | |
|---|---|---|
| 10%葡萄糖注射液 | 250ml | 静脉滴注，每日 1 次 |
| 左氧氟沙星 | 0.4 g | |

| | | |
|---|---|---|
| 或 0.9%氯化钠注射液 | 100 ml | 静脉滴注，每日 2 次 |
| 头孢哌酮舒巴坦 | 2g | |

| | | |
|---|---|---|
| 或 0.9%氯化钠注射液 | 100 ml | 静脉滴注，每日 2 次 |
| 头孢他啶 | 2g | |

或 甲硝唑 0.5 g，静脉滴注，8 小时 1 次

或 替硝唑 0.8 g，静脉滴注，每日 1 次

或 奥硝唑 0.5 g，静脉滴注，12 小时 1 次

处方 2 维生素及电解质补充及营养支持

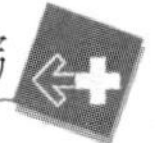

|  |  |  |
| --- | --- | --- |
| ①10%葡萄糖注射液 | 400 ml | 静脉滴注，每日1次 |
| 50%葡萄糖注射液 | 100 ml | |
| 维生素 $B_6$ | 200 mg | |
| 10%氯化钾注射液 | 15 ml | |

|  |  |  |
| --- | --- | --- |
| ②复方氨基酸注射液 | 250 ml | 静脉滴注，每日2次 |
| 注射用丙氨酰谷氨酰胺 | 10 g | |

|  |  |  |
| --- | --- | --- |
| ③20%中长链脂肪乳 | 250 ml | 静脉滴注，每日1次 |
| 脂溶性维生素注射液 | 10 ml | |
| 氯化钠注射液 | 250 ml | |

|  |  |  |
| --- | --- | --- |
| 或 10%葡萄糖注射液 | 250 ml | 静脉滴注，每日1次 |
| 50%葡萄糖注射液 | 200 ml | |
| 8.5%复方氨基酸注射液 | 500 ml | |
| 20%中长链脂肪乳注射液 | 250 ml | |
| 丙氨酰谷氨酰胺注射液 | 100 ml | |
| 多种微量元素注射液 | 10 ml | |
| 水溶性维生素注射液 | 10 ml | |
| 脂溶性维生素注射液 | 10 ml | |
| 10%氯化钾注射液 | 45 ml | |
| 10%硫酸镁注射液 | 20 ml | |
| 胰岛素 | 30 U | |
| 放入“三升袋”中 | | |

处方3　调节肠道菌群药物

双歧杆菌嗜酸乳杆菌肠球菌三联活菌(培菲康)420～840mg，口服，每日3次

或 枯草杆菌肠球菌二联活菌(美常安)250～500mg，口服，每日2次或3次

或 酪酸梭菌活菌片700mg，口服，每日3次

【注意事项】

1. 购买鱼、肉、海鲜等生鲜食物时，首先要注意其新鲜度，若

在超市购买，注意其储藏柜是否够冷。购买鲜鱼时，要注意鱼的黑眼珠是否发亮；若眼睛充血，就不算新鲜了。

2. 鱼、肉、海鲜等生鲜食物购买后，尽速回家冷藏，以保食物新鲜，不要在路途上耽搁太久。

3. 为了避免熟食受到生食交叉污染，生食与熟食应该分开处理。家中其实可准备3个砧板，一个处理生的鱼、肉、海鲜，另一个切水果或处理做沙拉用的蔬菜，另一个处理一般烹调用的蔬果。这样就可以避免生、熟食的交互感染，减少食物中毒的风险。同时，厨房里所用的刀及砧板，必须彻底洗烫干净，彻底消灭可能污染食物的细菌。

4. 烹调食物时要煮至全熟才吃，无论海鲜、鱼、肉类等食物，都尽量烹调至熟透再吃。

5. 不鼓励吃剩饭及剩菜。隔夜的饭菜营养素所剩无几，若真要吃，食前还要加热煮透。记得，冰箱并非保险箱，不应该把食物贮存在冰箱内太久。

6. 处理任何食物前，记得先把双手洗干净。

（王卫卫　魏思忱）

# 第10章

# 假膜性小肠结肠炎

假膜性小肠结肠炎(pseudomembranous colitis,PMC)是指一种主要侵犯结肠,也可累及小肠的急性黏膜坏死,纤维素渗出性炎症。假膜性小肠结肠炎是因使用抗生素导致肠道菌群失调,由难辨梭状芽胞杆菌在肠道大量繁殖引起的肠炎。严重者大便排出片状黏膜,曾称假膜性肠炎,本病由于广泛使用抗生素而日益增多,又称抗生素相关性肠炎,是一种常见的医院内感染性疾病,多发生在应用抗生素治疗10日内,大便每日4次以上,多者可达数十次。其中尤以青霉素类抗生素最易诱发该病,其次为头孢菌素类、林可霉素类、氨基糖苷类等。另外,胃肠手术、炎症性肠病、尿毒症、肠出血等也可诱发PMC,它们都与机体免疫功能降低(尤其肠道免疫功能低下)有关,老年人随年龄增长机体老化,免疫功能降低,更易罹患该病。

【诊断要点】

1. *易感人群*　患者多为老年人,女性略多于男性。患者常有某些基础病变存在,如肠梗阻、炎症性肠病、胃肠手术后以及各种危重患者,并有短期内大量应用广谱抗生素史。

2. *症状*

(1)腹泻:所有患者均有腹泻,多为水样便,量多(每天＞1L),严重者可随水样泻排出大小不等的假膜,最大可长达十余厘米。少数病情严重患者表现为糊状、黏液状及脓血便。

(2)腹痛:部位多位于耻区,疼痛性质为钝痛、胀痛或痉挛性疼痛，腹痛查体无明显压痛、反跳痛，偶有腹膜刺激征。

(3)发热：多见中等度或高热，同时伴有头晕、乏力等毒血症症状。

(4)水、电解质紊乱及酸碱失衡：严重腹泻导致大量水盐丢失，若不及时加以补充即可出现水、电解质紊乱及酸碱失衡，严重者可发生休克。

3. 实验室检查

(1)细菌培养：37℃厌氧环境下培养24～48小时提示阳性。

(2)毒素鉴定：诊断为假膜性小肠结肠炎的金标准，可与少数正常人所携带的难辨梭状芽胞杆菌区别开来。

(3)抗毒素中和试验。

4. 其他检查

(1)内镜检查：为诊断假膜性小肠结肠炎的快速而可靠的方法。内镜下可将PMC分3型。①结肠炎样型：可见黏膜充血水肿，呈非特异性结肠炎样表现，多见于病情轻、病程早期、治疗及时的患者。②轻型：仍以黏膜充血、水肿为主，可见假膜，为白色斑点状，跳跃分布，周边有红晕，红晕间黏膜正常，多见于病程早期。③重型：可见许多斑片状或地图状假膜，假膜为黄色、黄白色或黄褐色，不易剥离，勉强剥离或脱落后易出血，其剥离面酷似糜烂性胃炎的内镜表现，多见于病情重、病程晚期、治疗不及时的患者。

(2)影像学检查：腹部X线平片可见结肠扩张、肠腔积液及指压痕，气钡灌肠双重造影可见结肠黏膜紊乱、边缘呈毛刷状及黏膜表面有许多圆形或不规则结节状阴影，也存在指压痕及溃疡征。

5. 鉴别诊断

(1)急性胃肠炎：有暴饮暴食、进食不洁腐败变质食物史，起病急，频繁腹泻，多为水样便，可含有未消化食物，少量黏液，甚至血液等；恶心、呕吐频繁，剧烈腹痛，常有发热、头痛、全身不适及程度不同的中毒症状。呕吐、腹泻严重者，可有脱水、酸中毒。甚至休克等；体征不明显，上腹及脐周有压痛，无肌紧张及反跳痛，

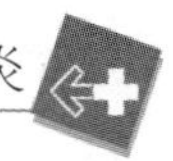

肠鸣音多亢进。

(2)急性坏死性肠炎：腹泻及便血程度不一，多者每日十余次，根据病变范围、出血速度，在肠道停留时间及肠蠕动情况不同，粪便可为鲜血、洗肉水样、果酱样或黑粪，并常混有腐烂组织及特殊的腥臭味。如病变局限在小肠者则无里急后重现象。腹痛、腹胀多为突发，持续并可有阵发加重。由于炎性渗出可表现为不同程度的腹膜刺激征，出现肠型、腹部包块，如出现肠坏死、穿孔可表现典型的全腹腹膜炎体征。

(3)细菌性痢疾：是感染性腹泻最常见的原因。主要在夏秋季发病。潜伏期多为 1～2 日，长可达 7 日。患者常以畏寒、发热和不适感急骤起病，有腹痛、腹泻、排便每日十余次至数十次。常伴有里急后重、恶心呕吐与脱水。粪便在初期可为水样，以后排出脓血便或黏液血便。镜检可见大量红细胞、白细胞，便培养可培养出痢疾杆菌。

(4)溃疡性结肠炎：发病以 20－40 岁最多，腹泻常为早期症状，反复发作，经久不愈。排便每日 3～4 次，重者每日达十余次。多为黏液脓血便，重症患者常有肠外表现，如关节炎、虹膜炎、结节性红斑等。部分患者肝脾大。肠镜检查可见：肠黏膜充血、水肿、质地变脆、触之易出血；黏膜呈颗粒感，失去光泽、粗糙不平；溃疡大多表浅、多发、大小形态不一。溃疡表面有白色渗出物，也可为血性黏液；假息肉或炎性息肉形状多样，有时出现桥样增生。

【治疗要点】

1. 停用相关抗生素。

2. 加强对症支持治疗，如补充水电解质，必要时全部肠外营养，严重者可少量使用激素来改善毒血症。

3. 抗菌治疗。甲硝唑为首选，在急性发病期，无论静脉及口服用药，肠道的药物浓度均能有效抑制难辨梭状芽胞杆菌，症状多在用药 72 小时改善，10 日左右炎症消失；甲硝唑口服效果优于静脉给药，重者可静脉给药。甲硝唑效果不好或者不能耐受时改为万古霉素，该药口服后不易吸收，肠道药物浓度高，全身反应少，是目前治疗该病的最有效药物。

4. 可采用易制备的难辨梭状芽胞杆菌抗毒素中和难辨梭状芽胞杆菌毒素。

5. 微生态制剂可扶植肠道正常菌群生长，其成分主要包括有活菌、死菌及其代谢产物。活菌是对人体有益的生理性细菌，进入人体后可黏附在肠壁(也称定植)，这样占了“位子”也排斥了有害菌的生存空间；有益菌通过生长繁殖，产生的乳酸和乙酸，降低了肠道的 pH 及 Eh 值，改善内部微环境，能抑制有害菌的生长；其代谢产物对人体有营养作用；有益菌有促进人体免疫功能的作用。因此，活菌的功效是显而易见的。死菌体的特点是质量较稳定，比活菌更安全，并可以与抗生素同时使用。细菌分泌的酸性物质及细菌素对有害菌有拮抗、杀灭作用。如口服双歧杆菌或者用正常人粪便灌肠等。

6. 其他药物，如阳离子交换树脂(考来烯胺、考来替泊)也能结合难辨梭状芽胞杆菌的毒素，减轻腹泻及其他中毒症状。但因能降低万古霉素在肠道中的浓度，故不宜合用。

7. 避免使用止泻药及解痉药，以免加重肠道麻痹。

8. 极少数合并中毒性巨结肠或肠梗阻患者，应手术治疗。

【处方】

处方 1　适用于重症患者，电解质紊乱，不能正常饮食者

全胃肠道外营养

|  |  |  |
|---|---|---|
| (1)10％葡萄糖注射液 | 250ml | 静脉滴注，每日 1 次 |
| 50％葡萄糖注射液 | 200ml | |
| 复方氨基酸注射液 | 500ml | |
| 20％中长链脂肪乳 | 250ml | |
| N(2)-L-丙氨酰-L-谷氨酰胺注射液 | 100ml | |
| 水溶性维生素注射液 | 10ml | |
| 脂溶性维生素注射液 | 10ml | |

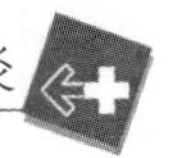

| | | |
|---|---|---|
| 多种微量元素注射液 | 10ml | 静脉滴注，每日1次 |
| 10%KCl注射液 | 10ml | |
| 10%NaCl注射液 | 10ml | |
| 胰岛素 | 20U | |
| 放入“三升袋”中 | | |

| | | |
|---|---|---|
| (2)0.9%氯化钠注射液 | 10ml | 静脉注射，每日1次<br>适用于严重者改善毒血症 |
| 地塞米松 | 5～10mg | |

| | | |
|---|---|---|
| (3)10%葡萄糖注射液 | 250ml | 静脉滴注，每日2次 |
| 甲硝唑 | 0.5g | |

| | | |
|---|---|---|
| (4)10%葡萄糖注射液 | 500ml | 静脉滴注，每日2次 |
| 抗污泥梭状芽胞杆菌抗毒素 | 5万U | |

(5)灌肠：正常人粪便5～10g，用200ml生理盐水混匀，过滤后保留灌肠，每日1～2次，连续3～5天；亦可用含乳酸杆菌的牛乳灌肠

处方2　适用于病情较轻，可进食者；或者重症患者病情缓解可进食后

(1)抗生素

甲硝唑0.4g，口服，每日4次；疗程10～15天

或　万古霉素250～500mg，口服，每日4次，疗程7～14天

或　磺胺类药物：磺胺脒(SG)和肽磺噻唑(PST)1g，口服，每日4次

(2)微生态制剂

双歧杆菌嗜酸乳杆菌肠球菌三联活菌(培菲康)420～840mg，口服，每日3次

或　酪酸梭菌活菌胶囊2～4粒，口服，每日3次

或　地衣芽胞杆菌活菌(整肠生)0.5g，口服，每日3次

或　金双歧(双歧杆菌、乳杆菌、嗜热链球菌)2.0g，口服，每日3次

或 丽珠肠乐(双歧杆菌活菌制剂)0.35～0.70g,口服,每日2次

或 枯草杆菌肠球菌二联活菌(美常安)250～500mg,口服,每日2次或3次

(3)可选用考来烯胺(消胆安) 4g,口服,6小时1次,疗程为5天

(4)10%葡萄糖注射液 500ml

抗污泥梭状芽胞杆菌抗毒素5万U 静脉滴注,每日2次

(5)灌肠:正常人粪便5～10g,用200ml生理盐水混匀,过滤后保留灌肠,每日1～2次,连续3～5天;亦可用含乳酸杆菌的牛乳灌肠

说明:如有顽固性腹泻伴有低蛋白血症和电解质紊乱或者中毒性巨结肠,必要时进行手术减压,并行横结肠造口术。

【注意事项】

贵在预防,加强锻炼,避免长期大量使用广谱抗生素,一旦怀疑该病,立即停用相关抗生素。

(郭瑞雪)

# 第11章

## 急性出血坏死性肠炎

急性出血坏死性肠炎是一种危及生命的暴发性疾病，病因不清，其发病与肠道缺血、感染等因素有关，感染菌多为C型产气荚膜杆菌，其产生的B毒素可致肠道组织坏死，产生坏疽性肠炎，该病以春秋季节发病为多。病变主要累及小肠，呈节段性，但少数病例可有全部小肠及结肠受累，以出血、坏死为特征。主要临床表现为腹痛、腹胀、呕吐、腹泻、便血，重症可出现败血症和中毒性休克。该病根据主要症状分为5型：胃肠炎型（见于疾病的早期有腹痛、水样便、低热，可伴恶心、呕吐）、中毒性休克型（出现高热、寒战、神志淡漠、嗜睡、谵语、休克等表现，常在发病1～5天内发生）、腹膜炎型（有明显腹痛、恶心呕吐、腹胀及急性腹膜炎征象，受累肠壁坏死或穿孔，腹腔内有血性渗出液）、肠梗阻型（有腹胀、腹痛、呕吐频繁，排便排气停止，肠鸣音消失，出现鼓肠）、肠出血型（以血水样或暗红色血便为主，量可多达1～2L，有明显贫血和脱水）。

【诊断要点】

1. *详细的病史*　该病起病急，发病前多有不洁饮食史，受凉、劳累、肠道蛔虫感染及营养不良为诱因。

2. *主要症状*

（1）腹痛：起病急骤，突然出现腹痛，也常可为最先症状，多在脐周。病初常表现为逐渐加剧的脐周或中上腹阵发性绞痛，其后逐渐转为全腹持续性痛并有阵发性加剧。

(2)腹泻甚至便血：便血、腹痛发生后即可有腹泻。粪便初为糊状而带粪质，其后渐为黄水样，继之呈白水状或呈赤豆汤和果酱样，甚至可呈鲜血状或暗红色血块，粪便少而且恶臭。无里急后重。出血量多少不定，轻者可仅有腹泻，或仅为粪便隐血阳性而无便血；严重者一天出血量可达数百毫升。腹泻和便血时间短者仅1～2天，长者可达1个月余，且可呈间歇发作，或反复多次发作。腹泻严重者可出现脱水和代谢性酸中毒等。97％的患者存在腹泻和便血。

(3)恶心呕吐：常与腹痛、腹泻同时发生。呕吐物可为黄水样、咖啡样或血水样，亦可呕吐胆汁。

(4)全身症状：起病后即可出现全身不适、软弱和发热等全身症状。体温一般在38～39℃，少数可达41～42℃，但发热多于4～7天渐退，而持续2周以上者少见。重症腹痛加剧，便血量多，由于失血过多以及毒素吸收作用出现脉速、血压下降、四肢湿冷、皮肤斑纹、昏迷等休克症状。

(5)腹部查体：相对较少。有时可有腹部饱胀、见到肠型。脐周和上腹部可有明显压痛。出现麻痹性肠梗阻时腹胀明显肠鸣音由亢进转而减弱消失，腹部肌紧张、压痛、反跳痛明显。

3. 实验室检查

(1)血常规：提示周围血白细胞增多，甚至高达$40\times10^{9}/L$以上，以中性粒细胞绝对值及百分比比例升高为主，常有核左移。红细胞计数及血红蛋白常降低。血细胞沉降率、C反应蛋白明显升高。

(2)便常规＋隐血：外观呈暗红或鲜红色，或隐血试验强阳性，镜下可见大量红细胞，偶见脱落的肠黏膜。可有少量或中等量脓细胞。

(3)便涂片及培养：便涂片可见菌群失调；便培养多无细菌生长，也可培养出大肠埃希菌、金黄色葡萄球菌、产气荚膜梭状杆菌等致病菌。

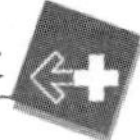

(4)血生化:重症患者可出现电解质紊乱及代谢性酸中毒。

(5)血气分析:提示代谢性酸中毒。

4. 影像学检查

(1)腹部 X 线平片:动态观察腹部 X 线平片的变化有较大的意义。腹部平片可显示肠麻痹或轻、中度肠扩张、肠间隙增宽多在 5mm 以上。病变进展可出现肠腔内气液平面,多为多发小气液平,卧位时紧靠盆腔下缘出现新月形暗影。

(2)急性期禁止行钡剂及钡剂造影检查,后期行钡剂灌肠检查可见肠壁增厚,显著水肿,结肠袋消失。在部分病例尚可见到肠壁间有气体,此征象为部分肠壁坏死,结肠细菌侵入所引起;或可见到溃疡或息肉样病变和僵直。部分病例尚可出现肠痉挛、狭窄和肠壁囊样积气。

(3)腹部 CT:目前腹部 CT 可以行小肠及肠系膜血管的成像有助于明确诊断。可观察到小肠内胀气、肠间隙增宽、肠壁厚薄不一、肠管僵直、蠕动减少。病变进展可出现肠腔内多发小气液平面。出现腹膜炎时可有腹水,肠穿孔时可出现膈下游离气体。

5. 鉴别诊断

(1)急性中毒性痢疾:有不洁饮食史,多急性起病,有发热、腹痛以及腹泻,腹痛多位于左下腹,多伴有里急后重,黏液便,镜检可见红细胞、白细胞脓细胞,粪中脓多于血。粪便培养为阳性,可培养出痢疾杆菌,抗生素治疗有效,病程多呈自限性,大多<3 周。

(2)急性克罗恩病:无明显季节性,症状以腹痛、腹泻、体重下降三大症状为主,腹痛及压痛多位于右下腹部。而血便少见,即使有血便,血便也较轻。有发热及肛周表现,肠道易狭窄形成肠梗阻。内镜下表现为纵行的裂隙状溃疡,周围黏膜正常或铺路石样改变,肠袋消失呈水管状,狭窄,假息肉形成,病变呈跳跃分布。

(3)缺血性肠病:该病以 50 岁以上患者多见,既往多有高血压、糖尿病、动脉硬化等基础疾病,常以突发剧烈腹痛、呈绞痛,常伴有恶心、呕吐、腹泻及血便。无明确压痛点。内镜下可见纵行溃疡，可分为急性坏死型、一过性型和狭窄型，急性坏死型形成肠穿孔死亡率高，一过性型病情轻；狭窄型多在10余日后纵行溃疡形成狭窄。一般无发热，白细胞不增多，症状重于体征为其特点。

（4）肠套叠或肠扭转：该病多发生在2岁以内，成年人多为继发性，有腹痛、腹胀、恶心呕吐及血便的发生，腹部多可以触及包块，无发热以及白细胞计数升高表现。

【治疗要点】

1. 内科治疗　原则为积极支持治疗，纠正水电解质紊乱及酸碱平衡失调，必要时外科手术治疗。

（1）一般治疗：卧床休息、禁食水，其中禁食水是治疗的基础。通常禁食水1周以上，重症患者禁食水2～3周，过早进食或者进食不当容易使病情反复，但过迟恢复进食又可能影响营养状况，延迟康复。腹痛严重者可给予解痉药物治疗。腹胀明显给予患者胃肠减压，进食指征为腹胀腹痛明显减轻，腹部体征消失，血便停止，临床一般情况好转。禁食期间应静脉输入高营养液，如10%葡萄糖、复方氨基酸和蛋白注射液等。

（2）给予补液及能量支持治疗：急性期患者由于腹泻及便血多导致失血失水和组织分解代谢增强，患者多有脱水和电解质紊乱及酸碱平衡失调，应积极给予患者补充液体及能量，以及维持电解质酸碱平衡。每日补液2500～3500ml。能量的需要＝基础代谢＋体力活动＋食物特殊动力作用的能量消耗。假设患者需要卧床休息，每日所需能量至少为25kcal×体重(kg)。

糖类占总热量的65%～75%；蛋白质占10%～14%；脂肪占17%～25%。每日水的入量：总量2500～3500ml；钠4～5g；钾3.5g；以及多种维生素及微量元素。贫血者给予输血治疗，低蛋白血症者给予补充白蛋白治疗。

（3）抗生素治疗：早期足量使用抗生素治疗，是控制感染加重的重要环节，可明显减轻临床症状。多选用广谱抗生素。常用的抗生素包括喹诺酮类、甲硝唑、氨苄西林、氯霉素、庆大霉素、卡那

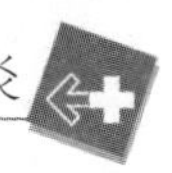

霉素、舒他西林、头孢他啶或多黏菌素和头孢菌素等，一般选两种联合应用，疗程为 10～15 天。

(4)肾上腺皮质激素治疗：病情危重、休克、全身中毒症状重时可使用。可减轻中毒症状，抑制过敏反应，改善血管通透性，对纠正休克也有帮助，但有加重肠出血和促发肠穿孔之危险。一般应用不超过 3～5 天，均由静脉滴入。

(5)止痛、抗休克治疗：腹痛剧烈时可使用解痉药，阿托品或山莨菪碱改善肠壁毛细血管痉挛，减轻肠壁坏死及出血的发生。需要注意麻痹性肠梗阻或有征兆的避免使用。

(6)胰蛋白酶：口服胰蛋白酶可以水解 B 毒素，减少其吸收，并可以清除肠道坏死组织。

(7)对症治疗：高热、烦躁者可给予吸氧、解热药、镇静药或予物理降温。出血可使用酚磺乙胺、氨甲苯酸等止血治疗。

(8)抗毒血清：采用 Welchii 杆菌抗毒血清 42～85KU 静脉滴注，有较好疗效。

2. 外科治疗

(1)少数患者内科治疗无效而需外科手术治疗，主要适应证为在治疗过程中出现肠穿孔、绞窄性肠梗阻或腹膜炎体征明显者。

(2)反复大量便血内科控制不佳者。

(3)中毒性休克经内科治疗后生命体征仍不平稳但能耐受手术者。

(4)腹腔穿刺有脓性或者血性渗出液者。

(5)不能排除其他急需手术治疗的急腹症者。

【处方】

处方 1　适用于症状较重者

(1)持续胃肠减压、禁食水、卧床休息，严重者给予患者吸氧、心电血压监测

(2)10%葡萄糖注射液 250ml
50%葡萄糖注射液 200ml
复方氨基酸注射液 500ml
20%中长链脂肪乳 250ml
N(2)-L-丙氨酰-L-谷氨酰胺注射液 100ml
水溶性维生素注射液 10ml
脂溶性维生素注射液 10ml
多种微量元素注射液 10ml
10%KCl 注射液 10ml
10%NaCl 注射液 10ml
胰岛素 20U
放入“三升袋”中
静脉滴注，每日 1 次

(3)抗生素的使用

①10%葡萄糖注射液 250ml
左氧氟沙星 0.4g
静脉滴注，每日 1 次

联合 0.9%氯化钠注射液 100ml
头孢他啶 2g
静脉滴注，6 小时或 8 小时 1 次

或 0.9%氯化钠注射液 100ml
头孢哌酮钠舒巴坦钠 1.5g
静脉滴注，6 小时或 8 小时 1 次

②0.9%氯化钠注射液 250ml
环丙沙星 0.2g
静脉滴注，每日 2 次(每次滴注时间为 1 小时)

联合 0.9%氯化钠注射液 100ml
头孢他啶 2g
静脉滴注，6 小时或 8 小时 1 次

或 0.9%氯化钠注射液 100ml
头孢哌酮钠舒巴坦钠 1.5g
静脉滴注，6 小时或 8 小时 1 次

以上疗程为 10～15 天

(4)甲泼尼龙 40mg，静脉注射或静脉滴注，每日 1 次，必要时重复使用

或者地塞米松注射液 5mg，静脉注射，每日 1 次，一般不超过

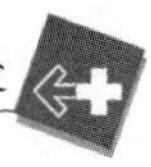

3～5天

(5)Welchii杆菌抗毒血清42～85KU静脉滴注

处方2　适用于病情较轻者,或重症患者缓解后

(1)甲硝唑0.4g,口服,每日3次

或替硝唑0.5g,口服,每日2次

(2)补充消化酶,如胰蛋白酶0.6g,口服,每日3次

处方3　适用于轻重症者有腹痛

间苯三酚40mg或80mg,立即静脉注射

或　山莨菪碱5～10mg,立即肌内注射(注意:青光眼、前列腺增大等患者禁用)

或盐酸哌替啶镇痛治疗,用法为25～100mg,立即肌内注射

处方4　适用于伴有高热患者

赖氨酸阿司匹林0.5～0.9g,立即静脉注射或肌内注射

或　复方氨林巴比妥注射液3ml,立即肌内注射

严重患者还可给予患者激素治疗,如地塞米松5mg,立即静脉注射

处方5　适用于伴出血严重者

巴曲酶1支,静脉注射

或　酚磺乙胺1.0g,静脉滴注

【注意事项】

在高发的夏秋季节要注意饮食卫生和良好休息,适龄儿童要按国家计划免疫要求规律驱虫,劳逸结合。饮食方面注意以下方面。

1. 避免进食未煮熟或变质的肉类,尤其在高发季节避免进食生肉。

2. 避免大量进食破坏肠道内蛋白水解酶的食物,如甘薯类食物,尤其是在进食生的海鲜、可能未完全熟制的烤肉(如烤羊肉串等)时,避免同时大量食用此类食物。

3. 均衡膳食,避免暴饮暴食。

4. 出现上述症状,及时就医,积极治疗,监测腹部 X 线平片变化,好转后注意坚持治疗,定期随访。

（郭瑞雪　魏新亮）

# 第12章

# 吸收不良综合征

吸收不良综合征是指各种原因的小肠营养物质消化、吸收功能减损，以致营养物质不能正常吸收，而从粪便中排泄，引起营养缺乏的临床综合征。由于患者多有腹泻，粪便稀薄而量多，且含有较多油脂，又称脂肪泻。

主要原因如下。①消化机制障碍：胰液分泌不足（慢性胰腺炎、晚期胰腺癌、胰腺切除术后等）、胆盐缺乏影响混合为微胶粒的形成（胆盐合成减少如严重慢性肝细胞疾病；肠肝循环受阻如远端回肠切除，界限性回肠炎、胆道梗阻或胆汁性淤积性肝硬化等；胆盐分解如小肠细菌过度生长；胆盐与药物结合如新霉素、碳酸钙、刺激性泻药等）；食物与胆汁、胰液混合不均（胃-空肠吻合比尔罗特Ⅱ式术后）；肠黏膜刷状缘酶缺乏（乳糖酶、肠激酶缺乏）。②吸收机制障碍：有效吸收面积不足（大段肠切除、肠瘘、胃肠道短路手术等）；黏膜损害（乳糜泻等）；黏膜转运障碍（葡萄糖-半乳糖载体缺陷、维生素 $B_{12}$ 选择性吸收缺陷）；小肠壁浸润性病变或损伤（Whipple 病、淋巴瘤、放射性肠炎、克罗恩病、嗜酸性肠炎等）。③转运异常：淋巴管阻塞（Whipple 病、淋巴瘤、结核）；肠系膜血供障碍（肠系膜动脉硬化或动脉炎）；类癌综合征、糖尿病、肾上腺功能不全等。老年人吸收不良综合征症状往往不典型，以腹胀、腹泻、贫血或骨痛为主要表现。老年人容易发生吸收不良综合征，主要原因与老年人消化系统退行性变化有关，变化较显著的是胃、小肠和胰腺。人到老年期后，小肠茸毛变短，吸收面积减小，胰腺逐渐萎缩，间质纤维结缔组织增生，这些变化使得小肠细菌过度生长，消化道憩室炎和憩室病显著增高，加之退行性变化所引起的热量摄取不足和营养失调，均可促成或加重吸收不良综合征。

【诊断要点】

1. 详细询问病史和认真坚决体格检查　详细的病史是诊断老年消化吸收不良的重要线索。老年人合并糖尿病应考虑糖尿病肠病，有胃肠手术者易致盲襻细菌过度繁殖，有小肠切除史往往出现短肠综合征。具有顽固溃疡伴腹泻和消化吸收不良应警惕胃泌素瘤。

2. 实验室检查

(1)血液检查：血常规常提示贫血，多为大细胞性贫血，也有正常细胞或混合性贫血，同时应做骨髓穿刺，确定贫血性质及程度；生化提示血浆白蛋白减低，低钾、钠、钙、磷、镁，低胆固醇，碱性磷酸酶增高，进一步查蛋白电泳、免疫球蛋白等；凝血常规提示凝血酶原时间延长。严重患者叶酸、胡萝卜素和维生素 $B_{12}$ 水平亦降低。

(2)粪脂定量试验：绝大多数患者都存在脂肪泻。粪脂定量试验是唯一证实脂肪泻存在的方法。一般采用 van deKamer 测定法，收集高脂饮食患者(每日摄入脂类 100g 以上)的 24 小时粪便进行定量分析，24 小时粪脂肪量＜6g 或吸收率＞90％为正常，但粪脂定量试验阳性只能提示有吸收不良综合征存在而不能说明其病理生理及作出有针对性的诊断。

(3)血清胡萝卜素浓度测定：正常值＞100U/dl，在小肠疾患引起的吸收不良时低于正常，胰源性消化不良时正常或轻度减低。

(4)小肠吸收功能试验

①右旋木糖吸收试验：正常人空腹口服 D-木糖 25g 后 5 小时尿液中 D-木糖排出量≥5g，近端小肠黏膜受损或小肠细菌过度生

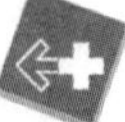

长者可见尿D-木糖排泄减少，排出量3～4.5g，高度可疑不正常；<3g者可确定为小肠吸收不良。老年患者肾功能不全时尿中排出D-木糖减少，但血中浓度正常，口服2小时可确定为小肠血浓度正常值>20mg/dl。

②维生素$B_{12}$吸收试验：先肌内注射维生素$B_{12}$ 1mg，然后口服$^{57}Co$或$^{58}Co$标记的维生素$B_{12}$ 2μg收集24小时尿，测尿放射性含量，正常人24小时尿内排出放射性维生素$B_{12}$>7%。肠内细菌过度繁殖，回肠吸收不良或切除后，尿内排出量降低。

③呼气试验：正常人口服$^{14}C$甘氨胆酸10mCi，4小时内粪$^{14}CO_2$的排出量小于总量的1%，24小时排出量<8%，小肠细菌过度繁殖，回肠切除或功能失调时，粪内$^{14}CO_2$和肺呼出$^{14}CO_2$和肺呼出$^{14}CO_2$明显增多，可达正常10倍以上，乳糖-$H_2$呼吸试验可检测乳糖酶缺乏。

④促胰液素试验：用以检测胰腺外分泌功能，由胰腺功能不全引起的吸收不良本试验均显示异常。

⑤粪便常规检查：应注意性状、红白细胞及未消化食物，苏丹Ⅲ染色检查脂肪球，大便脂肪定量测定，粪便需氧菌及厌氧菌培养；必要时做D-木糖试验、脂肪平衡试验和$^{14}C$-甘氨胆酸-呼吸试验。

3. 影像学检查

(1)胃肠X线检查：小肠可有功能性改变，空肠中段及远端肠管扩张，钡剂通过不良，黏膜皱襞粗大，肠壁平滑呈“蜡管”征，钡剂分段或结块(印痕征)。X线检查还可排除肠结核克罗恩病等器质性疾病。

(2)小肠钡剂检查：注意病变部位及范围，有无黏膜皱襞增粗增宽，钡剂呈节段状、絮状或雪花状分布，钡剂排空时间延长。

(3)腹部X线、超声、CT及MRI等：除外胰源性、胆源性吸收不良。

4. 小肠镜检查　在内镜下正常小肠黏膜与十二指肠黏膜相

似，上段空肠黏膜为环形皱襞，向下至回肠末端皱襞减少。吸收不良患者小肠黏膜可无特异性改变，部分可有黏膜、污浊、环形皱襞低平、数目减少。组织学改变可见绒毛萎缩、增宽，不同程度的绒毛融合、扭曲甚至消失，隐窝加深，布氏腺增生，固有层内有大量淋巴细胞、浆细胞浸润，上皮细胞长短不一，微绒毛融合或多根粘连呈"花束状"，微绒毛部分或整根溶解。必要时纤维小肠镜检查，并进行肠黏膜活检和细菌培养。

5. 其他检查　必要时行葡萄糖耐量试验(给成年人口服75g无水葡萄糖，儿童按每千克体重1.75g计算，总量不超过75g，然后测其血糖变化，观察患者耐受葡萄糖的能力)、胰腺外分泌功能试验[正常值：胰液流出量：每小时70～237ml，最高重碳酸盐浓度：每小时70～125mmol，淀粉酶排出量：880～7400U/kg]、有关甲状腺和肾上腺功能检查(甲状腺素、促甲状腺激素、皮质醇、促肾上腺皮质激素、促肾上腺皮质激素释放激素等激素含量及分泌规律)，除外原发性及继发性内分泌疾病所致的吸收不良。

6. 鉴别诊断

(1)乳糖不耐受症：又称乳糖消化不良或乳糖吸收不良，是指人体内不产生分解乳糖的乳糖酶的状态。它是多发在亚洲地区的一种先天的遗传性表达。由于患者的肠道中不能分泌分解乳糖的酶，而使乳糖消化、吸收，为人体所用。乳糖会在肠道中由细菌分解变成乳酸，从而破坏肠道的碱性环境，而使肠道分泌出大量的碱性消化液来中和乳酸。所以容易发生轻度腹泻。

(2)甲状腺功能亢进症：简称"甲亢"，是由于甲状腺合成释放过多的甲状腺激素，造成机体代谢亢进和交感神经兴奋，引起心悸、出汗、进食和便次增多和体重减少的病症。多数患者还常常同时有突眼、眼睑水肿、视力减退等症状，查甲状腺功能可诊断。

(3)肠易激综合征(IBS)：是一组持续或间歇发作，以腹痛、腹胀、排便习惯和(或)大便性状改变为临床表现，但是缺乏胃肠道结构和生化异常的肠道功能紊乱性疾病。典型症状是与排便异

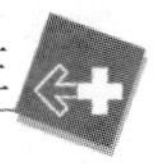

常相关的腹痛、腹胀，分为：腹泻主导型；便秘主导型；腹泻便秘交替型。精神、饮食、寒冷等因素可诱使症状复发或加重。

【治疗要点】

1. 针对病因进行治疗

(1)乳糖酶缺乏和乳糖吸收不良者限制含乳糖食物，乳糖酶制剂按1g对10g乳糖的比例给予。

(2)胰源性消化障碍为消化酶类药物的绝对适应证。消化酶用量宜大，为常用量的3～5倍。

(3)对因回肠末端切除等原因所致胆汁酸性腹泻，可用考来烯胺每日10～15g。

(4)肠淋巴管扩张症脂肪转运障碍者限制长链脂肪酸摄入并给予中链脂肪酸。

(5)麦胶性肠病避免进食麦胶饮食，如大麦、小麦、燕麦及稞麦等，可将面粉中的面筋去掉再食用。

(6)淋巴瘤和克罗恩病等引起的吸收不良可手术治疗。

(7)胰源性吸收不良可用胰酶片或动物胰腺焙干治疗。

2. 进行患者教育　进食少渣低脂易消化食物，禁食小麦、大麦、燕麦等含麦胶食品；乳糖酶缺乏者忌食乳类食品。

3. 营养支持治疗　根据消化吸收障碍程度和低营养状态来选择。每日粪脂肪量30g以上为重度消化吸收障碍，7～10g为轻度，两者之间为中度。血清总蛋白和总胆固醇同时低下者应视为重度低营养状态。轻度时仅用饮食疗法可改善病情，饮食当选用低脂(每日10g)、高蛋白[1.5g/(kg·d)]、高热量[每日10 032～12 540kJ(2400～3000kcal)或167～209kJ(40～50kcal)/(kg·d)]、低纤维。对脱水、电解质紊乱、重度贫血和低蛋白血症等应采用静脉补液、输血、输蛋白等来纠正。重度消化吸收障碍且肠道营养补给困难者，应进行中心静脉营养，已达到尽快纠正的目的。

4. 对症治疗　腹泻严重者给予碱式碳酸铋、复方苯乙哌啶或

洛哌丁胺等治疗，同时纠正水电解质平衡紊乱。危重患者如已排除感染或癌肿疾病，可试用糖皮质激素治疗。

5. 中医中药治疗

【处方】

处方1　适用于病情危重患者

|  |  |  |
| --- | --- | --- |
| (1)10%葡萄糖注射液 | 250ml | 静脉滴注，每日1次 |
| 50%葡萄糖注射液 | 200ml | |
| 复方氨基酸注射液 | 500ml | |
| 20%中长链脂肪乳 | 250ml | |
| N(2)-L-丙氨酰-L-谷氨酰胺注射液 | 100ml | |
| 水溶性维生素注射液 | 10ml | |
| 脂溶性维生素注射液 | 10ml | |
| 多种微量元素注射液 | 10ml | |
| 10%KCl 注射液 | 10ml | |
| 10%NaCl 注射液 | 10ml | |
| 胰岛素 | 20U | |
| 放入“三升袋”中 | | |

|  |  |  |
| --- | --- | --- |
| (2)10%葡萄糖注射液 | 250ml | 静脉滴注，每日1次<br>适用于危重患者<br>如已排除感染或<br>癌肿疾病 |
| ACTH | 30～40U | |
| 或 0.9%氯化钠注射液 | 100ml | 静脉滴注，每日1次 |
| 甲泼尼龙 | 40～80mg | |

(3)贫血者输血，如浓缩红细胞2U立即静脉滴注

(4)低蛋白血症输白蛋白，如白蛋白10g立即静脉滴注

待病情缓解可按病情加用下述药物。

处方2　根据病情需要给予下列营养物质和药物

维生素A　严重缺乏时：5万U，口服，每日2次或3次

维持时：2.5万U，口服，每日1次或2次

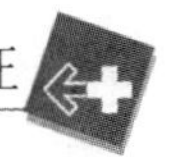

维生素AD0.5万U,口服,每日1次或3次

维生素K4mg,口服,每日2次

维生素E50mg,口服,每日2次

叶酸5mg,口服,每日3次

维生素$B_{12}$,用于巨幼红细胞性贫血者100μg,肌内注射,每日1次,2~3周后改维持量100μg,肌内注射,每日1次

维生素C 0.1g,口服,每日3次

金施尔康1片,口服,每日1次或善存1片,口服,每日1次

胰酶2片,口服,每日3次

处方3 用于腹泻较重患者

(1)阿片制剂,如阿片酊0.3~1ml,口服,每日3次,但因可致依赖性少用

(2)地芬诺酯2.5~5 mg,口服,每日2次或4次,但因长期大量使用可致依赖性少用

(3)洛哌丁胺,成年人首次4mg,维持2mg,口服,每日2次或3次,连续5日,若无效则停服

(4)鞣酸蛋白1~2g,每日3次饭前口服

(5)腹泻较轻者可使用吸附止泻药,如蒙脱石散3~6g,口服,每日3次,根据腹泻情况调整用量及使用次数;药用炭3~10片,口服,每日3次。

处方4 中药治疗

【注意事项】

1. 进食高蛋白高热量低脂半流食或软食,蛋白质每日100g以上,脂肪每日40g以下,选择脂肪含量少且易消化食物,植物油不宜多,腹泻严重者可给中链脂肪酸,严重者可采用静脉高营养或要素饮食及匀浆饮食。

2. 补充足够的维生素,重点补充维生素A。

3. 注意电解质平衡,贫血者同时补充铁剂、叶酸、维生素。

4. 少量多餐,减轻肠道负担。

5. 无麦胶饮食，乳糜泻者应严格地长期地食用无麦胶饮食，并禁饮啤酒。通常用去麸质饮食治疗 1～2 周即可显效。

（郭瑞雪）

# 第13章

# 炎症性肠病

炎症性肠病(inflammatory bowel disease,IBD)是一类多种病因引起的异常免疫介导的肠道慢性及复发性炎症,有终身复发倾向,溃疡性结肠炎(ulcerative colitis,UC)和克罗恩病(Crohn disease,CD)是其主要疾病类型。

## 第一节 溃疡性结肠炎

溃疡性结肠炎是一种慢性非特异性结肠炎症,病变主要累及结肠黏膜及黏膜下层,范围多自远端结肠开始,可逆行向近端发展,甚至累及全结肠及末端回肠,呈连续性分布。部分可伴有肠道外表现。

【诊断要点】

1. *流行病学* 患者多为青壮年,根据我国统计资料,发病高峰年龄为20—49岁,男女性别差异不大[(1.0～1.3)∶1]。

2. *主要临床症状* 反复发作的腹泻、黏液脓血便、腹痛。

(1)腹泻和黏液脓血便:见于绝大多数患者,其中黏液脓血便是本病活动期的重要表现,系黏膜炎性渗出、糜烂及溃疡所致。大便次数和便血程度与病情轻重有关。

(2)腹痛:多有轻度至中度腹痛,为左下腹或下腹阵痛,亦可累及全腹,常有里急后重,便后缓解,轻者可无腹痛或仅有腹部不适,重者如并发中毒性巨结肠或炎症波及腹膜,可有持续剧烈腹痛。

(3)发热:一般出现在中、重型患者的活动期,呈低至中度,高热多提示有严重感染、并发症或病情急性进展。

(4)营养不良:重症或病情持续活动者可出现衰弱、消瘦、贫血、低蛋白血症、水电解质紊乱等。

(5)肠外表现:包括外周关节炎、结节性红斑、坏疽性脓皮病、巩膜外层炎、前葡萄膜炎、口腔复发性溃疡、骶髂关节炎、原发性硬化性胆管炎等,可与溃疡性结肠炎并存,但与其本身病情变化无关。

(6)腹部检查、肛周和会阴检查及直肠指检。

3. 实验室检查

(1)血红蛋白降低提示贫血;白细胞数增加、血细胞沉降率加快及C反应蛋白增高均提示溃疡性结肠炎进入活动期;严重患者可出现白蛋白降低,水电解质失衡,凝血酶原时间延长等。

(2)粪肉眼观常有黏液脓血,显微镜见红细胞和脓细胞,急性发作期可见巨噬细胞,同时行粪病原学检查除外感染性结肠炎。

(3)自身抗体检查:外周血中性粒细胞胞质抗体(p-ANCA)和酿酒酵母抗体(ASCA)可能为UC和CD的相对特异性抗体。

4. 结肠镜　是诊断UC的主要依据,应尽可能观察全结肠及末端回肠,确定病变范围,必要时取活检。

(1)特征性病变多从直肠开始,呈连续性、弥漫性分布,表现为①黏膜血管纹理模糊、紊乱或消失,黏膜充血、水肿、质脆、自发或接触性出血和脓性分泌物附着,亦常见黏膜粗糙、呈细颗粒状;②病变明显处可见弥漫性、多发性糜烂或溃疡;③缓解期患者可见结肠袋变浅、变钝或消失以及假息肉、桥黏膜等。

(2)黏膜组织学检查:活动期和缓解期的表现不同。

活动期:①固有膜内有弥漫性、慢性炎性细胞和中性粒细胞、嗜酸性粒细胞浸润;②隐窝有急性炎性细胞浸润,尤其是上皮细胞间有中性粒细胞浸润隐窝炎,甚至形成隐窝脓肿;③可有脓肿

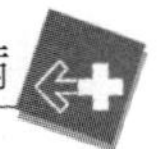

溃入固有隐窝上皮增生，杯状细胞减少；④可见黏膜表层糜烂、溃疡形成和肉芽组织增生。

缓解期：①黏膜糜烂或溃疡愈合；②固有膜内中性粒细胞浸润或消失，慢性炎性细胞浸润减少；③隐窝结构改变：隐窝结构改变可加重，如隐窝减少、萎缩，可见潘氏细胞化生（结肠脾曲以远）。

5．影像学检查　X线钡剂灌肠检查：①黏膜粗乱和（或）颗粒样改变；②多发性浅溃疡，表现为管壁边缘毛糙呈毛刺状或锯齿状，以及可见小龛影或条状存钡区，也可见多个小的圆形充盈缺损；③结肠袋消失，肠壁变硬、肠管缩短、变细，可呈铅管状；④息肉形成。

6．鉴别诊断

（1）克罗恩病：克罗恩病（CD）又称局限性回肠炎、局限性肠炎和肉芽肿性肠炎，是一种原因不明的肠道炎症性疾病。克罗恩病在整个肠道的任何部位均可发生，但好发于末端回肠和右半结肠。以腹痛、腹泻、肠梗阻为主要症状，且有发热、营养障碍等肠外表现。病程多迁延，常有反复，不易根除。肠镜检查结合组织病理学检查可确诊，以回肠右半结肠多见，病变呈节段性、穿壁性、非对称性，典型者可见鹅卵石样改变、综合溃疡和裂沟等。

（2）结直肠癌：多见于中年以后，直肠指检可触及肿块，常表现为大便习惯改变、贫血、消瘦，也可以出现腹痛及便血，结肠镜和X线钡剂灌肠检查可对鉴别诊断有价值，活检可确诊。

（3）肠易激综合征：粪便可有黏液，但无脓血，显微镜检查正常，结肠镜检查无器质性病变的证据，结肠镜检查可明确诊断。

（4）贝赫切特综合征：是一种全身性、慢性、血管炎性疾病。临床上以口腔溃疡、生殖器溃疡、眼炎及皮肤损害为突出表现，又称为口-眼-生殖器综合征（贝赫切特综合征）。该病常累及神经系统、消化道、肺、肾以及附睾等器官，病情呈反复发作和缓解的交替过程。

【治疗要点】

1. 内科药物控制炎症反应　如氨基水杨酸制剂、激素、免疫抑制药、生物制剂等。

2. 内科对症治疗　纠正水电解质平衡紊乱；贫血者(如青年人血红蛋白低于70g/L或老年人血红蛋白低于90g/L或者生命体征欠稳定者)可输血；低蛋白血症者(一般低于30g/L)应补充白蛋白，病情严重者应禁食，并予完全胃肠外营养治疗。对腹痛、腹泻患者可使用抗胆碱能药物或止泻药，在重症患者应禁用，因有诱发中毒性巨结肠的危险。重症患者有继发感染，应积极抗菌治疗，给予广谱抗生素，静脉给药，合用甲硝唑对厌氧菌感染有效。同时对于治疗效果欠佳者，注意反复查便培养除外合并艰难梭菌及巨细胞感染。

3. 患者教育　①注意劳逸结合，不可太过劳累；暴发型、急性发作和严重慢性型患者，应卧床休息。②注意衣着，保持冷暖相适；适当进行体育锻炼以增强体质。③一般应进食柔软、易消化、富有营养和足够热量的食物。宜少量多餐，补充多种维生素。勿食生、冷、油腻及多纤维素的食物。④注意食品卫生，避免肠道感染诱发或加重本病。忌烟酒、辛辣食品、牛奶和乳制品。⑤平时要保持心情舒畅，避免精神刺激，解除各种精神压力。⑥按医嘱服药及定期医疗随访，不要擅自停药，反复病情活动者，应有终身服药的心理准备。

4. 外科手术

(1)绝对指征：大出血、穿孔、明确或高度怀疑癌肿，以及组织学检查发现重度异型增生或肿块性损害伴轻、中度异型增生。

(2)相对指征：重度UC伴中毒性巨结肠、静脉用药无效者内科治疗症状顽固、体能下降、对糖皮质激素抵抗或依赖的顽固性病例，替换治疗无效者UC合并坏疽性脓皮病、溶血性贫血等肠外并发症者。

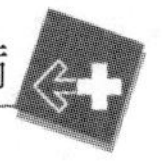

【处方】

1. 活动期的治疗

(1)轻度溃疡性结肠炎

处方1　氨基水杨酸制剂　是治疗轻度溃疡性结肠炎的主要药物。包括传统的柳氮磺吡啶(SASP)和其他各种不同类型美沙拉秦制剂。柳氮磺吡啶疗效与其他美沙拉秦制剂相似,但不良反应远较这些美沙拉秦制剂多见。具体用药方案如下。

　柳氮磺吡啶,每日3～4g,分次口服。

或　美沙拉秦前体药之巴柳氮,每日4～6g,分次口服

或　奥沙拉秦,每日2～4g,分次口服

或　美沙拉秦,每日2～4g,分次口服或顿服

处方2　适用于病变分布于远段结肠者

　柳氮磺吡啶或美沙拉秦栓每次0.5～1.0g,每日2次

或　美沙拉秦灌肠液每次1～2g,每日1次或2次

或　氢化可的松100mg保留灌肠

或　中药及促黏膜生长剂等保留灌肠,如锡类散、康复新等

处方3　激素治疗:对氨水杨酸制剂治疗无效者,特别是病变较为广泛者,可改为口服全身作用激素。按泼尼松0.75～1mg/(kg·d)[其他类型全身作用激素的剂量按相当于上述泼尼松剂量折算]给药,达到症状缓解后开始逐渐缓慢减量至停药;激素如氢化可的松琥珀酸钠盐(禁用酒石酸制剂)每晚100～200mg;布地奈德泡沫剂每次2mg,每日1次或2次,适用于病变局限在直肠者,该类激素的全身不良反应少。

(2)中度溃疡性结肠炎

处方1　氨基水杨酸制剂,仍为主要药物,用法同上。

处方2　激素　用法同上。

处方3　硫嘌呤类药物,包括硫唑嘌呤和巯嘌呤。适用于激素无效或依赖者。硫唑嘌呤欧美推荐的目标剂量为1.5～2.5mg/(kg·d),有专家认为我国人种剂量应偏低,如1mg/

(kg·d)。临床上,常将氨基水杨酸制剂和硫嘌呤类药物合用。

处方4　英夫利昔:当激素和上述免疫抑制药无效或激素依赖或不能耐受上述药物治疗时,可考虑英夫利昔治疗,使用方法为5mg/kg,静脉滴注,在第0周、2周、第6周给予作为诱导缓解;随后每隔8周给予相同剂量作为长程维持治疗。在使用英夫利昔前正在接受激素治疗时应继续原来治疗,在取得临床完全缓解后将激素逐步减量至停用,对原先已使用免疫抑制药无效者无必要继续合用免疫抑制药;但对英夫利昔治疗前未接受过免疫抑制剂治疗者,英夫利昔与硫唑嘌呤合用可提高撤离激素缓解率及黏膜愈合率。对英夫利昔维持治疗达1年者,保持撤离激素缓解伴黏膜愈合及CRP正常者,可以考虑停用英夫利昔继续以免疫抑制药治疗。对停用后复发者,再次使用可能仍然有效。

(3)重度溃疡性结肠炎

病情重,发展快,应收入院积极治疗。

处方1　静脉使用激素,为首选治疗

甲泼尼龙40～60mg,静脉滴注,每日1次

或氢化可的松300～400mg,静脉滴注,每日1次

说明:以上剂量再大不会增加疗效,但不足会降低疗效。

处方2　控制肠道继发感染

| 10%葡萄糖注射液 | 250ml | 静脉滴注,每日1次 |
| --- | --- | --- |
| 左氧氟沙星 | 0.4g | |

| 联合 10%葡萄糖注射液 | 250ml | 静脉滴注,每日2次 |
| --- | --- | --- |
| 甲硝唑 | 0.5g | |

处方3　静脉使用激素7天后无效者

环孢素A 2～4mg/(kg·d),静脉滴注,同时监测血药浓度,4～7天无效者及时手术治疗。

处方4　贫血、低蛋白血症者

血红蛋白<90g/L及持续出血不止者,红细胞2～4U,立即静脉滴注

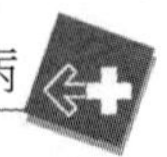

低蛋白血症＜30g/L，白蛋白 10～20g，立即静脉滴注。

2. *缓解期的治疗*　除轻度初发病例、很少复发且复发时为轻度而易于控制者可停药观察外，其余患者完全缓解后均应接受维持治疗。激素不作为维持治疗药物。

处方 1　氨基水杨酸制剂：维持治疗剂量一般为控制发作剂量的一半

柳氮磺吡啶为每日 2～3g，并补充叶酸 5mg，口服，每日 3 次。

远段结肠炎以美沙拉秦局部用药为主（直肠炎用栓剂每晚 1 次；直肠乙状结肠炎灌肠剂隔天至数天 1 次），加上口服氨基水杨酸制剂更好，疗程为 3～5 年或更长。

处方 2　硫嘌呤类药物：用于激素依赖、氨基水杨酸制剂不耐受者，剂量同活动期。

处方 3　英夫利昔：诱导缓解后继续。

【注意事项】

1. 监测癌变，定期行结肠镜检查，如为重度异型增生，一经确认即行手术治疗。

2. 切勿擅自停药或改变剂量。

3. 慎用止泻药、抗胆碱能药物、阿片制剂、非甾体类消炎药等避免诱发结肠扩张。

4. 除初发病例、轻症远端结肠炎患者症状完全缓解后，可停药观察外，所有患者完全缓解后均应维持治疗，时间可能是 3～5 年甚至终身用药。

## 第二节　克罗恩病

克罗恩病又称局限性回肠炎、节段性肠炎和肉芽肿性肠炎，是一种慢性炎性肉芽肿性疾病，多见于末端回肠和邻近结肠，但从口腔至肛门各段消化道均可受累，呈节段性或跳跃式分布。

【诊断要点】

1. 流行病学　患者多为青年人，根据我国统计资料，发病高峰年龄为18—35岁，男性略多于女性。

2. 主要临床症状

(1)腹痛：为最常见症状，多位于右下腹或脐周，间歇性发作，常为痉挛性腹痛伴肠鸣音增加，常于进餐后加重，排便或肛门排气后缓解，出现持续性腹痛，多提示炎症波及腹膜或腹腔内脓肿形成。全腹剧痛和腹肌紧张，提示病变肠段急性穿孔。

(2)腹泻：也是本病主要症状，主要由病变肠段炎症渗出、蠕动增加及继发性吸收不良引起。初为间歇性发作，后期可为持续性，粪便多为糊状，一般无脓血和黏液。病变累及下段结肠或肛门直肠者，可有黏液血便及里急后重。

(3)腹部包块：见于10%～20%患者，多位于右下腹与脐周，与肠粘连、肠壁增厚、肠系膜淋巴结肿大、内瘘或局部脓肿形成所致。

(4)瘘管形成：是CD的特征性临床表现，因透壁性炎性病变穿透肠壁全层至肠外组织或器官而成，分内瘘和外瘘，前者可通向其他肠段、肠系膜、膀胱、输尿管、阴道、腹膜后等处，后者通向腹壁或肛周皮肤。

(5)肛门周围病变：包括肛门周围瘘管、脓肿及肛裂等病变，有时为本病的首发或突出的临床表现。

(6)发热及营养障碍：为全身表现。

(7)肠外表现：与UC肠外表现相似，但发生率较高，以口腔黏膜溃疡、皮肤结节性红斑、关节炎及眼病为常见。

3. 实验室检查

(1)血红蛋白降低提示贫血；白细胞数增加、血细胞沉降率加快及C反应蛋白增高均提示溃疡性结肠炎进入活动期。

(2)粪便肉眼观常有黏液脓血，显微镜见红细胞和脓细胞，急性发作期可见巨噬细胞，同时行粪便病原学检查除外感染性结

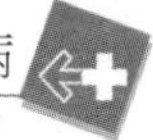

肠炎。

(3)自身抗体检查:外周血中性粒细胞胞质抗体(p-ANCA)和酿酒酵母抗体(ASCA)可能为 UC 和 CD 的相对特异性抗体。

4. 辅助检查

(1)结肠镜:应达末端回肠,可见阿弗他溃疡或纵行溃疡,黏膜鹅卵石样改变,肠腔狭窄或肠壁僵硬,炎性息肉等,病变之间黏膜外观正常,病变呈节段性、非对称性分布。

(2)胶囊内镜检查:对发现小肠黏膜异常相当敏感,主要适用于结肠镜及小肠放射学检查阴性的可疑患者。

(3)小肠镜:主要适用于其他检查发现小肠病变或尽管上述检查阴性而临床高度怀疑小肠病变需要进行确认及鉴别的患者,镜下所见同结肠镜。

(4)黏膜组织学检查:需要多段(包括病变部位及非病变部位)、多点取材。

主要包括:①固有膜炎症细胞呈局灶性不连续浸润;②裂隙状溃疡;③阿弗他溃疡;④隐窝结构异常,腺体增生,个别隐窝脓肿,黏液分泌减少不明显,可见幽门腺体化生或潘氏细胞化生;⑤非干酪样坏死性肉芽肿;⑥以淋巴细胞和浆细胞为主的慢性炎症细胞浸润,以固有膜底部和黏膜下层显著,常见淋巴滤泡形成;⑦黏膜下淋巴管扩张;⑧神经节细胞增生和(或)神经节周围炎。

(5)胃肠钡剂造影:可见多发性、跳跃性病变,呈节段性炎症伴僵硬、狭窄、裂隙状溃疡、瘘管、假息肉及鹅卵石样改变等。

(6)腹部超声、CT 及 MRI 检查:提示肠壁增厚、腹腔或盆腔脓肿、包块等。

5. 切除标本　可见肠管局限性病变、节段性损害、鹅卵石样外观、肠管狭窄、肠壁僵硬等,镜下可见穿壁性炎症、肠壁水肿、纤维化及肠系膜脂肪包裹等,局部淋巴结可见肉芽肿形成等。

6. 鉴别诊断

(1)肠结核:肠结核患者既往或现有肠外结核史,临床表现少有肠瘘、腹腔脓血和肛门病变，内镜检查病变节段性不明显、溃疡多为横行，浅表且不规则。组织病理学检查对鉴别诊断最有价值，肠壁和肠系膜淋巴结内大而致密的、融合的干酪样肉芽肿和抗酸杆菌染色阳性是肠结核特征表现。不能除外肠结核时应行抗结核治疗。亦可做结核菌培养、血清抗体检测或采用结核特异性引物行聚合酶链反应测组织中结核杆菌DNA。

(2)贝赫切特综合征：推荐应用贝赫切特综合征国际研究组的诊断标准：①反复发生口腔溃疡，过去12个月内发病不少于3次；②反复发生生殖器溃疡；③眼病；④皮肤病变；⑤皮肤针刺试验阳性，无菌穿刺刺入患者前臂，24～48小时候出现直径＞2mm的无菌性红斑性结节或脓性瘢痕。确诊需要有①加其他2项特征。

(3)小肠淋巴瘤：腹泻、腹痛、发热，体重下降，疲劳感更为明显，更易发生肠梗阻。症状多为持续性，恶化较快。腹部肿块与克罗恩病边界较清楚，较硬，一般无压痛。可有浅表淋巴结和肺门淋巴结增大以及肝脾明显增大。X线及小肠镜检查可发现肠腔内肿物及溃疡，小肠活检有助于诊断。

(4)非肉芽肿性溃疡性空肠回肠炎：腹痛和腹泻是此病的突出表。体重下降，吸收不良和低蛋白血症更为明显。小肠活检病变为弥漫性，绒毛变平和增厚，基底膜炎症浸润，黏膜溃疡。

【治疗要点】

1. 内科药物控制炎症反应

2. 内科对症治疗　纠正水电解质平衡紊乱；贫血者可输血；低蛋白血症者应补充白蛋白，病情严重者应禁食，并予完全胃肠外营养治疗。重症患者有继发感染，应积极抗菌治疗，静脉给予广谱抗生素，同时可合用甲硝唑，对厌氧菌感染有效。

3. 患者教育　①注意劳逸结合，不可太过劳累；严重者应卧床休息。②注意衣着，保持冷暖相适；适当进行体育锻炼以增强体质。③一般应进食柔软、易消化、富有营养和足够热量的食物。

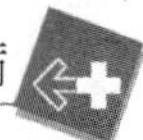

宜少量多餐，补充多种维生素。勿食生、冷、油腻及多纤维素的食物。④注意食品卫生，避免肠道感染诱发或加重本病。忌烟酒、辛辣食品、牛奶和乳制品，⑤平时要保持心情舒畅，避免精神刺激，解除各种精神压力。⑥按医嘱服药及定期医疗随访，不要擅自停药，反复病情活动者，应有终身服药的心理准备。

4. 外科手术　主要针对一系列并发症，如完全性肠梗阻、瘘管、腹腔脓肿、急性穿孔、不能控制的大出血等。

【处方】

1. 活动期的治疗

(1)轻度克罗恩病

处方 1　氨基水杨酸制剂：适用于结肠型、末端回肠型和回结肠型应使用美沙拉秦。

美沙拉秦，每日 2～4g，分次口服

或 柳氮磺吡啶每日 3～4g，分 3～4 次口服

或 奥沙拉嗪 1g，口服，每日 3 次。

处方 2　布地奈德：病变局限于回肠末端、回盲部或升结肠者，其疗效优于美沙拉秦。用法：每次 3mg，每日 3 次。

(2)中度克罗恩病

处方 1　激素为治疗首选。病变局限于回盲部者，可考虑布地奈德，但该药疗效对中度活动性克罗恩病不如全身作用激素。

泼尼松每日 30～40mg，分 3～4 次口服

合并感染时加用抗生素，可参照溃疡性结肠炎。

处方 2　激素无效或依赖时加用硫嘌呤类药物或甲氨蝶呤。

硫唑嘌呤欧洲共识意见推荐的目标剂量范围是 1.5～2.5mg/(kg·d)，对此，我国尚未有共识，有认为，对于亚裔人种剂量宜偏小，如 1mg/(kg·d)。

硫嘌呤类药物无效时可换用甲氨蝶呤，欧美共识意见推荐的目标剂量为 0.75～1.5mg/(kg·d)。

说明：硫唑嘌呤存在量效关系，剂量不足会影响疗效，剂量太

大不良反应风险又不能接受，使用硫唑嘌呤维持撤离激素缓解有效者，疗程一般不少于4年。

处方3　生物制剂：英夫利昔用于激素或上述免疫抑制药无效或不能耐受上述药物治疗者，具体用法参照UC。

(3)重度克罗恩病

处方1　激素口服或静脉给药

泼尼松0.75～1mg/(kg·d)，病情控制后逐渐减量至每日10～15mg，维持数月后减量至停药。

或 氢化可的松每日200～300mg，静脉滴注，疗程一般7～14天，病情稳定后改为口服制剂。

或 甲泼尼松龙每日40mg，静脉滴注，疗程一般为7～14天，病情稳定后改为口服制剂。

或 地塞米松每日10mg，静脉滴注，疗程一般为7～14天，病情稳定后改为口服制剂。

或 布地奈德每日9mg

处方2　控制肠道继发感染

|  |  |  |
| --- | --- | --- |
| 10%葡萄糖注射液 | 250ml | 静脉滴注，每日1次 |
| 左氧氟沙星 | 0.4g | |

| |  |  |  |
| --- | --- | --- | --- |
| 联合 | 10%葡萄糖注射液 | 250ml | 静脉滴注，每日2次 |
| | 甲硝唑 | 0.5g | |

处方3　激素无效或依赖时加用硫嘌呤类药物或甲氨蝶呤，同上

处方4　生物制剂 同上

(4)特殊部位的克罗恩病

①广泛性小肠病变：早期即应积极治疗，如早期应用免疫抑制药。

②食管和胃十二指肠病变：加用质子泵抑制药，早期应用免疫抑制药。

2. 缓解期的治疗　除轻度初发病例、很少复发且复发时为轻

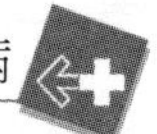

度而易于控制者可停药观察外，其余患者完全缓解后均应接受维持治疗。激素不作为维持治疗药物。

(1)首次药物治疗取得缓解者，可用美沙拉秦维持缓解，剂量如上。

(2)反复频繁复发和(或)病情严重者，可使用激素，用法如上。

(3)激素效果欠佳者，可联合免疫抑制药或生物制剂，同上。

【注意事项】

①监测癌变；②切勿擅自停药或改变剂量；③定期复查。

(郭瑞雪)

# 第14章

# 肠道血管疾病

## 第一节　慢性肠缺血综合征

慢性肠缺血综合征是指肠系膜血管粥样硬化或其他血管病变基础上出现反复发作的肠系膜血液不足，轻者产生明显的餐后腹部绞痛，可伴有体重明显减轻和腹泻等综合征，又称腹绞痛或肠绞痛，重者发生肠坏疽、穿孔、甚至肠梗死。该病比较少见，发病多在50—60岁，女性比男性多见。

【诊断要点】

1. 病因　该病95%以上的患者均由动脉粥样硬化性血管狭窄所致，糖尿病也可以引起；此外，大动脉炎、结节性多动脉炎、系统性红斑狼疮、闭塞性血栓性血管炎也可以累及中、小动脉导致管腔狭窄、闭塞。

2. 症状　经典三联征：饭后腹痛、恐食症和晚期消瘦。

(1)腹痛：最常见(90%)，其特点为饭后15～30分钟开始，1～3小时后达到高峰，后逐渐减轻，一般位于上腹或脐周，可向背部放射，疼痛发作时抗酸药无效。疼痛性质不一，有时仅有腹部胀痛不适，但多数为持续性钝痛和痉挛性绞痛，偶为剧烈绞痛。

(2)消瘦、体重减轻和营养不良：随着血管阻塞的进展，因餐后腹痛，患者惧怕进食，限制进食量，久之逐渐出现消瘦、体重减轻和营养不良。消瘦程度与腹痛的严重程度和持续时间相平行，

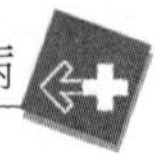

此外，内脏缺血导致吸收不良也是消瘦的原因。

(3)其他表现：60%～90%患者在上腹部可听到收缩期血管杂音，但正常人有时也可听到，故无特殊诊断意义。其他还有恶心、呕吐、便秘、腹胀、消化道出血和腹泻等症状。

3. 辅助检查

(1)实验室检查：一般无异常，可有吸收不良的表现，如 D-木糖试验、维生素 A 耐量试验等，其他还可以表现为贫血、白细胞减少、低蛋白血症、低胆固醇血症、粪隐血实验阳性等。疑有脂肪泻的患者，粪苏丹Ⅲ染色显示脂肪球。24 小时粪脂肪定量，当粪便中脂肪量每日＞7g 时，有诊断意义。

(2)X 线检查：无特殊发现，但可排除腹部其他疾患。胃肠钡剂检查有些可见小肠蠕动异常，肠襻扩张并因肠系膜增厚而彼此分离明显。有的可见肠狭窄。

(3)多普勒超声检查：肠系膜动脉狭窄程度可以通过超声测定血流的速度来确定。狭窄程度愈严重，血流速度愈快。

(4)血管造影：用于确定诊断，评价疾病的轻重和制定血管再通的方案。可见肠系膜上动脉多数分支狭窄、不规则，狭窄与扩张交替，动脉弓痉挛，肠壁内血供不足等表现。在此检查中，发现至少 2 支肠系膜动脉血流少于正常的 1/3，则有诊断意义。

(5)螺旋 CT 或 MRI：CT 上肠系膜血管内的血栓 CT 值较正常血管密度为高，血管内栓子呈充盈缺损表现，且肠腔扩张积气，肠系膜水肿，肠壁增厚或变薄，一般标准为小肠壁超过 3mm，结肠壁超过 5mm。

(6)张力测定法：餐后空肠黏膜 pH 下降，可敏感反映肠道血管血流减少的情况。

(7)内镜检查：累及结肠时，结肠镜下可见结肠黏膜不同程度的充血水肿，黏膜糜烂或溃疡形成，溃疡多呈纵行或不规则形状，溃疡之间无正常黏膜，肠腔内可见血性渗出。

(8)病理学检查：组织学检查为非特异性改变，肠壁内小血管的炎性坏死及血栓形成有助于该病的诊断。

(9)其他：有报道称同位素$^{99m}$Tc或$^{111}$In标记的白细胞进行结肠扫描可显示缺血病灶。

4. 鉴别诊断

(1)结直肠癌：多见于中年以后，直肠指检可触及肿块，常表现为大便习惯改变、贫血、消瘦，也可以出现腹痛及便血，结肠镜和X线钡剂灌肠检查可对鉴别诊断有价值，活检可确诊。

(2)克罗恩病：以腹痛、腹泻、肠梗阻为主要症状，且有发热、营养障碍等肠外表现。病程多迁延，常有反复，不易根除。肠镜检查结合组织病理学检查可确诊，以回肠右半结肠多见，病变呈节段性、穿壁性、非对称性，典型者可见鹅卵石样改变、综合溃疡和裂沟等，该患者肠镜检查与上述表现不相符。

(3)溃疡性结肠炎：是一种慢性非特异性结肠炎症，病变主要累及结肠黏膜及黏膜下层，范围多自远端结肠开始，可逆行向近端发展，甚至累及全结肠及末端回肠，呈连续性分布，临床主要表现为腹泻、腹痛和黏液脓血便，可合并不同程度的全身症状。

【治疗要点】

宜早期诊断，及早治疗，改善或重建肠道血流，恢复血容量，纠正病因，早期使用广谱抗生素，控制或防止继发感染，缓解或消除腹痛等症状，预防急性肠系膜缺血和肠梗死的发生。

1. 内科治疗　适用于症状轻的患者。①先要治疗原发病，消除病因。②少量多餐，避免暴饮暴食或用要素饮食，减少消化道负担，从静脉补充部分营养。危重患者或伴有肠缺血坏死、穿孔可采取胃肠减压、静脉补液维持水和电解质平衡，同时酌情输血。③口服维生素C、维生素E及血管扩张药，改善肠缺血，减轻症状。④静脉滴注低分子右旋糖酐，防止血液浓缩，促进形成侧支循环。

2. 介入放射治疗　经皮血管成形术(PTA)是经皮股动脉穿刺后在腹腔动脉、肠系膜上动脉狭窄处行气囊导管扩张，有效率

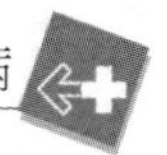

80%以上,症状缓解时间 7～28 个月。另外,在上述主要动脉狭窄处放置钛合金支撑架,以便血流畅通,供血改善。亦经 PTA 行肠系膜静脉转流术。

3. 手术治疗　外科手术治疗是解除慢性小肠缺血、缓解症状、防止急性肠梗死的重要方法。小动脉分支广泛硬化狭窄或广泛小血管炎者不适宜手术。

【处方】

处方 1　静脉滴注扩血管药物

|  |  |  |
| --- | --- | --- |
| 0.9%氯化钠注射液 | 100ml | 静脉滴注,每日 1 次 |
| 前列地尔 | 10μg | |
| 或 0.9%氯化钠注射液 | 100ml | 静脉滴注,每日 1 次 |
| 银杏达莫 | 20ml | |
| 或 10%葡萄糖注射液 | 250ml | 静脉滴注,每日 1 次 |
| 罂粟碱 | 30～60mg | |
| 或 10%葡萄糖注射液 | 250ml | 静脉滴注,每日 1 次 |
| 丹参注射液 | 0.8g | |
| 或 10%葡萄糖注射液 | 250ml | 静脉滴注,每日 1 次 |
| 丹参多酚 | 200mg | |
| 或 10%葡萄糖注射液 | 250ml | 静脉滴注,每日 1 次 |
| 血塞通 | 0.4～0.8mg | |

说明:以上疗程均为 7～14 天。

处方 2　预防肠道感染

|  |  |  |
| --- | --- | --- |
| 0.9%氯化钠注射液 | 100ml | 静脉滴注,每日 2 次或 3 次 |
| 头孢他啶 | 2g | |
| 或 10%葡萄糖注射液 | 250ml | 静脉滴注,每日 1 次 |
| 左氧氟沙星 | 0.4g | |
| 或 10%葡萄糖注射液 | 250ml | 静脉滴注,每日 1 次或 2 次 |
| 奥硝唑 | 0.5g | |

说明:以上疗程均为 5～7 天。

处方 3　用于降低血液黏度

低分子右旋糖酐注射液　500ml,静脉滴注,每日 1 次

处方 4　改善循环、抗凝类药物

丹参滴丸 10 丸,口服,每日 3 次

阿司匹林 100mg,口服,每日 1 次

低分子肝素 4100U,皮下注射,每日 2 次。

华法林 1.5～3.0mg,口服,每日 1 次,同时定期监测凝血常规,使得 PT 及 APTT 维持在正常值的 1.5～2.5 倍之间。

处方 5　用于营养支持

|  |  |  |
| --- | --- | --- |
| 5%葡萄糖 0.9%氯化钠注射液 | 500ml | 静脉滴注,每日 1 次,疗程 3～5d |
| 10%葡萄糖注射液 | 500ml | |
| 20%中长链脂肪乳 | 250ml | |
| 复方氨基酸注射液 | 250～500ml | |
| 水溶性维生素注射液 | 1 支 | |
| 脂溶性维生素注射液 | 1 支 | |
| 多种微量元素注射液 | 1 支 | |
| 10%氯化钾注射液 | 30ml | |

【注意事项】

1. 经内科治疗 72 小时,效果差者及时请外科介入。

2. 出院后患者需要继续口服扩血管药物或抗凝药物,定期复诊。

## 第二节　急性肠缺血综合征

急性肠缺血综合征是因肠系膜动脉或静脉栓塞或血栓形成等原因引起肠管急性血液循环障碍的一类疾病,临床上比较少见,仅占住院患者的 1/1000。但因缺血受累肠管可在短时间内广泛坏死,并引发严重的感染而威胁患者生命,病死率高。

【诊断要点】

1. 分类　根据病因,可分为 4 个主要临床类型,但所有类型,

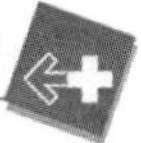

腹痛为最突出的临床表现，一般为中度至重度，呈弥漫性和持续性，有时会发生绞痛，进食可使疼痛加重，疼痛程度与体格检查结果不一致，多数患者对止痛药物反应不佳。恶心、呕吐腹泻较常见。当肠壁坏死时，可出现腹膜炎、消化道出血和败血症。

(1)栓子型急性肠系膜缺血：此型占全部病例的 40%～50%，栓子通常来自心肌梗死、二尖瓣狭窄和心房纤颤时的附壁血栓以及感染性心内膜炎的感染性栓子。该类患者一般为突发性腹痛，且大多数有呕吐和腹泻。

(2)血栓型急性肠系膜缺血：占全部病例的 25%，潜在病因包括动脉粥样硬化性血管疾病、主动脉瘤、主动脉内壁分离、动脉炎、心肌梗死或充血性心力衰竭造成的心排血量下降及其他原因引起的脱水。该类患者腹部绞痛通常为餐后的主要症状，并可持续 2～3 小时。

(3)非闭塞性肠系膜缺血：约占 20%，更多地发生在老年人，症状的发展一般要经历数日，患者常有不舒服的前驱症状和迷糊的腹部不适。当梗死发生时腹痛加重，并出现呕吐、低血压、心动过速及血便。

(4)肠系膜静脉血栓症：更易发生在年轻人。症状通常不重，1/3 的患者症状持续 30 天以上。其典型症状会经历一个逐渐恶化的拖延期。

2. 体格检查　疾病早期未发生腹膜炎时，体征很少和不具体，甚至不出现腹部触痛。梗死伴坏死或穿孔时，腹膜体征才出现，触痛加重并因出现触痛性包块从而提示梗死肠段的位置，肠鸣音亢进到消失。可有发热、低血压、心动过速、呼吸急促和精神状态的变化。

3. 实验室检查　可出现白细胞增多和(或)核左移；D-二聚体升高；粪隐血可有阳性。

4. 腹部平片　通常是正常的，但可除外穿孔等情况。肠壁积气、指纹征和门静脉出现气体都是晚期的征象。

5. CT检查　除可见腹部平片的征象外,肠壁水肿是常见的改变,可以显示黏膜下层液体的渗透或坏死肠段的出血情况。动脉闭塞表现为血管无强化,而肠系膜静脉血栓形成通常显示肠系膜上静脉或门脉处的血栓。

6. 血管造影术　为诊断的规范方法,也是进行治疗的重要手段。其诊断敏感度为88%。

7. 超声检查　可以显示受累动脉或静脉的血栓或血流缺损。

8. 核磁共振及磁共振血管造影　对评价肠系膜静脉血栓形成特别有效。

9. 内镜检查　需要格外慎重,有导致肠穿孔等情况可能。

10. 鉴别诊断　同慢性肠缺血综合征。

【治疗要点】

1. 内科治疗　所有可疑患者均应恢复有效的循环血量,给予广谱抗生素,并积极治疗原发病。抗生素一般首选覆盖革兰阴性菌和厌氧菌。适时采用扩血管药物,常用罂粟碱。使用抗凝药,常用药物为肝素和华法林。进行溶栓治疗效果较好,如链激酶、尿激酶和组织纤溶酶原激活药。如患者出现肠梗阻或肠穿孔,应给予胃肠减压。

2. 介入治疗

(1)通过血管造影灌注罂粟碱:对所有类型均有效。血管造影后以每小时30～60mg的速度注入药物,并随临床反应调整剂量,至少持续24小时。

(2)通过血管造影注入溶栓剂:是某些栓子型患者的救命措施。出血是主要并发症,不可以在腹膜炎或者肠道坏死时使用,用药时间必须在发病8小时内。如果症状在用药后4小时内得不到改善或者出现腹膜炎,则应停止灌药并行外科手术。

(3)溶栓后的血管内治疗:包括血管成形术和血管内支架置入术。

3. 外科处理　目的是证实肠系膜缺血的诊断、评价肠道的存

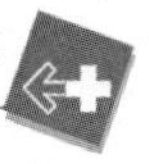

活能力、清除血管内斑块或栓子、切除坏死的肠管及肠系膜，可能情况下完成血管再形成。对于首次手术肠管活力不明的情况下，可以考虑行二期手术治疗，从而尽量减少切除的肠管长度。

【处方】

处方 1　早期适合外科介入溶栓者积极抗凝溶栓治疗。

处方 2　抗凝药物：尿激酶 25 万 U，静脉注射，每日 2 次；低分子肝素钙 4100U，皮下注射，每日 2 次。

处方 3　静脉滴注扩血管药物：同慢性肠缺血综合征。

处方 4　应用抗生素：同慢性肠缺血综合征。

处方 5　活血药物：同慢性肠缺血综合征。

处方 6　营养支持方案：同慢性肠缺血综合征。

处方 7　内科治疗效果差可外科手术。

【注意事项】

早期诊断后立即应用适当的抗凝溶栓疗法；出院后患者需要继续口服扩血管药物或抗凝药物，定期复诊。

## 第三节　其他肠道血管疾病

1. *结肠和小肠 Dieulafoy 病*　病因不明，一般认为它是一种先天性病变。其病理特点是①病变底部胃黏膜缺损，伴类纤维素坏死；②在缺损部有粗大的厚壁动脉袢；③黏膜肌层下有纡曲而结构异常的动脉；④邻近动脉有粗大的厚壁静脉；⑤固有层有淋巴组织汇聚。已知胃的 Dieulafoy 病能引起消化道大出血。近年来发现该病也可见于下消化道。治疗主要是内镜下进行，如效果不佳，必须急诊外科手术，术中仔细探查，手术方式宜选胃楔形切除或半胃切除，也有主张出血部位缝扎。

2. *肠道血管畸形*　肠道血管畸形包括动静脉畸形、血管扩张、血管瘤、血管发育不良等，是引起急性或慢性下消化道出血的原因之一，常是血管本身异常，也可是某一系统性病症或某一综合征的表现之一。以消化道出血首发,可进行选择性肠道血管造影、内镜检查、核素显影及手术探查明确。治疗方法主要包括内镜下治疗、手术治疗、导管治疗及激素治疗等。

3. 血管炎　许多全身性疾病可以引起血管炎,其特征是血管的炎症和坏死。对肠道血管炎的诊断主要在于全身的临床表现和实验室检查,钡剂检查可显示黏膜溃疡或水肿,与炎症性肠病常难鉴别。主动脉造影可能显示动脉瘤而提示结节性动脉炎,其阳性率约75%。如出现急腹症,宜手术探查。但许多患者全因全身性疾病常使用激素,而腹部体征可能被掩盖,因此必须密切随访临床、实验室及X线检查。

(1)结节性动脉炎:典型的结节性动脉炎常累及小到中等大小的动脉,除血管阻塞外,其特征为肝、肾和内脏血管常呈1cm左右扩张的血管,大约有2/3患者有胃肠道症状,包括腹痛、恶心、畏食和腹泻。此外,血管阻塞能引起溃疡、梗死和肠出血。虽然皮质激素和环磷酰胺能改善病患者的存活率,但又引起血小板减少、黏膜溃疡而增加胃肠道出血的风险。

(2)过敏性紫癜:特点是全身小血管炎,并伴有紫癜、关节炎和腹痛三联征。累及胃肠道者占29%~69%,80%以上患者有腹痛,半数以上有黑粪。胃肠道症状常有自限性。有主张用皮质激素治疗消化道症状,但未进行对照研究。

(3)系统性红斑狼疮:胃肠道症状常见,半数以上有腹痛、恶心、呕吐。然而肠道血管炎只占2%左右,主要累及小动脉,可引起溃疡、出血和梗死,也有报道可引起黏膜下和肌层的静脉炎而导致蛋白丢失性肠病。

(4)类风湿血管炎:在类风湿关节炎患者中约占1%,而且这些患者中有胃肠道症状者只占10%。胃肠道血管累及史可引起缺血性溃疡、梗死、结肠炎和胃肠道出血。

(郭瑞雪　杨祎娜)

# 第15章

# 肠梗阻

任何原因引起的肠内容物通过障碍统称肠梗阻。它是常见的外科急腹症之一。有时急性肠梗阻诊断困难，病情发展快，常致患者死亡。水、电解质与酸碱平衡失调，以及患者年龄大合并心肺功能不全等常为死亡原因。临床一般分为机械性(器质性)，该类最常见，又可分为单纯性和绞窄性；动力性(功能性)，又包括麻痹性和痉挛性；血供性肠梗阻是因为肠系膜动脉血栓形成和栓塞所致。

【诊断要点】

主要根据患者临床症状、查体、辅助检查进行诊断，其中影像学检查可明确是否存在肠梗阻、梗阻的原因、梗阻的部位和梗阻的程度，腹部CT对于显示病因意义较大，尤其是发现胆石、肿瘤等，下面根据不同分型进行讨论。

1. 单纯性肠梗阻

(1)症状：多为肿瘤与炎症狭窄，少数可为老年性粪便梗阻；腹部绞痛、呕吐、腹胀、便秘与排气停止。

(2)体格检查

全身情况：梗阻早期多无明显改变，晚期可出现体液丢失的体征。发生绞窄时可出现全身中毒症状及休克。

腹部检查应注意如下情况：①有腹部手术史者可见腹壁切口瘢痕；②患者可有腹胀，且腹胀多不对称；③多数可见肠型及蠕动波；④腹部压痛在早期多不明显，随病情发展可出现明显压痛；

⑤梗阻肠襻较固定时可扪及压痛性包块；⑥腹腔液增多或肠绞窄者可有腹膜刺激征或移动性浊音；⑦肠梗阻发展至肠绞窄、肠麻痹前均表现肠鸣音亢进，并可闻及气过水声或金属音。

(3)实验室检查：梗阻早期一般无异常发现。应常规检查白细胞计数、血红蛋白、血细胞比容、二氧化碳结合力、血清钾、钠、氯及尿便常规。大部分指标均在正常范围之内，后期可表现为白细胞计数、中性粒细胞绝对值及百分比升高；生化提示血清钾、钠、氯降低；便常规＋隐血偶可见隐血阳性。

(4)X线立位腹平片检查：梗阻发生后的4～6小时，腹平片上即可见胀气的肠襻及多数气液平面。卧位腹平片提示充气扩大的小肠呈连贯的透亮影，横贯腹腔之大部，称之为大跨度肠襻，常自中腹部向上腹部层层平行排列，互相挤靠。立位腹平片提示充气肠曲中有多数液气平面，形成所谓阶梯状表现，其宽度不等，呈拱形，透视下液面上下运动。如立位腹平片表现为一位置固定的咖啡豆样积气影，应警惕有肠绞窄的存在。

(5)腹部CT：可见肠管显著扩张，肠管内明显积气积液，肠壁可变薄等。

2. 绞窄性肠梗阻　是指一段小肠肠曲的两端及其系膜血管同时阻塞，以致肠梗阻同时还伴有梗阻肠管(即闭襻)的血供障碍。常见病因为小肠扭转、内疝等。

(1)症状

①腹痛为持续性剧烈腹痛，频繁阵发性加剧，无完全休止间歇，呕吐不能使腹痛腹胀缓解。

②呕吐出现早而且为持续性，甚至呕吐或自肛门排出血性液体。

③早期即出现全身性变化，如脉率增快，体温升高，白细胞计数增高，或早期即有休克倾向。

④腹胀：低位小肠梗阻腹胀明显，闭襻性小肠梗阻呈不对称腹胀，可触及孤立胀大肠襻，不排气排便。

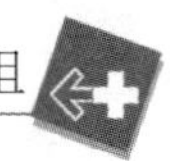

⑤连续观察：可发现体温升高，脉搏加快，血压下降，意识障碍等感染性休克表现，肠鸣音从亢进转为减弱。

⑥明显的腹膜刺激征，呈局部膨隆状。

⑦腹腔穿刺为血性液体。

（2）体格检查

全身情况：梗阻早期即出现全身中毒症状及休克，比如体温升高、脉率增快、四肢湿冷、血压下降、意识障碍、口干、尿量少等。

腹部检查应注意如下情况：①患者存在明显腹胀，且腹胀多不对称；②可见明显肠型及蠕动波；③腹部压痛明显，反跳痛；④梗阻肠襻较固定时可扪及压痛性包块；⑤腹腔液增多以及出现腹膜刺激征或移动性浊音；⑥肠梗阻发展至肠绞窄、肠麻痹前均表现肠鸣音亢进，并可闻及气过水声或金属音。

（3）实验室检查：梗阻早期即表现为白细胞计数、中性粒细胞绝对值及百分比升高；生化提示代谢性酸中毒、血清钾、钠、氯降低、肌酸激酶升高；血细胞沉降率及C反应蛋白升高；尿常规可表现为酮体阳性；便常规＋隐血偶可见潜血阳性。

（4）X线立位腹平片检查：表现为固定孤立的肠襻，呈咖啡豆状，假肿瘤状及花瓣状，且肠间隙增宽。

（5）腹部CT：可见肠管显著扩张，肠管内明显积气积液，肠壁可变薄等。

3. *麻痹性肠梗阻* 麻痹性肠梗阻亦称无动力性肠麻痹，是因各种原因影响肠道自主神经系统的平衡；或影响肠道局部神经传导；或影响肠道平滑肌收缩使肠管扩张蠕动消失。患者腹胀显著，无阵发性绞痛等，肠蠕动减弱或消失，罕有引起肠穿孔者。

（1）症状：腹痛为持续性胀痛，且常伴有呕吐胃内容物，呕吐物中无粪味，呕吐不能使腹胀缓解；体液大量丢失，感到极度口渴、尿量减少。

（2）体格检查：患者不能坐起，感觉呼吸困难。

腹部检查应注意如下情况：①患者存在明显腹胀，腹式呼吸消失；②见不到肠型及蠕动波；③腹部压痛多不明显；④腹部叩诊呈均匀鼓音，肝浊音界缩小或消失；⑤听诊时肠鸣音明显减弱或完全消失。

(3)实验室检查：表现为白细胞计数、中性粒细胞绝对值及百分比升高；生化提示代谢性酸中毒、血清钾、钠、氯降低、肌酸激酶升高；血细胞沉降率及C反应蛋白升高；尿常规可表现为酮体阳性；便常规＋隐血偶可见隐血阳性。

(4)腹部平片：①胃、小肠和结肠有充气呈轻度至重度扩张。小肠充气可轻可重，结肠充气多数较显著，常表现为腹周全结肠充气。②腹部立位平片：扩张的胃和小肠、结肠内出现宽窄不一的液平面。③结肠粪不论是颗粒糊状或是粪块状粪团，是确认结肠的可靠征象。④急性腹膜炎者常于腹平片中出现腹腔积液征，严重者还可出现腹脂线模糊。⑤肠壁因水肿、充血而增厚甚至出现横膈动作受限，肋膈角变钝等胸腔积液征象。

(5)胃肠造影：当麻痹性肠梗阻较轻时，在服药3～6小时后复查，碘剂多可进入结肠，而排除小肠机械性肠梗阻。麻痹性肠梗阻较严重时，造影剂也可下行极为缓慢，在服药3～6小时后仍停留胃和十二指肠、上段空肠内。

(6)腹部CT影像：可见胃、小肠结肠均有充气扩张，以结肠改变较为明显，可见液平面，与机械性肠梗阻比较，动力性肠梗阻肠腔扩张广泛但程度较轻。

4. 鉴别诊断

(1)消化道穿孔：突然发生剧烈腹痛是消化道穿孔的最初最经常和最重要的症状。疼痛最初开始于穿孔的部位，常呈刀割或烧灼样痛，一般为持续性，但也有阵发生性加重。疼痛很快扩散至全腹部，可扩散到肩部呈刺痛或酸痛感觉。病情严重时可发展至细菌性腹膜炎和肠麻痹，听诊肠鸣音减弱或消失。

(2)泌尿系结石梗阻：既往多有泌尿系结石病史，突然出现一侧腰部剧烈的绞痛，并向下腹及会阴部放射，伴有腹胀、恶心、呕

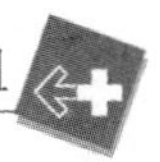

吐、程度不同的血尿。

(3)急性胰腺炎:是多种病因导致胰酶在胰腺内被激活后引起胰腺组织自身消化、水肿、出血甚至坏死的炎症反应。临床以急性上腹痛、恶心、呕吐、发热和血胰酶增高等为特点。病变程度轻重不等,轻者以胰腺水肿为主,临床多见,病情常呈自限性,预后良好,又称为轻症急性胰腺炎。少数重者的胰腺出血坏死,常继发感染、腹膜炎和休克等,病死率高,称为重症急性胰腺炎。

【治疗要点】

1. 基础治疗

(1)胃肠减压是治疗肠梗阻的重要措施之一,可以改善腹胀,减轻症状;减少细菌及毒素的吸收;改善肠壁血供;观察胃液性状,判断病情;同时可通过胃肠减压管注入食用油或者中药等促进肠道蠕动。

(2)积极补液,纠正水电解质平衡紊乱;贫血者可输血;低蛋白血症者应补充白蛋白,病情严重者应禁食,并予完全胃肠外营养治疗。

(3)防止感染,可选用三代头孢类或者喹诺酮类抗生素及奥硝唑等抗厌氧菌。单纯性肠梗阻可不应用抗生素。

(4)镇静、解痉。

(5)慎用止痛药。

2. 解除梗阻

(1)非手术治疗指征:适于不完全性肠梗阻。包括豆油疗法、中药疗法、腹部理疗、灌肠疗法、针灸疗法。

(2)手术治疗指征:适用于绞窄性肠梗阻、肿瘤梗阻、肠道先天畸形、非手术治疗无效。

①单纯解除梗阻的手术:粘连松解、异物取出、肠扭转复位。

②肠切除吻合术:判断肠管有无活力。

③短路手术:肿瘤所致梗阻,浸润固定;肠粘连成团块,分离困难;且无肠管坏死。

④肠造口或肠外置术：周身状态差，手术不耐受；肠管病变不宜吻合。

【处方】

处方1　营养支持

|  |  |  |
|---|---|---|
| 5%葡萄糖0.9%氯化钠注射液 | 500ml | 静脉滴注，每日1次，疗程视病情而定 |
| 10%葡萄糖注射液 | 500ml | |
| 20%中长链脂肪乳 | 250ml | |
| 复方氨基酸注射液 | 250～500ml | |
| 水溶性维生素注射液 | 1支 | |
| 脂溶性维生素注射液 | 1支 | |
| 多种微量元素注射液 | 1支 | |
| 氯化钾注射液 | 30ml | |

处方2　伴有循环衰竭或低血压患者

血浆400ml，静脉滴注，疗程视病情而定

白蛋白10～20g，静脉滴注，疗程视病情而定

处方3　抗感染治疗治疗

|  |  |  |
|---|---|---|
| 0.9%氯化钠注射液 | 100ml | 静脉滴注，6小时或8小时1次 |
| 头孢他啶 | 2g | |
| 或 0.9%氯化钠注射液 | 100ml | 静脉滴注，6小时或8小时1次 |
| 头孢哌酮舒巴坦 | 2g | |
| 或 0.9%氯化钠注射液 | 100ml | 静脉滴注，每日1次 |
| 头孢曲松 | 2g | |
| 或 0.9%氯化钠注射液 | 100ml | 静脉滴注，6小时或8小时1次 |
| 哌拉西林他唑巴坦 | 4.5g | |
| 或 0.9%氯化钠注射液 | 100ml | 静脉滴注，6小时或8小时1次 |
| 碳青霉烯类(泰能等) | 0.5g | |

或 奥硝唑0.5g，静脉滴注，每日2次

或 替硝唑0.4g，静脉滴注，每日2次

或 左氧氟沙星0.4g，静脉滴注，每日1次

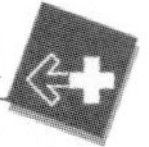

处方4 胃肠减压或者经胃管内药物注入

液状石蜡/食用油,50ml,口服,每日3次

四磨汤,2支,口服,每日3次

处方5 适用于烦躁患者

异丙嗪,25～50g,立即肌内注射

盐酸布桂嗪注射液100mg,立即肌内注射

处方6 内科治疗无效及时外科介入

【注意事项】

依据肠梗阻发生的原因,有针对性采取某些预防措施,可有效地防止、减少肠梗阻的发生。

1. 对患有腹壁疝的患者,应予以及时治疗,避免因嵌顿、绞窄造成肠梗阻。

2. 加强卫生宣传、教育,养成良好的卫生习惯。预防和治疗肠蛔虫病。

3. 腹部大手术后及腹膜炎患者应很好地胃肠减压,手术操作要轻柔,尽力减轻或避免腹腔感染。

4. 早期发现和治疗肠道肿瘤。

5. 腹部手术后早期活动。

(郭瑞雪)

# 第16章

# 功能性胃肠病

功能性胃肠病是一组表现为慢性或反复发作的胃肠道症状，而无器质性改变的胃肠道功能性疾病，常伴有失眠、紧张、焦虑、抑郁、头晕、头痛等功能性症状，同时多有精神因素的背景，临床表现主要是胃肠道的相关症状，因症状特征而有不同命名。

## 第一节　功能性消化不良

功能性消化不良(functional dyspepsia，FD)是指由胃和十二指肠功能紊乱引起的症状，而无器质性疾病的一组临床综合征，症状可持续或反复发作，病程超过 1 个月或在过去的 12 个月中累计超过 12 周，是临床上最常见的一种功能性胃肠病，我国调查资料显示，FD 占胃肠病专科门诊患者的 50%左右。

【诊断要点】

FD 为一排除性诊断疾病，在临床实际工作中，既要求不漏诊器质性疾病，又不应无选择性地对每例患者进行全面的实验室及特殊检查。

1. 临床症状

(1)不少患者存在失眠、焦虑、抑郁、头晕、头痛、注意力不集中等精神症状。

(2)消化道主要症状：上腹部疼痛或烧灼感、餐后饱胀、早饱感、嗳气、食欲缺乏、恶心呕吐等，常以上述中某一个或某一组症

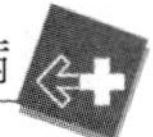

状为主。

(3)上述消化道症状呈持续性或反复发作，无明显规律性，严重影响患者生活质量，罗马Ⅲ标准规定病程超过 6 个月，近 3 个月症状持续。根据 FD 临床表现不同，罗马Ⅲ标准将本病分为两个临床亚型。①上腹痛综合征：上腹痛和(或)上腹部灼热感；②餐后饱胀和(或)早饱。两种类型可有重叠。

(4)上述症状排便后不能缓解，可除外肠易激综合征。

(5)在以上全面病史采集及体格检查基础上，除外一系列器质性疾病的报警症状或体征，如消瘦、黑粪，进行性吞咽困难等。

2. 实验室检查　血尿便常规、生化、血细胞沉降率、肿瘤标志物等均为阴性。

3. 影像学检查　腹部及肝胆胰脾 B 超、腹部 X 线、腹部 CT、腹部 MRI、胃镜及幽门螺杆菌等检查均为阴性。

4. 鉴别诊断

(1)消化性溃疡：主要指发生于胃及十二指肠的慢性溃疡，是一多发病、常见病。其临床特点为慢性过程，周期发作，中上腹节律性疼痛，查胃镜可明确。

(2)胃食管反流病：胃食管腔因过度接触(或暴露于)胃液而引起的临床胃-食管反流症和食管黏膜损伤的疾病称为胃食管反流。胃-食管反流及其并发症的发生是多因素的。其中包括食管本身抗反流机制的缺陷，如食管下括约肌功能障碍和食管体部运动异常等；也有食管外诸多机械因素的功能紊乱。胃镜下可见食管糜烂、溃疡或狭窄。

【治疗要点】

主要以缓解症状，提高患者生活质量为目的。

1. 一般治疗　帮助患者积极认识和了解病情，帮助患者建立良好的生活习惯、工作习惯、饮食习惯。避免烟酒辛辣刺激食物及服用非甾体抗炎药，以及避免个人生活经历中会诱发症状的食物。根据患者不同心理特点进行心理辅导。失眠、焦虑、抑郁等患者可适当使用镇静、抗焦虑、抗抑郁等药物辅助治疗。

2. 药物治疗　无特效药，主要是经验治疗。

(1)抑制胃酸分泌药：一般用于以上腹痛为主要症状的患者，可选择性地用 $H_2$ 受体拮抗药或质子泵抑制药。

(2)促胃肠动力药物：一般适用于上腹胀、早饱、嗳气为主要症状的患者，可选用①外周多巴胺受体阻滞药，直接作用于胃肠壁，可增加食管下部括约肌张力，防止胃-食管反流，增强胃蠕动，促进排空，协调胃与十二指肠运动，抑制恶心、呕吐，并能有效地防止胆汁反流，不影响胃液分泌；②或者选用选择性 5-羟色胺 4 (5-$HT_4$)受体激动药，能促进乙酰胆碱的释放，刺激胃肠道而发挥促动力作用，从而改善功能性消化不良患者的胃肠道症状，但不影响胃酸的分泌；③或者选用具有多巴胺 $D_2$ 受体阻滞和乙酰胆碱酯酶抑制双重作用的伊托必利，通过刺激内源性乙酰胆碱释放并抑制其水解而增强胃与十二指肠运动，促进胃排空。

3. 促消化药物　消化酶制剂可作为消化不良的辅助用药，以减轻进餐后上腹胀等症状。

4. 抗抑郁药　对于存在精神异常患者，患者家属应该详细了解患者病情，多陪伴、多关心患者，以防止意外发生。上述治疗效果欠佳或伴随明显精神症状可试用，但均应从小剂量开始，同时注意观察药物的不良反应。常用的有三环类抗抑郁药；选择性抑制 5-羟色胺再摄取的抗抑郁药等。

5. 根除幽门螺杆菌　对于合并幽门螺杆菌感染的部分 FD 患者可能有效。

6. 其他　可选用黏膜保护剂，如麦滋林、磷酸铝凝胶等。

【处方】

处方 1　适用于上腹痛、上腹灼热为主要症状的患者

　　雷贝拉唑肠溶片 10mg，口服，每日 2 次(饭前)

或 雷贝拉唑肠溶胶囊 20mg，每日 1 次，口服(饭前)

或 兰索拉唑肠溶片 30mg，口服，每日 2 次(饭前)

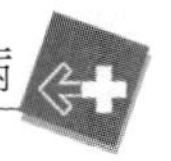

或 埃索美拉唑 20mg,口服,每日 1 次或 2 次(饭前)

或 西咪替丁 0.8g,口服,每晚 1 次

或 雷尼替丁 0.3g,口服,每晚 1 次

或 法莫替丁 0.4g,口服,每晚 1 次。但因 $H_2$ 受体阻滞药抑制胃酸效果差,目前使用较少,但其对抑制夜间胃酸分泌效果尚可

处方 2 适用于以餐后饱胀、早饱为主要症状的患者

多潘立酮 10mg,口服,每日 3 次(饭前)

或 莫沙必利 5mg,口服,每日 3 次(饭前)

或 伊托必利 50mg,口服,每日 3 次(饭前)

疗效欠佳者,可抑制胃酸药及促胃肠道动力药换用或者合用

处方 3 促消化药物

复方消化酶 2 粒,口服,每日 3 次

或 复方阿嗪米特肠溶片 470mg,口服,每日 3 次

或 健胃消食片 4~6 片,口服,每日 3 次

或 乳酶生 2~6 片,口服,每日 3 次

处方 4 适用于伴有精神异常患者

阿米替林 25mg,口服,每日 2 次或 3 次

或 帕罗西汀 10mg,口服,每日 1 次

或 氟哌噻吨美利曲辛片(黛力新)1 片,口服,每日 1 次或 2 次(早、中),目前临床最为常用

或 阿普唑仑 0.4~0.8mg,口服,每晚 1 次

处方 5 适用于幽门螺杆菌感染患者

兰索拉唑 30mg,口服,每日 2 次(饭前)

或 埃索美拉唑 20mg,口服,每日 2 次(饭前)

胶体果胶铋干混悬剂 300mg,口服,每日 2 次(饭前)

阿莫西林 1.0g,口服,每日 2 次(饭后)

克拉霉素 0.5g,口服,每日 2 次(饭后)

或 左氧氟沙星 0.5g,口服,每日 2 次(饭后)

详细可参照第3章消化性溃疡章节。

【注意事项】

1. 减轻精神压力，适当体育锻炼，合理饮食结构等。

2. 幽门螺杆菌感染与慢性胃炎之间关系密切，而功能性消化不良患者常伴有慢性胃炎，但临床研究发现清除幽门螺杆菌后功能性消化不良患者症状不一定随之减轻，所以二者之间关系尚不明确。

3. 需要注意与器质性疾病鉴别，注意随访跟踪。

4. 对于使用抗精神类药物患者，要做好随访，切勿擅自停药或调整剂量，严重患者需要精神科医师协助处理或进行精神治疗。

## 第二节　肠易激综合征

肠易激综合征(irritable bowel syndrome，IBS)是一种以腹痛或腹部不适伴排便习惯改变为特征而无器质性病变的常见功能性肠病，患者以中青年居多，男女比例约为1∶2。精神、饮食、寒冷等因素可诱使症状复发或加重。临床上，根据排便特点和粪便的性状可分为腹泻型、便秘型和混合型，我国以腹泻型为主。

【诊断要点】

1. 临床表现　近半数患者有胃灼热、恶心、呕吐等上胃肠道症状，背痛、头痛、心悸、尿频、尿急、性功能障碍等胃肠外表现较器质性肠病显著多见，部分患者尚有不同程度的心理精神异常表现，如焦虑、抑郁、紧张等。

(1)消化道主要症状

①腹痛：几乎所有患者都有不同程度的腹痛或腹部不适，部位不定，性质不一，以下腹和左下腹多见，排便或排气后缓解。

②腹泻：持续性或间歇性腹泻，粪便量少，呈糊状或稀水样，一般每日3～5次，多者可达数十次，含大量黏液，不含脓血成分；

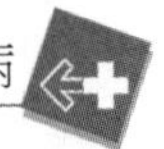

禁食 72 小时后症状消失；夜间不出现，有别于器质性疾病；部分患者可因进食诱发；可有腹泻与便秘交替现象。

③便秘：排便困难，大便干结，量少，呈羊粪状或细杆状，粪便表面可带有较多黏液，常有排便不尽感，大便不含脓血成分。

④腹胀：白天较重，尤其在午后，夜间若睡眠良好可缓解该症状。

(2)上述消化道症状呈持续性或反复发作，无明显规律性，严重影响患者生活质量，罗马Ⅲ标准规定病程超过 6 个月，近 3 个月症状持续，并有下列特点中至少 2 项：症状在排便后缓解；症状发生伴随排便次数改变；症状发生伴随粪便性状改变。

(3)在以上全面病史采集及体格检查基础上，除外一系列器质性疾病的报警症状或体征，如消瘦、黑粪、贫血、低热等。

2. 实验室检查　血尿便常规、便隐血、生化、血细胞沉降率、肿瘤标志物、粪涂片、粪培养(至少 3 次)等均为阴性。

3. 影像学检查　腹部及肝胆胰脾 B 超、腹部 X 线、腹部 CT、腹部 MRI、胃肠镜及幽门螺杆菌等检查均为阴性。

4. 鉴别诊断

(1)结直肠癌：多见于中年以后，直肠指检可触及肿块，常表现为大便习惯改变、贫血、消瘦，也可以出现腹痛及便血，结肠镜和线钡剂灌肠检查可对鉴别诊断有价值，活检可确诊。

(2)细菌性痢疾：是感染性腹泻最常见的原因。主要在夏秋季发病。潜伏期多为 1～2 日，长可达 7 日。患者常以畏寒、发热和不适感急骤起病，有腹痛、腹泻、排便每日十余次至数十次，常伴有里急后重、恶心呕吐与脱水。粪便在初期可为水样，以后排出脓血便或黏液血便。镜检可见大量红细胞、白细胞，粪培养可培养出痢疾杆菌，且该病病程短，主要与腹泻型肠易激综合征相鉴别。

(3)溃疡性结肠炎：是一种慢性非特异性结肠炎症，病变主要累及结肠黏膜及黏膜下层，范围多自远端结肠开始，可逆行向近端发展，甚至累及全结肠及末端回肠，呈连续性分布，临床主要表现为腹泻、腹痛和黏液脓血便，可合并不同程度的全身症状，主要与腹泻型肠易激综合征相鉴别。

【治疗要点】

主要以消除患者焦虑，缓解症状，提高患者生活质量为目的。

1. *一般治疗* 帮助患者积极认识和了解病情，帮助患者建立良好的生活习惯、工作习惯、饮食习惯。避免烟酒辛辣刺激食物及服用非甾体抗炎药，以及避免个人生活经历中会诱发症状的食物，减少产气食物（奶制品、大豆、扁豆等）、高脂肪食物。高纤维食物有助改善便秘。根据患者不同心理特点进行心理辅导。失眠、焦虑、抑郁等患者可适当使用镇静、抗焦虑、抗抑郁等药物辅助治疗。

2. *药物治疗* 无特效药，主要是对症治疗。

（1）胃肠解痉药：抗胆碱能类药物可作为缓解腹痛的短期对症治疗，同时可以部分拮抗胃结肠反射和减少肠内产气，减轻餐后腹痛。部分钙通道阻滞药可选择性作用于肠道平滑肌。马来酸曲美布汀片可通过激活肠神经系统肾上腺素及胆碱能神经的受体，引起细胞膜电位变化，从而影响平滑肌的收缩或松弛状态。

（2）止泻药：适用于腹泻症状较重者，但不宜长期使用；严重者可使用奥曲肽减少消化液分泌及胃肠道蠕动。

（3）泻药：主要针对便秘型患者，可分为①渗透性泻药：②刺激性泻药又称接触性泻药；③润滑性泻药。也可选用某些中草药提取物，如麻仁软胶囊，口服，平时每次 1～2 粒，每日 4 次；急用时每次 2 粒，每日 3 次，可用于便秘型肠易激综合征。

（4）肠道微生态制剂。

（5）对于存在精神异常患者，患者家属应该详细了解患者病情，多陪伴、多关心患者，以防止意外发生，对具有明显精神症状的患者，适当予以镇静药，抗抑郁药、抗焦虑药有一定帮助。

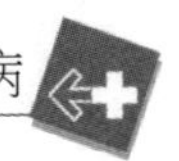

【处方】

根据IBS临床表现不同，分为腹泻型和便秘型以及混合型。

处方1　适用于腹痛为主要症状患者

匹维溴铵 50～100mg，口服，每日3次

或 奥替溴铵 40mg，口服，每日2～3次

或 马来酸曲美布汀片 0.1～0.2g，口服，每日3次

或 复方颠茄铋镁片 3～5片，口服，每日3次

或 可待因 30mg，口服，必要时用

或 曲马朵 50mg，口服，必要时用

或 间苯三酚 40mg，立即肌内注射或与氯化钠溶液混合，立即静脉滴注

处方2　适用于以腹泻为主要症状的患者

阿片酊 0.3～1ml，口服，每日3次，但因可致依赖性少用

或 地芬诺酯 2.5～5 mg，口服，每日2～3次，但因长期大量使用可致依赖性少用

或 洛哌丁胺 2mg，口服，每日2～3次

或 鞣酸蛋白 1～2g，口服，每日3次(饭前)

或 蒙脱石散 3～6g，口服，每日3次，根据腹泻情况调整用量及使用次数

或 药用炭 3～10片，口服，每日3次

或 次水杨酸铋 0.5g，口服，每日3～4次

或 奥曲肽 100μg，皮下注射，8～12小时1次

处方3　适用于以便秘为主要症状的患者

硫酸镁 通常用10～15g加25ml温水服用，1～4小时可发生较剧烈腹泻

或 乳果糖 20ml，口服，每日3次，根据大便情况调整每次用量及每日用药次数

或 甘油或山梨醇制成的栓剂注入肛门，数分钟内便可引起排便

或 酚酞片 1～2 片，根据大便情况调整用量

或 番泻叶和大黄，少量开始逐渐增加剂量

或 液状石蜡，肛门注入后数分钟可引起排便

或 莫沙必利 5～10mg，口服，每日 3 次

或 伊托必利 50mg，口服，每日 3 次（饭前）

或 甲氧氯普胺 5～10mg，肌内或静脉注射，每日 2 次

或 聚乙二醇 1 包，口服，每日 3 次。

处方 4　调节肠道菌群制剂

双歧杆菌嗜酸乳杆菌肠球菌三联活菌（培菲康）420～840mg，口服，每日 3 次

或 酪酸梭菌活菌胶囊 2～4 粒，口服，每日 3 次

或 地衣芽胞杆菌活菌（整肠生）0.5g，口服，每日 3 次

或 金双歧（双歧杆菌、乳杆菌、嗜热链球菌）2.0g，口服，每日 3 次

或 丽珠肠乐（双歧杆菌活菌制剂）0.35～0.70g，口服，每日 2 次

或 枯草杆菌肠球菌二联活菌（美常安）250～500mg，口服，每日 2 次或 3 次

或 布拉酵母菌：用法为口服 2 袋，口服，每日 2 次。

处方 5　适用于伴有精神异常患者

阿米替林 25mg，口服，每日 2～3 次

或 帕罗西汀 10mg，口服，每日 4 次

或 氟哌噻吨美利曲辛片（黛力新）1 片，口服，每日 1 次或 2 次（早、中），目前临床最为常用

或 阿普唑仑 0.4～0.8mg，口服，每晚 1 次

处方 6　适用各种类型患者

中成药物有补脾益肠丸、木香顺气丸等；也可口服中药汤剂或配合针灸等疗法。

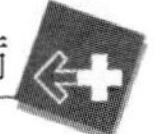

【注意事项】

1. 减轻精神压力，适当体育锻炼，合理饮食结构等。

2. 需要注意与器质性疾病鉴别，注意随访跟踪，必要时完善结肠镜、腹部 CT 等检查。

3. 对于使用抗精神类药物患者，要做好随访，切勿擅自停药或调整剂量；严重患者忌需要精神科医师协助治疗。

4. 症状严重而顽固，经一般治疗和药物治疗无效者应考虑心理行为治疗。包括心理治疗、认知治疗、催眠疗法、生物反馈等。

（郭瑞雪）

# 第17章

# 慢性便秘

慢性便秘表现为排便次数减少、粪便干硬和(或)排便困难。排便次数减少是指每周排便少于3次,排便困难包括排便费力、排出困难、排便不尽感、排便费时及需要手法辅助排便,病程至少6个月。根据病因可分为功能性和器质性。器质性便秘主因由胃肠道疾病、累及消化道的系统性疾病如糖尿病、硬皮病、神经系统疾病等引起,此外,许多药物也可以引起便秘。

【诊断要点】

1. *主要症状* ①至少25%的排便感到费力;②至少25%的排便为干球粪或硬粪;③至少25%的排便有不尽感;④至少25%的排便有肛门直肠梗阻感和(或)堵塞感;⑤至少25%的排便需手法辅助(如用手指协助排便、盆底支持);⑥每周排便少于3次。不用泻药时很少出现稀便。不符合肠易激综合征的诊断标准。注意:诊断前症状出现至少6个月,且近3个月症状符合上述标准。除以上外,慢性便秘患者常表现为便意减少或缺乏便意、想排便而排不出(空排)、排便费时(超过10分钟)、每日排便量少(<35g)。

此外,可伴有腹痛、腹胀、肛门直肠疼痛等不适。

2. *体格检查* 包括全身检查、腹部检查和肛门直肠指检。尤其是肛门指检常能发现是否存在粪便嵌顿、肛门狭窄、痔或直肠黏膜脱垂和直肠肿块等,同时了解肛门括约肌和耻骨直肠肌功能。

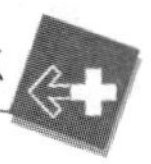

3. 实验室检查　血常规、便常规+隐血、肿瘤标志物等均为阴性。

4. 结肠镜检查　除外结肠、直肠黏膜存在器质性病变。

5. 胃肠道 X 线检查　胃肠道钡剂造影阴性，除外胃肠道运动功能异常。同时便秘时提示排空延迟。

6. 结肠传输试验　判断结肠内容物运行的速度及受阻部位的方法，有助于评估便秘类型。标志物随结肠内容物一起自然运行，X 线可跟踪观察了解结肠平滑肌功能状态；对结肠运输试验异常，不能都机械地诊断为结肠慢运输，要根据标志物在结肠内分布情况具体分析。此时可以运用运输指数(transit index，TI)，TI＝第三天乙部存留的标志物数/第 3 天全结肠存留的标志物数，它反映了直乙部与大肠其他部位存留的标记物数的比例。TI 以 0.5 为中位数，其值越小，越接近于 0，慢运输可能性越大；其值越大，越接近于 1，出口梗阻可能性越大；对结肠慢运输者，还必须观察标志物在结肠内每日的运动情况，知道标志物在哪段结肠运动缓慢。结肠运输正常者不能排除出口梗阻，故不能单纯用结肠运输试验判定是否存在出口梗阻。并且由于结肠无力常与出口梗阻合并存在。因此，TI 仅能作为结肠运输异常时区别出口梗阻与结肠无力的权重值。

7. 排粪造影　用于与便秘相关肛门直肠疾病的诊断，如直肠黏膜脱垂、内套叠、盆底下降等。

8. 肛门直肠压力测定　能评估肛门直肠动力和感觉功能，监测用力排便时盆底肌有无不协调收缩、是否存在直肠压力上升不足、是否缺乏肛门直肠抑制反射、直肠感觉阈值有无变化等。

9. 球囊逼出试验　可反映肛门直肠对球囊(可用水囊或气囊)的排出能力，正常人可在 60 秒内排出球囊。球囊逼出试验作为功能性排便障碍的筛查方法简单、易行，但结果正常并不能完全排除盆底肌不协调收缩的可能。

10. 肛门肌电图检查　利用电生理技术检查盆底肌肉中耻骨

直肠肌、外括约肌的功能，能帮助明确便秘是否为肌源性。

11. 部分患者伴有睡眠障碍、焦虑抑郁情绪

12. 鉴别诊断

(1)结直肠癌：多见于中年以后，直肠指检可触及肿块，常表现为大便习惯改变、贫血、消瘦，也可以出现腹痛及便血，结肠镜和X线钡剂灌肠检查可对鉴别诊断有价值，活检可确诊。

(2)便秘型肠易激综合征：排便困难，大便干结，量少，可带较多黏液，便秘可间断或与腹泻相交替，常伴排便不尽感，查肠镜无明显病变存在。

【治疗要点】

1. 器质性便秘　主要针对病因进行治疗，也可临时选用泻药以缓解便秘的症状。

2. 功能性便秘

(1)对患者的生活习惯、饮食习惯、工作习惯进行教育，嘱患者养成良好的排便习惯。合理的膳食、多饮水、运动及建立良好的排便习惯是慢性便秘患者的基础治疗措施。①膳食和饮水：增加纤维素和水分的摄入，推荐每日摄入膳食纤维25～35g，每日至少饮水1.5～2.0L。②适度运动：尤其对久病卧床、运动量少的老年患者更有益。③建立良好的排便习惯：结肠活动在晨醒和餐后时最为活跃，建议患者在晨起或餐后2小时内尝试排便，排便时集中注意力，减少外界因素的干扰。

(2)药物治疗。①泻药通过刺激肠道分泌和减少吸收、增加肠腔内渗透压和流体静力压而发挥导泻作用，可根据便秘程度的轻重选择适合的泻药。可分为渗透性泻药，可用于轻、中度便秘患者；刺激性泻药又称接触性泻药；润滑性泻药；容积性泻药(膨松药)，通过滞留粪便中的水分，增加粪便含水量和粪便体积从而起通便作用，主要用于轻度便秘患者，服药时应补充足够的液体。②促进胃肠道动力药物对慢传输型便秘有较好的效果，如选择性5-羟色胺4(5-$HT_4$)受体激动药，能促进乙酰胆碱的释放，刺激胃

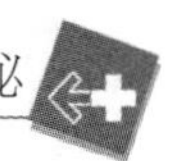

肠道而发挥促动力作用，从而改善功能性消化不良患者的胃肠道症状，但不影响胃酸的分泌；或者选用具有多巴胺 $D_2$ 受体阻滞和乙酰胆碱酯酶抑制双重作用的伊托必利，通过刺激内源性乙酰胆碱释放并抑制其水解而增强胃与十二指肠运动，促进胃肠排空。③促分泌药物：包括鲁比前列酮，该药为一局限性氯离子通道激活药，可选择性活化位于胃肠道上皮尖端管腔细胞膜上的 2 型氯离子通道(ClC-2)，增加肠液的分泌和肠道的运动性，从而增加排便，减轻慢性特发性便秘的症状，且不改变血浆中钠和钾的浓度。

(3)精神心理治疗。

(4)生物反馈：是盆底肌功能障碍所致便秘的有效治疗方法。

(5)其他方法：益生菌制剂、针灸、中药、按摩推拿、骶神经刺激等。

(6)手术治疗：结肠全切除术或结肠次全切除术、吻合器痔环切术、经腹直肠悬吊术、经肛吻合器直肠切除术、经肛腔镜切割缝合器直肠前突加黏膜固定术等。

【处方】

器质性便秘主要针对病因进行治疗。

功能性便秘主要考虑药物治疗及进行患者教育。

处方 1

硫酸镁通常用 10～15g 加 25ml 温水服用，1～4 小时可发生较剧烈腹泻

或　乳果糖 20ml，口服，每日 3 次，根据大便情况调整每次用量及每日用药次数

或　甘油或山梨醇制成的栓剂注入肛门，数分钟内便可引起排便

或　酚酞片 1～2 片，根据大便情况调整用量

或　番泻叶和大黄，少量开始逐渐增加剂量

或　液状石蜡，肛门注入后数分钟可引起排便

或　莫沙必利 5～10mg，口服，每日 3 次

或 伊托必利 50mg,口服,每日 3 次(饭前)

或 甲氧氯普胺 5～10mg,肌内或静脉注射,每日 2 次

或 聚乙二醇,适量,口服,每日 3 次,根据大便情况调整用量

处方 2 促进胃肠道动力药物

莫沙必利 5mg,口服,每日 3 次(饭前)

或 伊托必利 50mg,口服,每日 3 次(饭前)

处方 3 促分泌药物

鲁比前列酮,推荐剂量为 24μg,口服,每日 2 次(餐中);以及利那洛肽等。目前尚未在我国上市

处方 4 灌肠药和栓剂

通过肛内给药,润滑并刺激肠壁,软化粪便,使其易于排出,适用于粪便干结、粪便嵌塞患者临时使用。如开塞露等。便秘合并痔者可用复方角菜酸酯制剂 1 栓,每日 2 次肛门注入。

处方 5 合并精神障碍者,可同时加用调节精神药物,用法同前

【注意事项】

1. 推荐合理的膳食结构,建立正确的排便习惯,调整患者的精神心理状态。

2. 对有明确病因者进行病因治疗;需长期应用通便药维持治疗者,应避免滥用泻药。

3. 老年人出现贫血、粪隐血阳性、消瘦、腹部包块等报警征象需及时就诊,并完善结肠镜、腹部影像学检查等。

4. 促胃肠动力药物,某些作用于 5-羟色胺受体的药物有潜在心血管疾病风险。

5. 外科手术应严格掌握适应证,并对手术疗效作出客观预测。

6. 不可盲目用药、随意用药,过度依赖于药物。

(郭瑞雪)

# 第18章

# 肠结核和结核性腹膜炎

## 第一节　肠结核

肠结核是由结核分枝杆菌引起的肠道慢性特异性感染。主要因人型结核分枝杆菌引起。少数地区有因饮用未经消毒的带菌牛奶或者乳制品而发生牛型结核分枝杆菌肠结核。本病一般多见于中青年人，女性稍多于男性。

【诊断要点】

1. 临床表现

(1)腹痛：肠结核好发于回盲部，腹痛多位于右下腹。因回盲部病变引起的牵涉痛，常出现上腹或脐周疼痛，查体压痛点多位于右下腹。疼痛多呈隐痛或钝痛。可因进餐诱发腹痛伴便意，排便后即有不同程度缓解，并发肠梗阻时伴有腹部绞痛，位于右下腹或脐周，伴有腹胀、肠鸣音亢进、肠型与蠕动波等。

(2)腹泻与便秘：腹泻是溃疡型肠结核的主要临床表现。排便次数因病变的严重程度和范围不同而异，一般每日2～4次，重者每日达十余次。不伴里急后重。粪便呈糊状，一般不含黏液或脓血，重者含少量黏液、脓液，但便血并不多见。增生型肠结核多以便秘为主要表现。

(3)腹部包块：常位于右下腹，位置较固定，质地中等，伴有轻度或中度压痛。腹部包块多见于增生型肠结核，亦可见于溃疡型肠结核合并有局限性腹膜炎，病变肠段和周围组织粘连，或同时有肠系膜淋巴结结核。

(4)全身症状：主要以溃疡型肠结核多见，表现为不同热型的长期发热，伴有盗汗。患者出现倦怠、消瘦、贫血，随病程进展而出现维生素缺乏等营养不良的表现。可同时合并肠外结核特别是活动性肺结核的临床表现。增生型肠结核病程较长，无发热或有时低热，全身情况一般较好，多不伴有肠外结核表现。

(5)无肠穿孔：肠梗阻或伴有腹膜结核等疾病时，只表现为右下腹以及脐周有压痛。

2. 体征　在右下腹部及脐周有压痛外，通常无其他特殊体征。并发肠梗阻时可有肠鸣音亢进、肠型及蠕动波，增殖型肠结核右下腹可触及包块，较固定，质硬中等，伴有轻重不等的压痛。

3. 检查

(1)血液检查：溃疡型肠结核可有中度贫血，白细胞计数一般正常。血细胞沉降率多明显增快，可作为估计结核病活动程度的指标之一。

(2)粪便检查：溃疡型肠结核的粪便一般无肉眼黏液和脓血，多为糊样，但显微镜下可见少量脓细胞与红细胞。粪便浓缩找到结核杆菌，阳性者有助于诊断，但仅在痰液检查阴性才有意义。

(3)结核菌素(PPD)试验：皮试阴性或血 PPD 抗体阳性有助于诊断，但阴性却不能排除该病。

(4)X 线检查：X 线胃肠钡剂造影对肠结核的诊断具有重要价值。并发肠梗阻时，钡餐检查可以加重肠梗阻，应慎重，必要时可用稀钡做检查。常规加钡剂灌肠检查或结肠镜检查用于寻找可能同时存在的结肠病变。在溃疡型肠结核，于病变肠段钡剂呈现激惹征象，排空很快，充盈不佳，而在病变的上、下肠段钡剂则充盈良好，称为 X 线钡影跳跃征象。

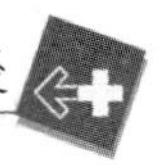

(5)CT 检查:可见肠壁环形增厚,该检查敏感性不如肠道 X 线造影。

(6)结肠镜检查:结肠镜对本病诊断有重要价值,可以对全结肠和回肠末段进行直接观察,病变位于回盲部,内镜下病变肠黏膜充血、水肿,溃疡形成,大小及形态各异的炎症息肉,肠腔变窄等。活检如能找到干酪样坏死性肉芽肿或结核分枝杆菌具确诊意义。

(7)抗结核抗体测定及混合淋巴细胞培养+干扰素测定(T-Spot):T-Spot 检测具有较高的敏感性及特异性。

4. 诊断　在疾病早期,常因症状不明显或缺乏特征性而易漏诊。诊断有时较困难。下列几点可作为诊断本病的依据。

(1)青壮年患者,原有肠外结核,特别是开放性肺结核,或与开放性肺结核患者有密切接触史者。

(2)有腹泻、腹痛、便秘等消化道的症状,同时伴有发热、盗汗等全身症状表现。

(3)腹部检查发现右下腹压痛,或伴包块,或出现不明原因的肠梗阻。

(4)血液检查:淋巴细胞增高,可有中度贫血,白细胞计数多正常,红细胞沉降率多明显增高。

(5)粪便检查:粪便多为糊样,一般不含黏液或脓血,常规镜检可见少量脓细胞和红细胞。但在痰液检查阴性者,粪便浓缩找结核杆菌阳性,有助于肠结核的诊断。

(6)X 线检查:钡剂在病变肠段呈激惹征象。病变肠道如能充盈,可见黏膜皱襞粗乱,肠壁边缘不规则,呈锯齿状,肠腔变窄,肠段收缩变形,回肠盲肠正常角度消失。

此外,在本病的早期,因症状多不明显,诊断常有困难,应定期随诊或做诊断性抗结核治疗。

【治疗要点】

肠结核的治疗目的是消除症状,改善全身的情况,促使病灶愈合，防止并发症发生，肠结核的治疗与肺结核一样，均应强调早期、联合、适量及全程用药。早期肠结核病变是可逆的，因此应强调早期治疗；如果病程已至后期，即使给予合理足时的抗结核药物治疗，也难免发生并发症。

1. 休息与营养　合理的休息与营养应是治疗结核的基础。活动性肠结核应强调卧床休息，减少热量消耗，改善营养，增加机体抗病能力。待病情稳定后，强调早期进行腹部的按摩、理疗促进肠管蠕动，避免肠管粘连，预防肠梗阻的发生。

2. 抗结核药物　是本病治疗的关键。药物的选择、用法、疗程同肺结核。一般可分长疗程法与短疗程法。

(1)长疗程法：此系标准疗法。

(2)短疗程法：缩短至6～9个月疗程，其疗效与复发率和长疗程法取得同样满意效果。一般用异烟肼和利福平两种杀菌剂联合，对严重的肠结核或伴有严重肠外结核者，宜加用链霉素或吡嗪酰胺或乙胺丁醇三药联合。该短程疗法需注意药物对肝的损害。可用利福喷汀替代利福平，毒性较利福平低。

3. 对症治疗　腹痛患者可用抗胆碱能药物对症。摄入不足或腹泻严重者应注意纠正水、电解质紊乱。对肠梗阻患者，需行胃肠减压。

4. 手术治疗　适应证包括：①完全性肠梗阻；②急性肠穿孔，或慢性肠穿孔瘘管形成经内科治疗而未能闭合者；③肠道大量出血经积极抢救不能有效止血者；④诊断困难需剖腹探查者。

【处方】

处方1　用于初治患者，方案为2SHRZ/4HR口服

链霉素(S)0.75g，肌内注射，每日1次

异烟肼(H)0.3g，口服，每日1次

利福平(R)0.45g，口服，每日1次

吡嗪酰胺(Z)0.5g，口服，每日3次，空腹

治疗2个月后继续以下治疗4个月

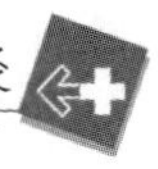

异烟肼(H)0.3g,口服,每日1次

利福平(R)0.45g,口服,每日1次

处方2　用于初治患者,方案为2EHRZ/4HR口服

乙胺丁醇(E)0.75g,口服,每日1次

异烟肼(H)0.3g,口服,每日1次

利福平(R)0.45g,口服,每日1次

吡嗪酰胺(Z)0.5g,口服,每日3次,空腹

治疗2个月后继续以下治疗4个月

异烟肼(H)0.3g,口服,每日1次

利福平(R)0.45g,口服,每日1次

处方3　用于初治患者,方案为2HRZ/4HR口服

异烟肼(H)0.3g,口服,每日1次

利福平(R)0.45g,口服,每日1次

吡嗪酰胺(Z)0.5g,口服,每日3次,空腹

治疗2个月后继续以下治疗4个月

异烟肼(H)0.3g,口服,每日1次

利福平(R)0.45g,口服,每日1次

处方4　用于初治患者,方案为2SHE/10HE

链霉素(S)0.75g,肌内注射,每日1次

异烟肼(H)0.3g,口服,每日1次

乙胺丁醇(E)0.75g,口服,每日1次

治疗2个月后继续以下治疗10个月

异烟肼(H)0.3g,口服,每日1次

乙胺丁醇(E)0.75g,口服,每日1次

处方5　用于复治患者,同处方3,即2HRZ/4HR治疗6个月

异烟肼(H)0.3g,口服,每日1次

利福平(R)0.45g,口服,每日1次

吡嗪酰胺(Z)0.5g,口服,每日3次,空腹

治疗2个月后继续以下治疗4个月

异烟肼(H)0.3g,口服,每日1次

利福平(R)0.45g,口服,每日1次

【注意事项】

1. 药物治疗的主要是缩短传染期、降低病死率、感染率及患病率。对于每个具体患者,合理化治疗是指对活动性结核病坚持早期、联用、适量、规律和全程使用敏感药物的原则。

(1)早期治疗:一旦发现和确诊后立即开始给药治疗。

(2)联用:根据病情及抗结核药特点,联合两种以上药物,以增强与确保疗效。

(3)适量:根据不同病情及不同个体制定不同给药剂量。

(4)规律:患者必须严格按照治疗方案规定的用药方法,规律坚持治疗,不可随意更改方案或无故随意停药,亦不可随意间断用药。

(5)全程:指患者必须按照方案所定的疗程坚持治满疗程,短程通常为6~9个月。

2. 随着抗结核药物的普及和发展,在加强支持疗法的基础上,肠结核经充分治疗一般可痊愈。早期用药,合理选用抗结核药物,保证剂量充足、规律、全程用药,加强支持治疗,提供幽静休息环境,易消化吸收、营养丰富、维生素、微量元素,无污染的食物,对肠结核的康复也是必不可少的。

## 第二节　结核性腹膜炎

结核性腹膜炎是由结核杆菌引起的腹膜慢性、弥漫性炎症。本病的感染途径多由腹腔内结核直接蔓延或血行播散而来。前者更常见。中青年发病多见,女性略多于男性,可能是因盆腔结核逆行感染所致。

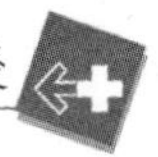

【诊断要点】

1. 临床表现

(1)全身表现:最为常见的是发热与盗汗,以低热和中等热热型居多,部分患者呈弛张热。渗出型、干酪型病例或合并有严重的腹外结核的患者可呈稽留热,盗汗严重,重者有贫血、消瘦、水肿、口角炎及维生素 A 缺乏症等营养不良的表现。在育龄妇女中,停经不育者很多见。

(2)腹痛:腹痛程度不同,多为持续性隐痛或钝痛,疼痛多位于脐周、下腹,有时呈全腹部。结核性腹膜炎少有穿孔。

(3)腹胀与腹水:结核中毒症状或腹膜炎伴有的肠功能紊乱引起腹胀。可出现小量、中等量腹水。大量腹水可出现移动性浊音。

(4)腹壁柔韧感:柔韧感是粘连型结核性腹膜炎的临床特征。绝大多数患者均有不同程度的压痛,一般较轻,少数压痛明显并有反跳痛,后者多见于干酪型。

(5)腹部包块:粘连型及干酪型患者常可触及腹部包块,多位于中下腹部。包块大小不一,边缘不齐,有时呈横形块状或有结节感,多有轻微触痛。

(6)其他:粘连型患者便秘较为常见,有时腹泻与便秘交替出现。由营养不良所致脂肪肝或肝结核引起肝大。如并发肠梗阻,可见蠕动波,肠鸣音亢进。

2. 检查

(1)血象和血细胞沉降率:白细胞计数可增高,血细胞沉降率即血沉多数增快。血细胞沉降率也可作为病变活动的简易指标。

(2)结核菌素试验:结核菌素试验呈强阳性者对诊断本病有帮助,但粟粒型结核或重症患者反而可呈阴性。

(3)腹水检查:腹水腺苷脱氨酶活性增高时,提示结核性腹膜炎。

(4)胃肠 X 线检查:钡剂检查如发现肠粘连、肠结核、肠瘘、肠腔外肿块等现象，对本病诊断有辅助价值。

(5)腹腔镜检查：有腹膜广泛粘连者禁忌该检查。适用于有游离腹水的患者，腹腔镜可窥见腹膜、网膜、内脏表面有散在或集聚的灰白色结节，活组织检查可确诊。

3. 诊断　总之，本病多起病较缓，主要症状为倦怠，发热、腹胀和腹痛，亦有畏寒、高热骤然起病者。有以下几条可以诊断。

(1)不明原因的发热，持续 2 周以上，伴有盗汗，经一般抗生素治疗无效。

(2)有结核密切接触史或本人有其他肠外结核者。

(3)查体腹壁柔韧感，有腹水或可触及包块者。

(4)化验血细胞沉降率增速，腹水为渗出液。

(5)X 线胃肠钡剂检查发现肠粘连等征象者。

(6)腹腔穿刺找到干酪性肉芽肿。

(7)腹水的结核杆菌培养阳性或结核抗体阳性。

(8)腹腔镜检查发现弥漫性、散在的粟粒状灰白色小结节。

【鉴别诊断】

1. 与有腹水的疾病鉴别

(1)肝硬化失代偿期，有肝功能异常、门静脉高压、脾功能亢进、肝病面容及蜘蛛痣等表现。

(2)癌性腹水，多为血性腹水，反复腹水检查可找到瘤细胞。

(3)缩窄性心包炎、肝静脉阻塞综合征产生的腹水，二者均有相应的心包和肝体征。

2. 与腹痛为主要症状的疾病鉴别　应注意与克罗恩病鉴别；合并有肠梗阻、肠瘘及腹膜炎时，应与其他原因引起的急腹症鉴别。

3. 与腹块为主要体征的疾病鉴别　有时与结肠癌、卵巢癌等恶性肿瘤相混淆，应注意鉴别。

4. 与发热为主要表现的疾病鉴别　稽留热时需与伤寒鉴别。伤寒常有表情淡漠、相对缓脉、血清肥达反应及血培养阳性。

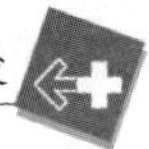

【治疗要点】

1. 药物治疗仍依据足量、联合为治疗原则。一旦确诊为结核性腹膜炎，全身应尽快给予抗结核治疗。疗程一般为 6～9 个月，必要时可延长为 1 年。常用药物为异烟肼每日 300mg；利福平每日 450mg；乙胺丁醇每日 0.75；吡嗪酰胺每日 1.5g，分 3 次口服。链霉素 1g 肌内注射，每周 2 次，或 0.75g 肌内注射，每日 1 次。

治疗方案：目前推行短疗程药物治疗，前 2～3 个月可用强化治疗，后 4～6 个月可间歇疗法。

治疗过程中应注意观察有无出现耐药性和药物副作用，并根据疗效和机体的反应，适时调整用药。

对于有严重结核毒血症者，可适当加用肾上腺皮质激素，可增强机体对细菌毒素耐受性、减轻中毒症状、减少纤维组织生成，一般使用泼尼松每日 30mg，经 1～2 周患者毒血症状缓解后，即可停药。

提醒注意在应用抗结核药物的基础上方可加用泼尼松等皮质激素。

2. 对腹水型患者在放腹水后，为加速腹水吸收并减少粘连，可于腹腔内注入醋酸地塞米松等药物。

据腹水多少，可一次放出腹水 1500～3000ml，每周 1～2 次，放腹水后注入异烟肼 0.3～0.6g，链霉素 0.5～1.0g 和地塞米松 5～10mg。

当腹水量很少或有粘连性腹块时不应再做腹腔穿刺，以免刺入粘连的肠管。

3. 对血行播散或结核毒血症严重的患者，在应用有效抗结核药物治疗基础上，亦可加用肾上腺糖皮质激素，常用泼尼松龙每日 20～30mg，但不宜长期应用，一般疗程 4～6 周，必须逐渐减量至停药。

4. 多数已接受过抗结核药物治疗患者，应选择以往未用或少用的药物，制订联合用药方案。

5. 在并发肠梗阻、肠瘘、化脓性腹膜炎时可行手术治疗。

6. 与腹内肿瘤鉴别确有困难时，可行剖腹探查。

【处方】

处方 1　初始治疗，方案为 2S(E)HRZ/4HR

前 2 个月为加强阶段

异烟肼(H)0.3g，口服，每日 1 次

利福平(R)0.45g，口服，每日 1 次

吡嗪酰胺(Z)0.5g，口服，每日 3 次

链霉素(S)0.75g，肌内注射，每日 1 次

或 乙胺丁醇(E)25mg/kg，口服，每日 1 次

后 4 个月为巩固治疗阶段

异烟肼(H)0.3g，口服，每日 1 次

利福平(R)0.45g，口服，每日 1 次

处方 2　初始治疗，方案为 2S(E)HRZ/4$H_3R_3$

此方案与处方 1 在治疗阶段相同，不同的是在巩固阶段服药方法该为每周服药 3 次。

处方 3　用于疗效不满意或估计有耐药的病例，方案为 2S(E)HRZ/6HR

前 2 个月为加强阶段

异烟肼(H)0.3g，口服，每日 1 次

利福平(R)0.45g，口服，每日 1 次

吡嗪酰胺(Z)0.5g，口服，每日 3 次

链霉素(S)0.75g，肌内注射，每日 1 次

或 乙胺丁醇(E)25mg/kg，口服，每日 1 次

后 6 个月为巩固治疗阶段

异烟肼(H)0.3g，口服，每日 1 次

利福平(R)0.45g，口服，每日 1 次

处方 4　肾上腺皮质激素用于严重结核毒血症患者

泼尼松 10mg，口服，每日 3 次，用 1～2 周

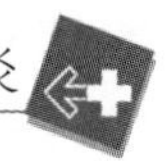

【注意事项】

由于本病的临床表现常不典型，往往给诊断带来困难，误诊率较高，因此，应认真进行鉴别诊断。

使用过程中应注意抗结核药物的肝损害，定期复查肝功能。

老年人链霉素的耳毒性，应酌情减量。

（史晓盟　张爱青　魏思忱）

# 第19章

# 结直肠癌

大肠癌是较常见的胃肠道恶性肿瘤，在经济发达国家和地区十分常见。大肠癌包括结肠癌和直肠癌，其发病部位按发病率的高低排序依次为：直肠、乙状结肠、盲肠、升结肠、降结肠、横结肠。近年来，我国大肠癌的发病率逐年上升，且有年轻化的趋势。城市高于农村，大城市的发生率已居恶性肿瘤的第 2～3 位。大肠癌的发病率和遗传、环境、生活习惯尤其是饮食习惯有关。

【诊断要点】

1. 临床表现

(1)便血：便血是所有大肠癌最常见的症状之一，往往是直肠癌的首发症状，常为鲜血，因无其他特殊症状，常被误诊为痔，而延误诊治；由于粪便在乙状结肠内停留的时间较长，乙状结肠癌便血的颜色会变暗，以至排出绛紫色或黑紫色的粪；降结肠以上部位肿瘤的便血往往与粪相混，不易察觉，可行粪隐血试验辅助诊断。

(2)排便习惯改变：可出现排便时间、次数的改变，以及便秘或不明原因的腹泻，尤其左侧结肠癌患者。患者大便次数增多，但每次排便量不多，可为黏液血便、黏液脓血便或为溏薄的稀便，可伴有里急后重感。部分患者以腹泻为首发症状，或反复交替出现便秘与腹泻。肿瘤生长致管腔狭窄甚至完全阻塞，可引起肠梗阻表现。

(3)粪便形状的异常：正常的大便呈圆柱形，癌肿突出在直肠腔内，压迫粪便，粪会出现压痕或变细，同时伴有大便困难和肛痛。

(4)腹痛：部分患者以腹部疼痛为主要的症状，并可能触及腹

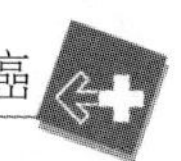

部包块，另一些患者表现为典型的不完全性肠梗阻性腹痛，即疼痛为阵发性绞痛，并伴有腹胀。

（5）乏力、贫血：大肠上段特别是升结肠部位肿瘤的出血不易被发现，由于长期的便血及毒素吸收，患者会出现不同程度的贫血、乏力等全身症状。

2. 检查手段

（1）直肠指检：是一种简单但非常重要的诊断方法。因为人的手指可触及直肠内 7～8 cm 的病变，半数以上直肠癌位于这一范围内，因此，应将此简易方法作为临床医师常规初筛方法和程序。检查时应注意肿块基底部是否固定，前列腺与膀胱是否受累，当癌表面已发生溃破时，指套上常染有血液及黏液。

（2）肿瘤标志物：目前有多种肿瘤标志物应用于大肠癌的诊断，癌胚抗原(CEA)是应用较早、较多的一项，但其敏感性、特异性均不高，CEA 的升高与大肠癌预后有一定关系。CA19-9 可用于大肠癌的诊断，但其特异性也不强。虽然两个肿瘤标志物的敏感性均不高，但两者联合检测对大肠癌的诊断和随访观察有一定意义。

（3）钡剂灌肠：特别是双重气钡对比结肠造影，可以清晰地显示肠黏膜的溃疡型、隆起型病灶和狭窄等病变。大肠癌在 X 线下的表现常是钡剂的充盈缺损、边缘不整齐、龛影、肠壁僵直、黏膜破坏、肠腔狭窄等。但发生于盲肠、脾曲、乙状结肠的悬垂部，以及直径 0.5 cm 以下的肿物常常漏诊，宜进一步进行肠镜检查。

（4）影像学检查：B 超、CT 及磁共振等影像学检查对大肠癌本身确诊意义不大，但在确定邻近脏器侵犯、远隔脏器转移、淋巴结转移、术后复查等方面有其优越性，对判断手术切除的可能性和危险性等指导分期选择合理治疗方案提供可靠依据，是钡剂灌肠造影、纤维结肠镜诊断大肠癌的重要补充手段。

（5）结肠镜：可直接观察病灶，并取病理明确诊断，但在临床检查中要尽可能做全结肠检查。漏诊情况与肠道准备是否充分及检查者的技术水平有很大关系。单纯的结肠镜检查有时肿瘤定位不准确，可同时行下消化道造影检查相互补充往往会作出更准确的诊断。如果活检阴性，且临床考虑为肿瘤的患者，应重复取材以免漏诊。

3. 分期　国际抗癌联盟提出的TNM分期如下。

(1)大肠癌TNM的分期标准：见表19-1。

**表19-1　大肠癌TNM分期标准**

| T | N | M |
| --- | --- | --- |
| $T_x$ 原发肿瘤无法评价 | $N_x$ 区域淋巴结无法评价 | $M_x$ 远处转移无法评价 |
| $T_0$ 无原发肿瘤证据 | $N_0$ 无区域淋巴结转移 | $M_0$ 无远处转移 |
| $T_{is}$ 原位癌：局限于上皮内或侵犯黏膜固有层 | $N_1$ 有1～3枚区域淋巴结转移 | $M_1$ 有远处转移 |
| $T_1$ 肿瘤侵犯黏膜下层 | $N_{1a}$ 有1枚区域淋巴结转移 | $M_{1a}$ 远处转移局限于单个器官或部位(如肝、肺、卵巢、非区域淋巴结) |
| $T_2$ 肿瘤侵犯固有肌层 | $N_{1b}$ 有2～3牧区域淋巴结转移 | $M_{1b}$ 多个器官或部位发生转移或腹膜转移 |
| $T_3$ 肿瘤穿透固有肌层到达浆膜下层，或侵犯无腹膜覆盖的结直肠旁组织 | $N_{1c}$ 无区域淋巴结转移，但在浆膜下、肠系膜、无腹膜覆盖结肠或直肠周围组织存在单个(或多个)癌结节(卫星灶) | |
| $T_{4a}$ 肿瘤穿透腹膜脏层 | $N_2$ 有4枚以上区域淋巴结转移 | |
| $T_{4b}$ 肿瘤直接侵犯或粘连于其他器官或结构 | $N_{2a}$ 4～6枚区域淋巴结转移 | |
| | $N_{2c}$ 7枚及更多区域淋巴结转移 | |

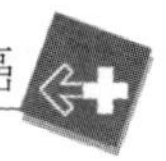

(2)大肠癌分期:见表 19-2。

表 19-2　TNM 分期及 Dukes 分期

| 期别 | T | N | M | Dukes |
|---|---|---|---|---|
| 0 | $T_{is}$ | $N_0$ | $M_0$ | - |
| Ⅰ | $T_1$ | $N_0$ | $M_0$ | A |
|  | $T_2$ | $N_0$ | $M_0$ | A |
| ⅡA | $T_3$ | $N_0$ | $M_0$ | B |
| ⅡB | $T_{4a}$ | $N_0$ | $M_0$ | B |
| ⅡC | $T_{4b}$ | $N_0$ | $M_0$ | C |
| ⅢA | $T_{1\sim2}$ | $N_1/N_{1c}$ | $M_0$ | C |
|  | $T_1$ | $N_{2a}$ | $M_0$ | C |
| ⅢB | $T_{3\sim4a}$ | $N_1$ | $M_0$ | C |
|  | $T_{2\sim3}$ | $N_{2a}$ | $M_0$ | C |
|  | $T_{1\sim2}$ | $N_{2b}$ | $M_0$ | C |
| ⅢC | $T_{4a}$ | $N_{2a}$ | $M_0$ | C |
|  | $T_{3\sim4a}$ | $N_{2b}$ | $M_0$ | C |
|  | $T_{4b}$ | $N_{1\sim2}$ | $M_0$ | C |
| ⅣA | 任何 T | 任何 N | $M_{1a}$ | - |
| ⅣB | 任何 T | 任何 N | $M_{1b}$ | - |

4. 鉴别诊断

(1)慢性细菌性痢疾:结肠癌患者可有腹痛和腹泻,特别是直肠癌和乙状结肠癌,常有黏液脓血便和里急后重,极易误诊为慢性菌痢。慢性菌痢多有急性发病史,粪便中有脓细胞,细菌培养可阳性,抗生素治疗有效。临床鉴别困难时应及时行结肠镜检查加以鉴别。

(2)炎症性肠病:溃疡性结肠炎的常见症状如腹痛、腹泻、黏液脓血便等与结肠癌相似,甚至消瘦、贫血等也是中、晚期结肠癌的常见症状。克罗恩病也可有右下腹痛、腹泻、腹部包块等症状易与结肠癌混淆。临床上应强调在确定炎症性肠病的诊断前应常规行结肠镜或钡灌肠检查以除外结肠癌。

(3)肠易激综合征：部分大肠癌患者可有腹痛、排便功能紊乱、腹泻与便秘交替等肠功能紊乱症状而其他症状不明显，易误诊为肠易激综合征，如出现上述症状且有报警症状时，应及时行粪便检查及结肠镜检查。

【治疗要点】

大肠癌的治疗方法有手术、化疗、放疗和生物靶向(单克隆抗体)治疗及免疫治疗等，其中外科手术仍然是最主要的治疗手段。化疗在大肠癌中的作用主要有两个方面，即根治术后的辅助化疗和晚期大肠癌的姑息化疗。

大肠癌的新辅助化疗主要与放疗联合应用于直肠癌，可以提高保肛率，改善患者的生活质量，减少术后复发。对直肠癌的治疗，放化疗密不可分，辅助化疗不但可以起到减灭远处微小转移灶的作用，而且对局部残留病灶能起到增强放射敏感性的作用。放化疗结合也显著提高根治术后直肠癌患者的无瘤生存率和总生存率。局部复发的患者联合放化疗可以明显提高局部控制率。

辅助化疗是大肠癌综合治疗的一个重要组成部分，辅助化疗的机制在于消灭根治术后的残留病灶。

晚期大肠癌的姑息治疗，对一些在诊断时已出现远处转移或术后复发转移的大肠癌患者，通过化疗能使患者的生存期延长，并联合对症止痛及营养支持治疗，使患者生活质量提高。

【处方】

1. *大肠癌的新辅助化疗*　大肠癌的新辅助化疗一般用于直肠癌，其目的是增加保肛率，提高患者的生活质量，对于 $T_3 \sim T_4$ 的患者还能够降低术后局部复发率。通常与 54 Gy 剂量的放疗联合使用。

(1)方案一

· 氟尿嘧啶 225 mg/m$^2$，静脉滴注(24 小时)，每天 1 次，每周 5 天

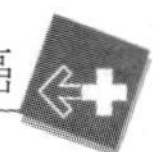

·放疗 50.4 Gy

(2)方案二

·亚叶酸钙 20 $mg/m^2$,静脉注射,每天 1 次,用 4 天,放疗的第 1 周、第 5 周给予

·氟尿嘧啶 400$mg/m^2$,静脉注射,每天 1 次,用 4 天,放疗的第 1、5 周给予

·放疗 50.4 Gy

(3)方案三

·卡培他滨 825 $mg/m^2$,口服,每日 2 次,每周 5 天

·放疗 54 Gy

(4)方案四

·亚叶酸钙 200$mg/m^2$,静脉滴注,第 1～2 天

·氟尿嘧啶 400 $mg/m^2$,静脉注射,第 1～2 天

·氟尿嘧啶 600 $mg/m^2$,静脉滴注,22 小时,第 1～2 天

每 2 周重复

(5)方案五(备选)

·减量 CapeOX 方案　围术期 8 个疗程,术前 2 个疗程,第 1 个疗程加用放疗

·奥沙利铂 100$mg/m^2$,静脉滴注,第 1 天

·卡培他滨 1000 $mg/m^2$,口服,每日 2 次,第 1－14 天,每 3 周一周期

·放疗 50.4 Gy

方案五为中山大学附属肿瘤医院、复旦大学附属肿瘤医院等医院临床使用的方案之一,中山大学附属肿瘤医院的研究证实该同期放化疗对比单纯手术,缓解率更高。此方案初步看有一些效果,尚待进一步证据。

根据目前所得到的临床研究结果,联合放化疗可获得 70%～80%的有效率,大部分患者可以通过新辅助放化疗获得彻底手术的机会,增加了保肛率,减少了术后复发。

2. 大肠癌的辅助化疗　大肠癌术后辅助化疗能提高5年生存率15%左右。一般认为，以氟尿嘧啶为主的化疗方案是大肠癌辅助化疗的基础，亚叶酸钙为近20年来发现的最有效的生物调节剂，增强氟尿嘧啶的疗效。

对无高复发风险的Ⅱ期患者可予以氟尿嘧啶类单药化疗。化疗前，建议检测错配修复基因(MMR)。如果为缺失型，不建议做任何辅助化疗；如果为非缺失型，氟尿嘧啶类药物辅助化疗半年有助于降低复发率。其中Ⅱ期非缺失型年轻患者，可以选择氟尿嘧啶类药物联合奥沙利铂作为辅助治疗。

Ⅲ期大肠癌的标准辅助化疗方案是以氟尿嘧啶加亚叶酸钙为基础，联合奥沙利铂。这一方案也推荐应用于具有高危因素的Ⅱ期大肠癌。这些高危因素包括肠梗阻、肠穿孔、$T_4$、低分化肿瘤、有脉管或神经侵犯、病理检查淋巴结<12枚。术后的正确分期对指导辅助化疗非常重要，特别是对淋巴结的检查，应在12枚以上，若遗漏了对淋巴结的检查，将对预后产生不良影响。

(1)改良FOIFOX6(mFOLFOX6)方案

- 奥沙利铂85 mg/$m^2$，静脉滴注(2小时)，第1天
- 亚叶酸钙400 mg/$m^2$，静脉滴注(2小时)，第1天
- 氟尿嘧啶400 mg/$m^2$，静脉注射，第1天
- 氟尿嘧啶2～2.4 g/$m^2$，静脉滴注(46小时)，第1天
- 该方案每2周1次

说明：①该方案是在FOLFOX6方案基础上的改进，减少了奥沙利铂的用量，安全性更好，氟尿嘧啶/亚叶酸钙的用药采用了改良de Gramont方案。②对于直肠癌的术后辅助治疗，应以联合放化疗为首选，由于放疗的有效性，在氟尿嘧啶基础上加用奥沙利铂并不能进一步减少局部复发。Ⅲ期直肠癌的患者，考虑到远处转移的风险大大增加，可以考虑加用奥沙利铂以减少远处转移的发生率。③虽然伊立替康治疗晚期大肠癌有效，但在术后辅助治疗方面，不管是与静脉推注的还是静脉持续滴注的氟尿嘧啶

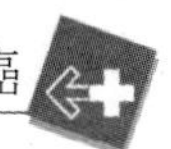

联合均未能进一步降低术后复发率，反而增加了毒副作用。所以，到目前为止，伊立替康仍不被推荐应用于术后辅助化疗。④有关单克隆抗体联合化疗进行的辅助化疗的临床试验均未能证明单抗用于辅助治疗有效。⑤应注意奥沙利铂的神经毒性，在输注奥沙利铂时应避免口服冰冷液体、触碰金属或冰冷物品，可通过延长输注时间（从2～6小时）避免急性感觉神经综合征的再次发生。

（2）Capcox方案

- 奥沙利铂130 mg/m²，静脉滴注（2小时），第1天
- 卡培他滨850～1000mg/m²，口服，每日2次，第1—14天
- 该方案每3周1次

说明：诸多的临床试验证明，卡培他滨与持续静脉滴注氟尿嘧啶的疗效相等，虽然手足综合征发生的比例升高，但大部分患者能够耐受，而且对骨髓的抑制较轻，该方案客观有效率达41%。超过70岁的老年患者可采用低剂量起始（奥沙利铂85 mg/m²），如能耐受，后续2～3个疗程时奥沙利铂剂量可以升高到110 mg/m²和130mg/m²。用药方便也是卡培他滨相对于静脉用药的优势之一。

（3）改良de Gramont方案

- 亚叶酸钙200mg/m²，静脉滴注，第1天
- 氟尿嘧啶400 mg/m²，静脉注射，第1天
- 随后2～2.4 g/m²，静脉滴注（46小时），第1天
- 该方案每2周1次

说明：①对于不能耐受强化疗，或对奥沙利铂过敏的患者，可以单独应用氟尿嘧啶/亚叶酸钙或氟尿嘧啶衍生药物，以策安全。②在使用方法上，随着对氟尿嘧啶用法的深入研究，人们认识到，氟尿嘧啶的持续给药比静脉推注有更大的优势，因此产生了该方案。该方案是在de Gramont方案基础上的改良。静脉推注的Mayo Clinic方案和Roswell Park方案已不再被推荐在临床

使用。

(4)卡培他滨方案

·卡培他滨 1000～1250 mg/m$^2$，口服，每日 2 次；第 1～14 天

·应用 2 周，休息 1 周

说明：与静脉推注 5-FU/LV(Mayo 方案)疗效相似，甚至客观有效率更高。

(5)替加氟/尿嘧啶(优福定)/亚叶酸钙方案

·替加氟/尿嘧啶 400mg/m$^2$，分 4 次口服

·亚叶酸钙 15 mg，口服，每日 4 次(于服替加氟/尿嘧啶 30 分钟后口服)

·持续 4 周，休 1 周

说明：NsABP 组织的数千例患者的研究证明，替加氟/尿嘧啶与氟尿嘧啶/亚叶酸钙比较，在疗效和毒性方面均无差别。

3. 晚期大肠癌的化疗　与最佳支持治疗比较，晚期大肠癌的化疗就生存期和生活质量方面均占有优势，而且尽早治疗对患者有益，可以使中位生存期延长。晚期大肠癌的化疗仍以氟尿嘧啶类药物为基础，联合伊立替康或奥沙利铂可使疗效显著提高。

(1)FOLFIRI 方案

·伊立替康 130～150 mg/m$^2$，静脉滴注，第 1 天

·亚叶酸钙 400 mg/m$^2$，静脉滴注，第 1 天

·氟尿嘧啶 400mg/m$^2$，静脉注射，第 1 天

·氟尿嘧啶 2～2.4 g/m$^2$，静脉滴注(46 小时)，第 1 天

·该方案每 2 周 1 次

说明：这一方案是采用伊立替康与改良 de Gramont 方案联合，一线治疗有效率 45%左右，二线治疗有效率 5%～10%，临床获益率为 25%～50%。伊立替康主要副作用为腹泻，患者只有在不使用止泻药的情况下至少 24 小时内不再腹泻(恢复到治疗前肠功能状态)，才能开始下一疗程治疗，同时应注意该方案的血液

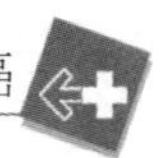

毒性。

(2)mFOLFOX6 方案

· 奥沙利铂 85 mg/m²,静脉滴注(2 小时),第 1 天

· 亚叶酸钙 400 mg/m²,静脉滴注,第 1 天

· 氟尿嘧啶 400 mg/m²,静脉注射,第 1 天

· 氟尿嘧啶 2～2.4 g/m²,静脉滴注(46 小时),第 1 天

· 该方案每 2 周 1 次

(3)CapeOX 方案

· 奥沙利铂 130 mg/m²,静脉滴注(2 小时),第 1 天

· 卡培他滨 850～1000mg/m²,口服,每日 2 次,第 1—14 天

· 该方案每 3 周 1 次

说明:①奥沙利铂联合方案中,对于那些体质较弱的患者采用卡培他滨替代氟尿嘧啶/亚叶酸钙,疗效不受影响,对骨髓抑制较轻;②奥沙利铂为主的联合方案与伊立替康为主的联合方案可以互为一线和二线用药,凡能完成这两种方案的患者,其中位生存期可以达到 20 个月。

(4)FOLFOXIRI 方案

· 伊立替康 165 mg/m²,静脉滴注,第 1 天

· 奥沙利铂 85 mg/m²,静脉滴注,第 1 天

· 亚叶酸钙 400 mg/m²,静脉滴注,第 1 天

· 氟尿嘧啶 3200 mg/m²,静脉滴注(48 小时),第 1 天

· 每 2 周重复 1 次

说明:与 FOLFIRI 方案相比,FOLFOXIRI 方案能显著提高近期有效率、转移灶的根治性切除率,从而延长无进展生存期。对于体质好,有希望通过接受强力化疗缩小病灶而获得手术机会的患者可以采用该方案。但该方案毒性反应较大,对体质差,或者估计不能获得根治机会的患者临床上不推荐使用。

(5)单克隆抗体的联合方案

贝伐单抗可与 XELOX/mFOLFIRI/mFOLFOX6/CapeOX/

FOLFOX4 等方案联合应用

· 贝伐单抗 5 mg/kg,每 2 周 1 次

说明:①贝伐单抗是特异性针对 VEGF 的人源化单克隆抗体,通过与内源性 VEGF 结合,抑制新生血管生成,同时促进肿瘤血管正常化,降低组织间隙压,改善肿瘤的血流提高氧含量,从而使化疗药物更好更直接地进入肿瘤,达到抑制肿瘤生长的目的。②单抗的联合方案可以作为一线或未使用过贝伐单抗的二线用药,贝伐单抗的应用必须联合有效的化疗药物,因此,不推荐在三线应用。③对 65 岁以上的患者,如果既往有高血压或出血及血栓事件者,谨慎应用。④术前、术后 6 周内尽量避免应用,以免伤口愈合障碍。⑤ 如果在一线化疗联合贝伐单抗出现进展后,二线仍可以更换化疗方案继续联合贝伐单抗,即跨线治疗。可以比单化疗延长 1.5 个月的无疾病进展时间。⑥ 不良反应包括高血压、出血事件、白细胞及粒细胞减少、发热、胃肠道反应、周围神经病变、蛋白尿、动脉血栓、胃肠道穿孔及伤口愈合延迟等。胃肠道穿孔是较严重的不良事件,对原发病灶较大且浸润肠管较深的病例,需谨慎使用贝伐单抗。

(6)西妥昔单抗/mFOLFIRI/FOLFOX

西妥昔单抗单周方案

· 400 mg/$m^2$,静脉滴注,第 1 周

· 随后 250 mg/$m^2$,静脉滴注,每周 1 次

西妥昔单抗双周方案:

· 500 mg/$m^2$,静脉滴注,每 2 周 1 次

说明:①西妥昔单抗是重组人鼠嵌合的单克隆抗体,能与细胞外表皮生长因子受体特异性结合,从而阻断受体细胞区域的酪氨酸激酶磷酸化,抑制肿瘤生长,诱导细胞凋亡。目前,西妥昔单抗可以联合化疗应用于晚期大肠癌的治疗,也可单独应用于常规化疗失败的患者。目前西妥昔单抗可以和 FOLFIRI 联合,但不推荐和 xELOX 联合。联合应用时,化疗剂量不变,对于体质较差

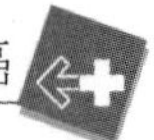

不能耐受化疗的患者，可以西妥昔单抗单独应用。既往的化疗方案和疗程不影响西妥昔单抗的联合效果。②一般来说，EGFR基因表达对患者的疗效无预测作用，而RALS基因状态与西妥昔单抗的疗效有密切关系，RAS野生型患者才能从西妥昔单抗的治疗中获益，因此，所有应用西妥昔单抗的患者必须检测RAS状态。③与西妥昔单抗有关的毒副作用主要为痤疮样皮疹、呼吸困难、骨髓抑制、腹痛及腹泻等。有资料显示，皮疹的发生可以预测疗效，皮疹的严重程度与生存期的延长有一定相关性。如果治疗前预防给予抗组胺药和激素，可能进一步降低出现不良反应的概率。

(7)一线维持化疗方案

①贝伐单抗

②贝伐单抗/卡培他滨

③卡培他滨

④氟尿嘧啶/亚叶酸钙

目前一线维持治疗被证实可以延长PFS，尚无标准维持方案，根据目前RCTs，常用以上方案维持治疗。

(8)雷替曲塞联合方案：雷替曲塞是一种胸腺合成酶抑制药，属于一种喹唑啉叶酸盐类似物。在体内，雷替曲塞被细胞主动摄取后很快被叶酸基聚合谷氨酸合成酶代谢为一系列聚谷氨酸，这些代谢物比雷替曲塞具有更强抑制胸腺合成酶作用，从而抑制细胞DNA的合成，且能潴留在细胞内，长时间发挥抑制作用。在对结直肠癌的治疗中，疗效与氟尿嘧啶相似，但用雷替曲塞的不良反应发生率低，方法简便，患者易于接受。对于氟尿嘧啶不耐受或有心脏疾病的患者，可以用雷替曲塞取代氟尿嘧啶，用量为3 $mg/m^2$，每3周1次。雷替曲塞也可以用于二线化疗失败后单药三线化疗。如果出现肝脏毒性，也可调整为2$mg/m^2$，每2周1次。

【注意事项】

对治疗后的结肠癌患者进行定期复查和随访。术后前2年内每3个月复查1次，以后每6个月1次，至5年；5年后每1年复查1次，并进行详细问诊和体格检查，肝超声、CEA及CA19-9肿瘤标志物检测。高危复发患者可考虑每1年行胸腹盆增强CT检查1次(共3年)。术后1年内行结肠镜检查，若无异常，每3年再复查1次；如果术前因肿瘤梗阻无法行全结肠镜检查，术后3～6个月结肠镜检查。

（魏新亮　姜红玉）

# 第20章

# 消化道出血

## 第一节　上消化道出血

上消化道出血是指屈氏韧带以上的消化道，包括食管、胃、十二指肠或胰胆等病变引起的出血，胃空肠吻合术后的空肠病变出血亦属于这一范围。

【诊断要点】

1. 临床表现　主要取决于出血量及出血速度。

(1)呕血与黑粪：是上消化道出血的特征性表现。出血部位在幽门以上者常伴有呕血。若出血量较少、速度慢亦可无呕血。反之，幽门以下出血如出血量大、速度快，可因血反流入胃腔引起恶心、呕吐而表现为呕血。

呕血多为棕褐色，呈咖啡渣样，如出血量大，未经胃酸充分混合即呕出，则为鲜红或有血块。

黑粪呈柏油样，黏稠而发亮，当出血量大，血液在肠内推进快，粪便呈暗红甚至鲜红色。

(2)失血性周围循环衰竭：由于急性大量失血，循环血容量迅速减少而导致周围循环衰竭。一般表现为头昏、心慌、乏力，突然起立发生晕厥、肢体发冷、心率加快、血压偏低等。严重者呈休克状态。

(3)贫血和血象变化：急性大量出血后均有失血性贫血，一般须经3～4小时以上才出现贫血，在出血后，组织液渗入血管内，出血后24～72小时血液稀释到最大限度。贫血程度除取决于失血量外，还和出血前有无贫血基础等因素有关。

急性出血患者为正细胞正色素性贫血，在出血后骨髓有明显代偿性增生，可暂时出现大细胞性贫血，慢性失血则呈小细胞低色素性贫血。

上消化道大量出血2～5小时，白细胞计数轻至中度升高，血止后2～3天才恢复正常。肝硬化有脾功能亢进患者，白细胞计数不增高。

(4)发热：多数患者在24小时内出现低热，持续3～5天后降至正常。发热的原因尚不清楚，可能与体温调节中枢的功能障碍等因素有关。

(5)氮质血症：由于大量出血后大量血液蛋白质的消化产物在肠道被吸收，血中尿素氮浓度可暂时增高，称为肠源性氮质血症。一般于一次出血后数小时血尿素氮开始上升，24～48小时可达高峰，大多不超出14.3mmol/L(40mg/dl)，3～4天后降至正常。

2. 出血严重程度的估计和周围循环状态的判断　成年人每日消化道出血>5～10ml粪隐血试验出现阳性，每日出血量50～100ml可出现黑粪。胃内储积血量在250～300ml可引起呕血。一次出血量不超过400ml时，因轻度血容量减少可由组织液及脾贮血所补充，一般不引起全身症状。出血量超过400～500ml，可出现全身症状，如头昏、心慌、乏力等。短时间内出血量超过1000ml，可出现周围循环衰竭表现。

急性大出血严重程度的估计最有价值的指标是血容量减少所导致周围循环衰竭的表现，血压和心率是关键指标，需进行动态观察，综合其他相关指标加以判断。如果患者由平卧位改为坐位时出现血压下降(下降幅度>15～20mmHg)、心率加快(上升幅度>每分钟10次)，提示血容量明显不足，是紧急输血的指征。

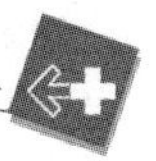

如收缩压低于 90mmHg,心率大于每分钟 120 次,伴有面色苍白、四肢湿冷、烦躁不安或神志不清则已进入休克状态,属严重大量出血,需积极抢救。

应该指出,由于出血大部分积存于胃肠道,且呕血与黑粪分别混有胃内容物与粪便,因此,不可能据此对出血量作出精确的估计。此外,患者的血常规检验包括血红蛋白浓度、红细胞计数及血细胞比容虽可估计失血的程度,但并不能在急性失血后立即反映出来,且还受到出血前有无贫血存在的影响,因此也只能供估计出血量的参考。

3. 出血是否停止的判断　上消化道大出血经过恰当治疗,可于短时间内停止出血。由于肠道内积血需经数日(一般约 3 日)才能排尽,故不能以黑粪作为继续出血的指标。临床上出现下列情况应考虑存在继续出血或再出血可能:

(1)反复呕血,或黑粪次数增多、粪质稀薄,伴肠鸣音亢进。

(2)周围循环衰竭的表现经充分补液输血而未见明显改善,或虽暂时好转而又恶化。

(3)血红蛋白浓度、红细胞计数与血细胞比容继续下降,网织红细胞计数持续增高。

(4)补液与尿量足够的情况下,血尿素氮持续或再次增高。

4. 出血的病因　过去病史、症状与体征可为出血的病因诊断提供重要线索,但确诊出血的原因与部位需靠器械检查。

(1)临床与实验室检查提供的线索:慢性、周期性、节律性上腹痛多提示出血来自消化性溃疡,特别是在出血前疼痛加剧,出血后减轻或缓解,更有助于消化性溃疡的诊断。有服用非甾体抗炎药等损伤胃黏膜的药物或应激状态者,可能为急性糜烂出血性胃炎。过去有病毒性肝炎、血吸虫病或酗酒病史,并有肝病与肝门静脉高压的临床表现者,可能是食管胃底静脉曲张破裂出血。还应指出,上消化道出血的患者即使确诊为肝硬化,不一定都是食管胃底静脉曲张破裂的出血,约有 1/3 患者出血实系来自消化性溃疡、急性糜烂出血性胃炎或其他原因,故应做进一步检查,以确定病因诊断。此外,对中年以上的患者近期出现上腹痛,伴有厌食、消瘦者,应警惕胃癌的可能性。

肝功能试验结果异常、血常规白细胞及血小板减少等有助于肝硬化诊断。

(2)胃镜检查:是目前诊断上消化道出血病因的首选检查方法。胃镜检查在直视下顺序观察食管、胃、十二指肠球部直至降段,从而判断出血病变的部位、病因及出血情况。多主张在出血后24~48小时内进行检查,称急诊胃镜检查。一般认为这可大大提高出血病因诊断的准确性,因为有些病变如急性糜烂出血性胃炎可在短短几天内愈合而不留痕迹;有些病变如血管异常在活动性出血或近期出血期间才易于发现;对同时存在2个或多个病变者可确定其出血所在。急诊胃镜检查还可根据病变的特征判断是否继续出血或估计再出血的危险性,并同时进行内镜止血治疗。在急诊胃镜检查前需先纠正休克、补充血容量、改善贫血。如有大量活动性出血,可先插胃管抽吸胃内积血,并用生理盐水灌洗,以免积血影响观察。

(3)X线钡剂检查:X线钡剂检查目前已多为胃镜检查所代替,故主要适用于有胃镜检查禁忌证或不愿进行胃镜检查者,但对经胃镜检查出血原因未明,疑病变在十二指肠降段以下小肠段,则有特殊诊断价值。检查一般在出血停止数天后进行。

(4)其他检查:选择性腹腔动脉造影、放射性核素扫描、胶囊内镜及小肠镜检查等主要适用于不明原因消化道出血。由于胃镜检查已能彻底搜寻十二指肠降段以上消化道病变,故上述检查很少应用于上消化道出血的诊断。但在某些特殊情况,如患者处于上消化道持续严重大量出血紧急状态,以至胃镜检查无法安全进行或因积血影响视野而无法判断出血灶,而患者又有手术禁忌,此时行选择性肠系膜动脉造影可能发现出血部位,并同时进行介入治疗。

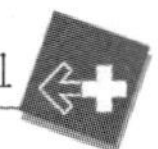

【治疗要点】

1. 治疗原则　分为非曲张静脉上消化道大出血和曲张静脉上消化道大出血，共同的治疗原则如下。

(1)积极控制出血。

(2)治疗原发病。

(3)必要时输血及手术治疗。

上消化道大量出血病情急、变化快，严重者可危及生命，应采取积极措施进行抢救。

抗休克、迅速补充血容量治疗应放在一切医疗措施的首位。

2. 一般急救措施

(1)活动性出血期间禁食：强调患者应卧位休息，保持呼吸道通畅，呕血时避免血液吸入引起窒息，必要时吸氧。对老年患者根据情况进行心电监护。严密监测患者生命体征，如心率、血压、呼吸、尿量及神志变化；观察呕血与黑粪情况；定期复查血红蛋白浓度、血细胞比容与血尿素氮。

(2)积极补充血容量：尽快建立有效的静脉输液通道，大出血患者需尽快配血，一般输浓缩红细胞，严重活动性大出血考虑输全血。在配血过程中，可先输平衡液或葡萄糖盐水。下列情况为紧急输血指征：改变体位后出现晕厥、血压下降和心率加快；失血性休克；血红蛋白低于 70g/L 或血细胞比容低于 0.25。

输血量视周围循环动力学及贫血改善情况而定，尿量是有价值的参考指标。应注意避免因输液、输血过快、过多而引起肺水肿。

3. 止血措施

(1)食管、胃底静脉曲张破裂大出血：本病出血量大、再出血率高、死亡率高，在止血措施上有其特殊性。

①药物止血

血管升压素(vasopressin)：通过对内脏血管的收缩，从而减少门脉血流量，降低门脉压力。推荐疗法是每分钟 0.2U 静脉持续滴注，视治疗反应，可逐渐增加剂量至每分钟 0.4U。此剂量不良反应大，常见的有腹痛、血压升高、心律失常、心绞痛，严重者可发生心肌梗死。因此，应同时使用硝酸甘油，以减少血管升压素引起的不良反应，同时硝酸甘油还有协同降低门静脉压的作用。用法为硝酸甘油静脉滴注，根据患者血压来调整剂量。也可舌下含服硝酸甘油 0.6mg，每 30 分钟 1 次。有冠状动脉粥样硬化性心脏病、高血压者忌用。

三甘氨酰赖氨酸加压素（又名特列加压素，terlipressin）：为加压素拟似物，与加压素比较，该药止血效果好、不良反应少、使用方便（每次 2mg、4～6 小时 1 次、静脉推注），却因价格昂贵国内未广泛推广使用。

生长抑素及其类似物：可明显减少门脉及其侧支循环血流量，止血效果肯定，因不伴有全身血流动力学改变，短期使用几乎没有严重不良反应。该类药物已成为近年最常用治疗食管胃底静脉曲张出血的药物。14 肽天然生长抑素（somatostatin），用法为首剂量 250μg 静脉缓注，继以每小时 250μg 持续静脉滴注。本品半衰期极短，滴注过程中应注意不能中断，若中断超过 5 分钟，应重新注射首剂。奥曲肽（octreotide）是 8 肽的生长抑素拟似物，该药半衰期较长，常用量为首剂量 100μg 静脉缓注，继以每小时 25～50μg 持续静脉滴注。

②三腔二囊管气囊压迫止血：经鼻腔或口插入三腔二囊管，注气入胃囊（囊内压 50～70mmHg），向外加压牵引，用以压迫胃底，如未能止血，再注气入食管囊（囊内压为 35～45mmHg），压迫食管曲张静脉。因气囊压迫过久会导致黏膜糜烂，故持续压迫时间最长不超过 24 小时，一段时间后应放气解除压迫，必要时可重复充盈气囊恢复牵引。气囊压迫止血效果肯定，缺点是患者痛苦大、并发症多（如窒息、吸入性肺炎、食管炎、食管黏膜坏死、心律失常等），由于不能长期压迫，停用后早期的再出血率高。近年药物治疗和内镜治疗的进步，目前已不推荐气囊压迫作为首选止血

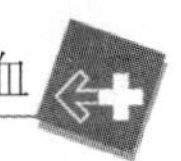

措施，宜限于药物不能控制的出血时作为暂时止血用，以赢得时间去准备其他更有效的治疗措施。

③内镜治疗：内镜直视下注射硬化剂或组织黏合剂（前者用于食管曲张静脉、后者用于胃底曲张静脉）至曲张静脉，或用皮圈套扎曲张静脉，是目前治疗食管胃底静脉曲张破裂出血的重要手段。不但能达到止血目的，而且能有效防止早期再出血，一般经药物治疗（必要时加气囊压迫止血）大出血基本可控制，基本情况稳定，再进行急诊内镜检查同时方可进行治疗。主要并发症有局部溃疡、出血、穿孔、瘢痕致狭窄等。

④外科手术或经颈静脉肝内门体静脉分流术：急诊外科手术的手术并发症多、死亡率高，因此应尽量避免。但在上述方法治疗无效的大量出血时，唯有进行外科手术。有条件的单位可考虑经颈静脉肝内门体静脉分流术治疗，该法尤适用于准备做肝移植的患者。

（2）非曲张静脉上消化道大出血：除食管胃底静脉曲张破裂出血之外的其他病因引起的上消化道大出血，又称为非曲张静脉上消化道大出血，其中以消化性溃疡导致的出血最为常见。治疗措施主要有：

①抑制胃酸分泌的药物：在 pH＞6.0 时血小板聚集及血浆凝血功能所诱导的止血作用才能有效发挥，在 pH＜5.0 的胃液中新形成的凝血块会迅速被消化。因此，抑制胃酸分泌，提高胃内 pH 具有止血作用。临床上，对消化性溃疡和急性胃黏膜损害所引起的消化道出血，常规给予 $H_2$ 受体拮抗药或质子泵抑制药，后者在提高及维持胃内 pH 的作用上优于前者。急性出血期应于静脉途径给药。

②内镜治疗：消化性溃疡伴出血约 80％不经特殊处理可自行止血，其余少数患者则会持续出血或再出血。内镜下如见有活动性出血或暴露血管的溃疡应进行内镜下止血。证明确实有效的方法包括热探头、高频电灼、激光、微波、注射疗法或上止血夹等，

可视本单位的设备及病情酌情选用。其他原因引起的出血，也可视情况选择上述方法进行内镜下止血。

③手术治疗：积极内科治疗仍大量出血不止危及患者生命者，须不失时机行手术治疗。病因不同，具体手术指征和手术方式各有不同。

④介入治疗：少数严重消化道大出血特殊情况下，既无法行内镜治疗，又不能耐受手术，可考虑在选择性肠系膜动脉造影找到出血灶的同时进行血管栓塞治疗。

【处方】

处方1　积极补充血容量

①右旋糖酐-40　500ml　立即静脉滴注

②输入足量全血，另建通路

处方2　肝硬化食管胃底静脉曲张破裂出血

0.9%氯化钠注射液　5ml<br>加压素　2mg　｜　静脉注射，4～6小时1次

或 5%葡萄糖注射液　500ml<br>垂体后叶素　50～100U　｜　静脉滴注，每分钟0.2～0.4U

或

10%葡萄糖注射液　10ml<br>奥曲肽　0.1mg　｜　立即静脉注射

10%葡萄糖注射液500ml<br>奥曲肽0.4mg　｜　每小时25～50μg静脉滴注维持

或 0.9%氯化钠注射液　50ml<br>生长抑素　3mg　｜　每小时250μg持续泵入

处方3　非曲张静脉上消化道出血

①0.9%氯化钠注射液　20ml<br>雷尼替丁　0.2mg　｜　静脉注射，12小时1次

②0.9%氯化钠注射液　100ml<br>奥美拉唑(洛赛克)　40mg　｜　静脉滴注，每日2次

| | | |
|---|---|---|
| 或 0.9%氯化钠注射液 | 100 ml | 静脉滴注,每日 2 次 |
| 泮托拉唑 | 40mg | |

| | | |
|---|---|---|
| 或 0.9%氯化钠注射液 | 100 ml | 静脉滴注,每日 2 次 |
| 兰索拉唑 | 30mg | |

处方 4　出血严重患者可以维持静脉滴注

| | | |
|---|---|---|
| 0.9%氯化钠注射液 | 200ml | 每小时 8mg,静脉滴注,维持 72 小时 |
| 注射用泮托拉唑 | 80mg | |

| | | |
|---|---|---|
| 或 0.9%氯化钠注射液 | 200ml | 每小时 8mg,静脉滴注,维持 72 小时 |
| 艾司奥美拉唑 | 80mg | |

处方 5

| | | |
|---|---|---|
| 去甲肾上腺素 | 8mg | 分次口服或经胃管注入胃 |
| 冰盐水 | 100ml | |

处方 6

| | | |
|---|---|---|
| 0.9%氯化钠注射液 | 50ml | 分次口服或经胃管注入胃,6～8 小时 1 次 |
| 凝血酶冻干粉 | 2000U | |

处方 7

| | | |
|---|---|---|
| 10%葡萄糖注射液 | 250ml | 静脉滴注,每日 1 次 |
| 酚磺乙胺(止血敏) | 3g | |

处方 8

奥美拉唑　20mg,口服,每日 2 次

或 兰索拉唑胶囊　30mg,口服,每日 2 次

或 泮托拉唑片　40mg,口服,每日 2 次

或 埃索美拉唑胶囊　20mg,口服,每日 2 次

处方 9

磷酸铝凝胶　1 袋,口服,每日 3 次

或 康复新液　10ml,口服,每日 3 次

处方 10

普萘洛尔 10～20mg,口服,每日 3 次

【注意事项】

作出上消化道出血的诊断,但必须注意以下情况。

1. 排除消化道以外的出血因素

(1)排除来自呼吸道所致出血:咯血与呕血的鉴别诊断很重要,两者的治疗不同,基础疾病也不同,预后可能也不同。

(2)排除口、鼻、咽喉部所致出血:仔细询问病史,同时应做局部检查。常有表现为呕血的患者最后检查证实为牙出血,很容易误诊,所以必须检查清楚。

(3)排除进食引起的黑粪:进食动物血、炭粉、铁剂或铋剂等药物,亦可出现大便发黑。仔细询问病史,行粪隐血化验可鉴别。

2. 判断上消化道还是下消化道出血　呕血提示上消化道出血,黑粪大多来自上消化道出血,而血便大多来自下消化道出血。但是,短时间内大量上消化道出血亦可表现为暗红色甚至鲜红色血便,此时如不伴呕血,常难与下消化道出血鉴别,应在病情稳定后行急诊胃镜检查。高位小肠至右半结肠出血,如血液在肠腔停留时间久亦可表现为黑粪,这种情况应先行胃镜检查排除上消化道出血后,再行下消化道出血的有关检查。

## 第二节　下消化道出血

下消化道出血(lower gastrointestinal hemorrhage)的患病率虽不及上消化道出血高,但临床亦很常见。其中,小肠出血比大肠出血少见,但诊断较为困难。近年来由于检查手段增多及治疗技术的提高,下消化道出血的病因诊断率较前有了明显提高,急性大出血病死率亦有所下降。

【诊断要点】

下消化道出血大多数虽是消化道疾病本身所致,少数病例可能是全身性疾病的局部出血现象,故病史询问和体格检查仍是必要的诊断步骤。一般来说,出血部位越高,则便血的颜色越暗;出

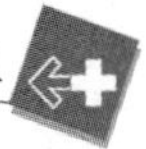

血部位越低，则便血的颜色越鲜红，或表现为鲜血。当然这还取决于出血的速度和数量，如出血速度快和出血数量大，血液在消化道内停留的时间短，即使出血部位较高，便血也可能呈鲜红色。仔细收集病史和阳性体征，对判断出血原因很有帮助，如鲜血在排便后滴下，且与粪便不相混杂者多见于内痔、肛裂或直肠息肉；中等量以上便血多见于肠系膜及门静脉血栓形成、急性出血性坏死性肠炎、回肠结肠憩室和缺血性结肠炎，甚至上消化道病变出血也可表现为大量便血，在诊断时需要加以区别。血与粪便相混杂，伴有黏液的患者，应考虑结肠癌、结肠息肉病、慢性溃疡性结肠炎；粪便呈脓血样或血便伴有黏液和脓液，应考虑菌痢、结肠血吸虫病、慢性结肠炎、结肠结核等；便血伴有剧烈腹痛，甚至出现休克现象，应考虑肠系膜血管栓塞、出血性坏死性肠炎、缺血性结肠炎、肠套叠等；便血伴有腹部肿块者，应考虑结肠癌、肠套叠等。便血伴有皮肤或其他器官出血征象者，要注意血液系统疾病、急性感染性疾病、重症肝病、尿毒症、维生素 C 缺乏症等情况。

下消化道出血患者，根据出血部位及出血量、出血速度不同，临床表现各异。

1. 一般状况　小量(400ml 以下)、慢性出血多无明显自觉症状。急性、大量出血时出现头晕、心慌、乏力、冷汗、口干等症状，甚或晕厥、四肢冰凉、尿少、烦躁不安、休克等症状。

2. 生命体征　脉搏和血压改变是失血程度的重要指标。急性消化道出血时血容量锐减，最初的机体代偿功能是心率加快，如果不能及时止血或者补充血容量，则易出现休克状态则脉搏微弱。休克早期血压可以代偿性升高，随着出血量增加，血压逐渐下降，进入失血性休克状态。

3. 其他伴随症状及体征　根据原发疾病的不同，可以伴有其他相应临床表现，如腹痛、发热、肠梗阻、呕血、便血、柏油便、腹部包块、蜘蛛痣、腹壁静脉曲张、黄疸等。

4. 检查

(1)常规实验室检查:包括血尿便常规、粪隐血、肝肾功能、凝血功能等化验。

(2)内镜检查:依据原发病及出血部位不同,选择胃镜(食管镜)、十二指肠镜、小肠镜、胶囊内镜、结肠镜用以明确病因及出血部位。

(3)X线钡剂检查:仅适用于慢性出血且出血部位不明确;或急性大量出血已停止且病情稳定的患者的病因学诊断。

(4)血管造影:通过数字减影技术,血管内注入造影剂观察造影剂外溢的部位。

(5)放射性核素显像:近年应用放射性核素显像检查法来发现活动性出血的部位。其方法是静脉注射放射性核素后做腹部扫描以探测标记物,从血管外溢的证据,可初步判定出血部位。

(6)其他:根据原发疾病的需要,可选择CT,MRI,CT仿真小肠、结肠造影等协助诊断。

【治疗要点】

1. *对症治疗* 慢性、小量出血主要是针对原发疾病治疗,该为病因治疗。急性大量出血时应嘱患者卧床休息、禁食水;保持静脉通路并测定中心静脉压。保持患者呼吸道通畅,避免呕血时引起窒息。并针对原发疾病采取相应的对症治疗。密切观察病情变化。

2. *补充血容量* 急性大量出血时,应迅速建立静脉通路,给予静脉输液,维持血容量,防止血压下降;血红蛋白低于60g/L,收缩血压低于12kPa(90mmHg)时,应考虑给予输血。同时应注意,避免输血、输液量过多而引起急性肺水肿或诱发再次出血。

3. *内镜治疗* 具体方法包括:氩离子凝固止血(APC)、电凝止血(包括单极或多极电凝)、冷冻止血、热探头止血以及对出血病灶喷洒肾上腺素、巴曲酶(血凝酶)等药物止血。对憩室所致的出血不宜采用APC、电凝等止血方法,以免导致肠穿孔。肠镜、小肠镜下止血作用有限,不适用急性大出血,尤其对于弥漫性肠道

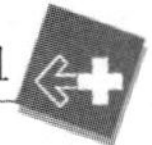

病变作用不大。

4. *微创介入治疗*　在选择性血管造影显示出出血部位后，可经导管行止血治疗。大部分病例可达到止血目的，部分病例在住院期间会再次发生出血，但其间改善了患者的全身情况，为择期手术治疗创造了时机。值得指出的是，肠道缺血性疾病所致的消化道出血属禁忌。一般来说，下消化道出血在动脉置管后不主张采用栓塞止血方法，原因是栓塞近端血管容易引起肠管的缺血坏死，尤其是结肠，造成不良后果。

5. *手术治疗*　在出血原因和出血部位不明确的情况下，不主张盲目行剖腹探查术，若有下列情况时可考虑行剖腹探查术：①活动性大出血并出现血流动力学不稳定，不允许做动脉造影或其他检查；②经上述检查均未发现出血部位，但出血仍在持续；③反复类似的严重出血。术中应全面仔细探查，必要时采用经肛门和(或)经肠造口导入术中内镜检查。由内镜专科医生进行，手术医生协助导引进镜，并可转动肠管，展平黏膜皱襞，使内镜医生获得清晰视野，有利于发现小而隐蔽的出血病灶。同时，手术医生通过内镜透照，有时亦可从浆膜面发现病灶。

应根据不同病因制定不同治疗方案，在未能明确出血的原因时，应先给予抗休克等支持疗法。嘱咐患者绝对卧床休息，严密观察血压、脉搏、呼吸及末梢循环灌注情况，准确记录黑粪或便血次数、数量，定期复查血红蛋白、血细胞比容、红细胞数、血尿素氮、电解质和肝功能等。根据情况补充全血，使血红蛋白不低于 100g/L，脉搏每分钟在 100 次以下。

【处方】

针对下消化道大出血患者

处方 1

| | | |
|---|---|---|
| 5%葡萄糖注射液 | 500ml | 静脉滴注，12 小时 1 次 |
| 生长抑素 | 3mg | |

处方 2

| 5%葡萄糖注射液 | 500ml | 静脉滴注,每小时60ml维持 |
|---|---|---|
| 醋酸奥曲肽 | 0.4mg | |

【注意事项】

下消化道出血发病病因多样,按出血量多少、速度快慢、在肠腔停滞时间的长短,临床表现各不相同。临床上常见的原因为息肉、炎性肠病、肿瘤(良性或恶性)、结肠憩室、血管畸形、内痔和肛周疾病。各种病因的预后有着十分显著的差异。故不仅要满足于临床上便血症状的消失或缓解,更重要的是尽快明确出血的部位及病因。寻找下消化道出血的病因及部位有时是十分困难的,需反复检查,在出血未停止时的检查更为重要(如内镜、核素扫描、血管造影等)治疗上也要采用病因性治疗方案,彻底铲除患根。

(史晓盟　魏思忱)

# 第21章

## 药物性肝病

药物性肝病主要是指药物、外源性毒物及其代谢产物引起的肝损害性病变。临床上以药物性肝损害(drug induced liver injury,DILI)多见。目前人类正暴露于6万种以上化学物质的威胁下,DILI占黄疸住院患者的2%～5%,占所谓"急性肝炎"住院患者的10%,占老年肝病的20%。药物性肝病可分为急性、亚急性和慢性三大类。

【诊断要点】

目前国内外尚缺乏统一的DILI诊断标准,应用较多的是RUCAM量化评分系统。见表21-1。

中华医学会消化病分会肝胆病协作组起草拟定了我国急性DILI的临床诊断标准。

1. 诊断标准

(1)有与DILI发病规律相像的潜伏期:初次用药后出现肝损伤的潜伏期一般在5～90天,有特异质反应者可<5天,慢代谢药物(如胺碘酮)潜伏期可>90天,停药后出现肝损伤的潜伏期≤15天。出现胆汁淤积性肝损伤的潜伏期≤30天。

(2)有停药后异常肝指标迅速恢复的临床过程:肝细胞损伤型的血清ALT峰值水平在8天内下降>50%(高度提示),或30天内下降≥50%(提示);胆汁淤积型的血清ALP或TB峰值水平在180天内下降≥50%。

表 21-1　RUCAM 量化评分系统

| | 肝细胞型 | | 胆汁淤积型/混合型 | | 评价 |
|---|---|---|---|---|---|
| 1. 服药至发病时间 | | | | | |
| 不相关 | 反应前已开始服药或停药后超过15天（慢代谢型药物除外） | | 反应前已开始服药或停药后超过30天（慢代谢型药物除外） | | 无相关性 |
| 未知 | 无法计算服药至发病时间 | | | | 无法评价 |
| | 初次治疗 | 随后的治疗 | 初次治疗 | 随后的治疗 | 计分 |
| 从服药开始 | | | | | |
| 提示 | 5～90 天 | 1～15 天 | 5～90 天 | 1～90 天 | ＋2 |
| 可疑 | ＜5 天或＞90 天 | ＞15 天 | ＜5 天或＞90 天 | ＞90 天 | ＋1 |
| 从停药开始 | | | | | |
| 可疑 | ≤15 天 | ≤15 天 | ≤30 天 | ≤30 天 | ＋1 |
| 2. 病程 | ALT 峰值与 ALT 正常上限间差值 | | ALT(或 TB)峰值与正常上限间差值 | | |
| 停药后 | | | | | |
| 高度提示 | 8 天内降低＞50％ | | 不适应 | | ＋3 |
| 提示 | 30 天内降低≥50％ | | 180 天内下降≥50％ | | ＋2 |
| 可疑 | 在 30 天后不适用 | | 180 天内下降＜50％ | | ＋1 |

（续　表）

| | 肝细胞型 | 胆汁淤积型/混合型 | 评价 |
| --- | --- | --- | --- |
| 无结论 | 没有相关资料或在 30 天后下降≥50% | 不变、上升或没有资料 | 0 |
| 与药物作用相反 | 30 天后下降<50%或再升高 | 不适应 | −2 |
| 如果药物仍在应用 | | | |
| 无结论 | 所有情况 | 所有情况 | 0 |
| 3. 危险因子 | 酒精 | 酒精或妊娠 | |
| 有 | | | +1 |
| 无 | | | 0 |
| 年龄≥55 | | | +1 |
| 年龄<55 | | | 0 |
| 4. 伴随用药 | | | |
| 无或伴随用药至发病时间不合适 | | | 0 |
| 伴随用药至发病时间合适或提示 | | | −1 |
| 伴随用药已知有肝毒性且至发病时间合适或提示 | | | −2 |
| 有证据提示伴随药物致肝损（再用药反应或有价值检测） | | | −3 |

（续　表）

| | 肝细胞型 | 胆汁淤积型/混合型 | 评价 |
|---|---|---|---|
| 5. 除外其他原因 | | | |
| ①近期有 HAV 感染（抗 HAV-IgM）、HBV 感染（抗 HBc-IgM）或 HCV 感染（抗 HCV），有非甲型、非乙型肝炎感染背景的证据；胆道梗阻（B 超）；酗酒（ALT/AST≥2），近期有急性低血压或休克（特别是有严重的心脏疾病）。②严重疾病并发症；临床和（或）实验室提示 CMV、EBV 或疱疹病毒感染 | | 所有原因，包括①和②完全排除 | +2 |
| | | ①中 5 个原因排除 | +1 |
| | | ①中 4～5 个原因排除 | 0 |
| | | ①中少于 4 个原因被排除 | −2 |
| | | 非药物原因高度可能性 | −3 |
| 6. 药物既往肝损的报告 | | | |
| 药物反应在产品介绍中已表明 | | | +2 |
| 曾有报道但未标明 | | | +1 |
| 未报道过有反应 | | | 0 |
| 7. 再用药反应 | | | |
| 阳性 | 单用该药 ALT 升高≥2 倍正常上限 | 单用该药 ALT（或 TB）升高≥2 倍正常上限 | +3 |
| 可疑 | 单用同样药 ALT 升高≥2 倍正常上限 | 再用同样药 ALT（或 TB）升高≥2ULN | +1 |

（续 表）

| | 肝细胞型 | 胆汁淤积型/混合型 | 评价 |
| --- | --- | --- | --- |
| 阴性 | 再用同样药 ALT 升高仍在正常范围 | 再用同样药 ALT(或 TB)升高仍在正常范围 | －2 |
| 未做或不可判断 | 其他情况 | 其他情况 | 0 |

注：最后判断，>8 非常可能；6～8，很可能；3～5，可能；1～2，不像；≤0，无关。CMV. 巨细胞病毒；EBV. EB病毒

(3)必须排除其他原因或疾病所致的肝损伤。

(4)再次用药反应阳性:有再次用药后肝损伤复发史,肝酶活性水平升高至少大于正常值上限的 2 倍。符合以上诊断标准的 1+2+3,后前 3 项中有 2 项符合,加上第 4 项,均可诊断为 DILI。

2. 排除标准

(1)不符合 DILI 的常见潜伏期:即服药前已出现肝损伤,或停药后发生肝损伤的间隔>15 天,发生胆汁淤积型或混合性肝损伤>30 天(慢代谢药物除外)。

(2)停药后肝异常升高指标不能迅速恢复:在肝细胞损伤型中,血清 ALT 峰值水平在 30 天内下降<50%;在胆汁淤积型中,血清 ALP 或 TB 峰值水平在 180 天内<50%。

(3)有导致肝损伤的其他病因或疾病的临床证据。

如果具备第 3 项,且具备第 1 项、第 2 项中的任何一项,则认为药物与肝损伤无相关性,可临床排除 DILI。

3. 疑似病例

(1)用药与肝损伤之间存在合理的时序关系,但同时存在可能导致肝损伤的其他病因或疾病状态。

(2)用药与发生肝损伤的时序关系没有达到相关性评价的提示水平,但也没有导致肝损伤的其他病因或疾病的临床证据。对于疑似病例或再评价病例,建议采用国际共同意见的 RUCAM 评分系统进行量化评估。

4. 辅助诊断　主要依赖于肝功能生化指标检测、影像学和用药史进行诊断。

(1)实验室检查:主要依靠 ALT,AST,ALP 和 GGT 的变化情况对肝细胞和(或)胆管的受损情况进行评估。

(2)影像学检查:超声检查、CT 与磁共振各有优缺点,互相补充,因人而异。MRCP 主要用于胆管病变的诊断。

(3)肝组织活检:是肝疾病诊断的金标准,同时排除其他肝胆疾病造成的肝损伤。

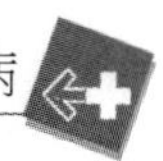

5. 鉴别诊断　需要与以下疾病进行鉴别：病毒性肝炎（甲、乙、丙、丁、戊型）、巨细胞病毒和 EB 病毒感染、酒精和非酒精性肝病、自身免疫性肝病、血管源性疾病（布加综合征、门静脉栓塞、肝静脉闭塞性疾病）、遗传和代谢性疾病（肝豆状核变性、血色病、$\alpha_1$-抗胰蛋白酶缺乏症）、心功能衰竭、各种原因导致的肝缺血缺氧等。

【治疗要点】

1. 停用相关药物　立即停用有关或可疑的药物，并尽量避免使用化学结构或药理作用与该药物相同或相似的药物。当 DILI 患者出现不能停药或选择的药物种类有限，如移植术后服用的抗排斥药、肿瘤患者使用的化疗药、长期使用的降糖药、治疗甲状腺功能亢进药物等，在肝功能损伤不严重时，可换用同类药物并密切监测肝功能。

2. 清除体内药物　可催吐、洗胃、导泻。可使用药用炭吸附。重症患者可通过利尿、血液透析、血液超滤等方法清除体内残留药物。

3. 一般治疗　多数患者停药后可自愈，如不能恢复正常或肝损伤症状出现需住院观察治疗。应卧床休息，给予高热量、高蛋白（肝性脑病除外）、高维生素饮食。如病情严重，出现肝衰竭，则进入肝衰竭治疗路径。

4. 解毒药物

（1）特异性解毒药：N-乙酰半胱氨酸（NAC）是 APAP 特异性解毒药。NAC 是 GSH 前体，具有抗氧化、提供活性巯基、干扰自由基的生成、与 APAP 代谢产物 NAPQI 直接结合等作用。具体用法：①72 小时治疗方案。初次口服 NAC 140mg/kg，以后每 4 小时口服 NAC 70mg/kg，共 72 小时。②20 小时治疗方案。首次静脉滴注 NAC 150mg/kg（15 分钟），4 小时后静脉滴注 NAC 50mg/kg，16 小时后静脉滴注 NAC 100mg/kg。治疗越早越好，10 小时内给药效果最佳。

(2)非特异性解毒药

①还原型谷胱甘肽(GSH):是体内主要的抗氧化剂,能清除自由基,抑制肝细胞膜脂质过氧化,并能影响肝细胞的代谢过程,减轻肝组织损伤。

②硫普罗宁:是一种含巯基甘氨酸衍生物,主要通过提供巯基、抗氧化、清除自由基,对抗各种肝损害,稳定肝细胞膜和线粒体膜,改善肝细胞的结构和功能。

5. 护肝及其他药物治疗

(1)以肝细胞损伤为主型:主要治疗措施为保护和修复肝细胞膜和降低血清转氨酶水平,可使用多烯磷脂酰胆碱、甘草酸类药物等。

(2)以胆汁淤积为主型:主要治疗措施为保肝和利胆,可使用S-腺苷蛋氨酸、熊去氧胆酸(UDCA)、茴三硫、茵栀黄等。对于免疫机制介导的药物性胆汁淤积可以考虑使用糖皮质激素治疗。

6. 药物引起急性肝衰竭　具体治疗详见第27章。

【处方】

处方1

水飞蓟宾,起始剂量140mg,口服,每日3次,维持量70mg,口服,每日3次

或 硫普罗宁0.1～0.2g,口服,每日3次

或 甘草酸二铵胶囊150mg,口服,每日3次

或 茴三硫1粒,口服,每日3次

或 熊去氧胆酸10～15mg/(kg·d),口服,每日3次

或 茵栀黄颗粒6g,口服,每日3次

处方2

| | | |
|---|---|---|
| 5%葡萄糖注射液 | 250ml | 静脉滴注,每日1次 |
| 还原性谷胱甘肽 | 1.8g | |

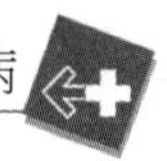

处方3

| | | |
|---|---|---|
| 5%葡萄糖注射液 | 250ml | 静脉滴注，每日1次 |
| 硫普罗宁 | 0.2g | |

处方4

| | | |
|---|---|---|
| 10%葡萄糖注射液 | 250ml | 静脉滴注，每日1次 |
| 甘草酸二铵注射液 | 150mg | |

处方5

| | | |
|---|---|---|
| 5%葡萄糖注射液 | 250ml | 静脉滴注，每日1次 |
| 多烯磷脂酰胆碱注射液 | 2支 | |

处方6

| | | |
|---|---|---|
| 5%葡萄糖注射液 | 250ml | 静脉滴注，每日1次 |
| 舒肝宁 | 10ml | |

处方7

| | | |
|---|---|---|
| 5%葡萄糖注射液 | 250ml | 静脉滴注，每日1次 |
| 注射用丁二磺酸腺苷蛋氨酸 | 500～1000mg | |

【注意事项】

1. 每个患者在用药期间，应监测各种副作用，定期测定血常规、尿常规和肝功能指标。

2. 对既往有药物过敏史或过敏体质的患者，用药时应特别注意。

3. 对存在肝肾基础疾病的患者、新生儿和营养障碍者，药物的使用和剂量应慎重考虑。

4. 一旦出现肝功能异常或黄疸，应立即终止药物治疗。

5. 对有过DILI病史的患者，应避免再度给予化学结构相同或相似的药物。

（孔　郁）

# 第22章

# 脂肪性肝病

## 第一节　酒精性肝病

酒精性肝病(alcoholic liver disease,ALD)是由于长期大量饮酒所致的肝疾病。初期通常表现为脂肪肝,进而可发展成酒精性肝炎、酒精性肝纤维化和酒精性肝硬化;严重酗酒时可诱发广泛肝细胞坏死甚至急性肝功能衰竭。ALD是我国常见慢性肝病之一,其发病率现仍呈增长趋势且有年轻化和女性化倾向,严重危害人民健康。

【诊断要点】

1. 诊断要点

(1)长期过量饮酒为诊断ALD的前提条件。ALD患者通常有5年以上饮酒史,折合乙醇量每日≥40g(女性每日≥20g);或最近2周内有大量饮酒史,折合乙醇量每日>80g[含酒饮料乙醇含量换算公式(g)=饮酒量(ml)×乙醇含量(%)×0.8]。应重视酒精性肝损伤的个体差异,除遗传易感性外,女性、营养不良或肥胖症、嗜肝病毒慢性感染、接触肝毒物质、吸烟及肝铁负荷过重者对乙醇的耐受性下降,因而他们更易发生肝损伤,特别是重症酒精性肝炎和肝硬化。

(2)根据患者及其家属或同事饮酒史的回答来确定饮酒量有时并不准确。血清天门冬氨酸氨基转移酶(AST)与丙氨酸氨基

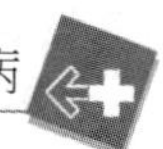

转移酶(ALT)之比>2,γ-谷氨酰转肽酶(GGT)和平均红细胞容积(MCV)升高,禁酒后这些指标明显下降,有助于酒精性肝损害的诊断。

(3)ALD 的临床特征与其疾病分型有一定相关性。酒精性脂肪肝通常表现为无症状性轻度肝大,肝功能正常或轻度异常。酒精性肝炎往往存在肝和全身炎症反应,表现为发热、黄疸、肝大,偶可出现腹水、肝门静脉高压相关性出血及肝性脑病等失代偿期肝病征象,多有外周血白细胞总数增加;转氨酶增高但常<400U/L,否则需警惕合并药物性肝损伤、病毒性肝炎、缺血性肝炎。酒精性肝硬化的临床特征与其他原因肝硬化相似,酗酒史有助于其病因诊断。

(4)影像学检查有助于发现弥漫性脂肪肝及肝硬化和肝门静脉高压相关的证据,并可提示有无肝静脉血栓形成、肝内外胆管扩张、肝癌等其他疾病。

(5)肝活检有助于嗜肝病毒慢性感染的嗜酒者肝损伤病因的判断,可准确反映 ALD 的临床类型及其预后,并为激素治疗重症酒精性肝炎提供参考依据。ALD 的病理特点为大疱性肝脂肪变、肝细胞气球样变、Mallory 小体、中性粒细胞浸润,以及窦周纤维化和静脉周围纤维化。

(6)根据 2006 年 2 月中华医学会肝病学分会修订的《酒精性肝病诊疗指南》,将 ALD 分为以下类型:①轻症酒精性肝病,肝生物化学、影像学和组织病理学检查基本正常或轻微异常。②酒精性脂肪肝,影像学诊断符合脂肪肝标准,血清 ALT 及 AST 可轻微异常。③酒精性肝炎,血清 ALT 及 AST 或 GGT 升高,可有血清总胆红素增高;重症酒精性肝炎是指酒精性肝炎中,合并肝性脑病、肺炎、急性肾衰竭、上消化道出血,可伴有内毒素血症。④酒精性肝纤维化,症状及影像学无特殊。未做病理时,应结合饮酒史、血清纤维化标志(透明质酸、Ⅲ型胶原、Ⅳ型胶原、层粘连蛋白)、GGT,AST/ALT,胆固醇、载脂蛋白-$A_1$、总胆红素、$\alpha_2$ 巨球蛋白、铁蛋白、胰岛素抵抗等改变，进行综合考虑。⑤酒精性肝硬化，有肝硬化的临床表现和血清生物化学指标的改变。

2. 病情评估　根据血清总胆红素和凝血酶原时间有助于判断 ALD 的严重程度，两者均在正常范围或仅有总胆红素轻度增高者为轻度，总胆红素明显升高（＞85.5μmol/L）但凝血酶原时间正常者为中度，总胆红素升高同时伴有凝血酶原时间延长 3 秒以上者则为重度。

对于酒精性肝炎，根据凝血酶原时间-总胆红素计算获得的 Maddrey 指数[4.6×凝血酶原时间（秒）＋血清胆红素（mg/dl）]有助于判断酒精性肝炎患者的近期预后：＞32 者 4 周内病死率高达 50%以上，故又称重症酒精性肝炎（一旦有脑病者可属于重症酒精性肝炎）。

对于酒精性肝硬化，Child-Pugh 分级是评估患者预后的简单方法，终末期肝病预后模型（MELD）则不仅有利于判断 ALD 患者的短期生存情况，还能判断肝移植等手术后的死亡风险。

【治疗要点】

1. 戒酒和防治戒酒综合征　戒酒治疗是最重要的治疗。ALD 患者往往有酒精依赖，酒精依赖的戒酒措施包括精神治疗和药物治疗两方面。健康宣教简便易行，可由肝病科医师和接诊护士实施。具体措施包括教育患者了解所患疾病的自然史、危害及其演变常识，并介绍一些改变饮酒习惯及减少戒断症状的方法。尽管这些措施比较简单，但其对部分 ALD 患者减少饮酒量或者戒酒确实行之有效，且具有良好的费用效益比。作为精神治疗的替代选择，一些患者对阿片受体拮抗药等新型戒酒药物治疗有效。

戒酒过程中出现戒断症状时可逐渐减少饮酒量，并可酌情短期应用地西泮等镇静药物，且需注意热量、蛋白质、水分、电解质和维生素的补充。美他多辛可加速酒精从血清中清除，有助于改善酒精中毒症状和行为异常，并能改善戒断综合征。有明显精神

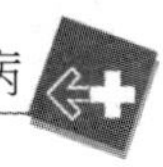

或神经症状者可请相应专科医生协同诊治。

2. 营养支持治疗　ALD 患者通常合并热量-蛋白质缺乏性营养不良，以及维生素和微量元素(镁、钾和磷)的严重缺乏，而这些营养不良又可加剧酒精性肝损伤并可诱发多器官功能障碍。为此，ALD 患者宜给予富含优质蛋白和 B 族维生素、高热量的低脂软食，必要时额外补充支链氨基酸为主的复方氨基酸制剂。合并营养不良的重度酒精性肝炎患者还可考虑全胃肠外营养或进行肠内营养，以改善重症 ALD 患者的中期和长期生存率。

3. 保肝抗纤维化　甘草酸制剂、水飞蓟宾、多烯磷脂酰胆碱、还原型谷胱甘肽等药物有不同程度的抗氧化、抗炎、保护肝细胞膜及细胞器等作用，临床应用可改善肝生化学指标。S-腺苷甲硫氨酸、多烯磷脂酰胆碱对 ALD 患者还有防止肝组织学恶化的趋势。保肝药物可用于合并肝酶异常的 ALD 的辅助治疗，但不宜同时应用多种药物，以免加重肝负担及因药物间相互作用而引起不良反应。秋水仙碱现已不再用于酒精性肝硬化的抗肝纤维化治疗，中药制剂在肝纤维化防治中的作用及安全性有待大型临床试验证实。

4. 非特异性抗炎治疗　主要用于 Maddrey 判别指数＞32 和(或)伴有肝性脑病的重症酒精性肝炎患者的抢救。首选糖皮质激素泼尼松龙(每日 40mg，×28 天)，旨在阻断或封闭重症酒精性肝炎患者肝内存在的级联瀑布式放大的炎症反应。对于合并急性感染(包括嗜肝病毒现症感染指标阳性)、胃肠道出血、胰腺炎、血糖难以控制的糖尿病患者，可考虑使用肿瘤坏死因子(TNF-α)抑制药己酮可可碱(400mg，每日 3 次，口服，疗程 28 天)替代激素治疗。有条件者亦可试用抗 TNF-α 的抗体英夫利昔单抗(infliximab)治疗。据报道，这些措施可使重症酒精性肝炎患者的近期病死率从 50％降至 10％。

5. 防治并发症　积极处理酒精性肝炎和酒精性肝硬化的相关并发症，如食管胃底静脉曲张出血、自发性细菌性腹膜炎、肝肾综合征、肝性脑病和肝细胞肝癌(heptic cellular cancer,HCC)。对酒精性肝硬化患者定期监测甲胎蛋白和B超有助于早期发现HCC,但这并不能改善ALD患者的生存率。合并慢性HBV及HCV感染者更易发生HCC,但抗病毒治疗对嗜酒者HCC的预防作用尚不明确。

6. 肝移植 对于终末期ALD患者,肝移植术是较好的选择。在欧美,酒精性肝硬化是原位肝移植的主要适应证,术后1年生存率为66%～100%。ALD肝移植候选者的评估应谨慎,应由有经验的成瘾行为管理专家参与。在欧美,酒精性肝硬化是原位肝移植的主要适应证,术后1年生存率为66%～100%。戒酒至少3～6个月后再考虑肝移植,可避免无需肝移植患者接受不必要的手术;戒酒6个月后肝移植则可显著减少肝移植后再度酗酒的发生率。

【处方】

处方1

水飞蓟宾,起始剂量140mg,口服,每日3次,维持量70mg,口服,每日3次

或 熊去氧胆酸10～15mg/(kg·d),口服,每日3次

或 茵栀黄颗粒6g,口服,每日3次

处方2

| | | |
|---|---|---|
| 5%葡萄糖注射液 | 250ml | 静脉滴注,每日1次 |
| 还原性谷胱甘肽 | 1.8g | |

处方3

| | | |
|---|---|---|
| 5%葡萄糖注射液 | 250ml | 静脉滴注,每日1次 |
| 硫普罗宁 | 0.2g | |

处方4

| | | |
|---|---|---|
| 10%葡萄糖注射液 | 250ml | 静脉滴注,每日1次 |
| 甘草酸二铵注射液 | 150mg | |

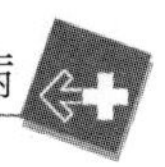

处方 5

| | | |
|---|---|---|
| 5%葡萄糖注射液 | 250ml | 静脉滴注，每日 1 次 |
| 多烯磷脂酰胆碱注射液 | 2 支 | |

处方 6

| | | |
|---|---|---|
| 5%葡萄糖注射液 | 250ml | 静脉滴注，每日 1 次 |
| 舒肝宁 | 10ml | |

处方 7

| | | |
|---|---|---|
| 5%葡萄糖注射液 | 250ml | 静脉滴注，每日 1 次 |
| 注射用丁二磺酸腺苷蛋氨酸 | 500～1000mg | |

处方 8

叶酸 5mg，口服，每日 3 次

处方 9

| | | |
|---|---|---|
| 0.9%氯化钠注射液 | 10ml | 静脉注射，每日 1 次（需严格掌握适应证及禁忌证） |
| 甲泼尼龙 | 40mg | |

【注意事项】

ALD 的预后取决于患者 ALD 的临床病理类型、是否继续饮酒及是否已发展为肝硬化，大脑、胰腺等全身其他器官的受损程度，是否合并 HBV 和（或）HCV 感染及其他损肝因素。其中是否戒酒是决定预后的关键因素，而酒精性肝炎的严重程度是影响患者近期预后的主要因素，是否已发生肝硬化则是影响患者远期预后的主要因素。

## 第二节　非酒精性脂肪性肝病

非酒精性脂肪性肝病（nonalcoholic fatty liver disease，NAFLD）是指除外过量饮酒和其他明确的损肝因素，以弥漫性肝细胞大疱性脂肪变为病理特征的临床综合征。NAFLD 包括单纯性脂肪肝（simple fatty liver，SFL）、非酒精性脂肪性肝炎（non-alcoholic steatohepatitis，NASH）及其相关肝硬化和肝细胞癌（hepatocellular carcinoma，HCC)，它们的发病和胰岛素抵抗及遗传易感性关系密切，随着肥胖和糖尿病患者的增多，NAFLD已成为西方发达国家慢性肝病和肝功能试验异常的首要病因，并呈现全球化和低龄化趋势。NAFLD除导致肝病相关死亡外，还可促进2型糖尿病和动脉粥样硬化的发生，因此，对人类健康和社会发展构成严重威胁。

【诊断要点】

1. *肝病相关表现* 大多数NAFLD无症状，或仅有非特异性症状如乏力，但其程度与肝组织学严重程度和分期无关。部分患者有右上腹部不适，在儿童患者更常见。

体检多见腰围增粗的内脏性肥胖，50%以上肥胖患者可以有肝大，而有脾大者<25%。少数患者可出现蜘蛛痣、肝掌，发展到失代偿期肝硬化时可出现腹水、食管静脉曲张破裂出血或肝性脑病。

NAFLD患者常见的生化异常是血清ALT，AST和GGT水平轻度增高持续半年以上。但肝酶水平与肝组织学改变的相关性很差，因而不能仅根据转氨酶增高与否诊断脂肪性肝炎。

2. *原发疾病的表现* 代谢综合征的表现包括向心性肥胖(男性腰围>90cm，女性腰围>80cm)，BMI>25，血压升高、血糖或糖耐量异常、血脂异常及尿酸增高等。在排除其他已知肝病后，NAFLD是代谢紊乱患者脂肪肝和肝酶异常最常见的原因。

3. 辅助检查

(1)人体学指标：疑似NAFLD患者需常规测量身高、体重、腰围和血压。身高和体重可用来计算BMI以明确有无体重超重和肥胖，而腰围可反映内脏性肥胖。此外，还需重视近期体重波动(每月体重下降>5kg或半年内体重增加>2kg)和腰围变化对肝病的不良影响。

(2)实验室检查：除了检查肝功能以及HBV和HCV现症感染指标外，疑似NAFLD患者应检测空腹血糖(如>5.6mmol/L

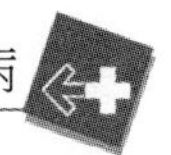

则须测餐后 2 小时血糖)、血脂、尿酸及血红蛋白。必要时做胰岛素、C 肽以及 24 小时尿液白蛋白定量等指标。

(3)影像学检查:首选 B 超,必要时做肝 CT 检查。亚太地区 NAFLD 工作组建议具备以下 3 项腹部超声异常发现中的 2 项以上者可诊断为脂肪肝:①肝近场回声弥漫性增强(明亮肝),回声强于肾;②肝内管道结构显示不清;③肝远场回声逐渐衰减。

Fibroscan 是诊断慢性肝病肝纤维化比较可靠的方法,但肝脂肪变的干扰使其对于 NAFLD 患者肝纤维化的判断价值受到不利影响。

(4)肝活检:肝活检在 NAFLD 诊断中的作用有争论。目前肝活检仅被推荐用于:①常规检查难以明确诊断的患者;②进展性肝纤维化的高危人群但缺乏临床或影像学肝硬化证据者;③入选临床试验的患者;④为其他目的而行腹腔镜检查(如胆囊切除术、胃捆扎术)的患者。此外,弥漫性脂肪肝伴有正常肝岛或局灶性脂肪肝难以与肝癌相鉴别者,亦可行肝活检组织病理学检查。

4. 诊断依据　NAFLD 的临床分型包括 SFL、NASH 和肝硬化。其诊断依据如下。

(1)每周饮酒中含乙醇量<140g(女性每周<70g)。

(2)除外药物、毒物、感染或其他可识别的外源性因素导致的脂肪肝。

(3)肝脏影像学表现符合弥漫性脂肪肝的诊断标准。

(4)无其他原因可解释的肝酶持续异常。

(5)肝活检提示脂肪性肝病。

(6)存在体重增长迅速、内脏性肥胖、空腹血糖增高、血脂紊乱、高血压病等危险因素。

具备上述第 1～2 项和第 3 及第 4 项中任一项者可能为 NAFLD。具备上述第 1 项＋第 2 项＋第 5 项者可确诊为 NAFLD,可根据肝活检改变区分 SFL 和 NASH,结合临床诊断脂肪性肝硬化。同时具备第 6 项和(或)经相关处理后第 3～4 项指标改善者可明确 NAFLD 的诊断。

5. 鉴别诊断

(1)与酒精性肝病鉴别。

(2)需排除所有常见的(乙型肝炎、丙型肝炎)和少见的(自身免疫性肝病、Wilson 病)肝病以及肝脏恶性肿瘤、感染和胆道疾病。

【治疗要点】

NAFLD 的主要死因为动脉硬化性血管事件,而肝病相关死亡几乎仅见于 NASH 并发肝硬化者。为此,NAFLD 治疗的首要目标是控制代谢紊乱,防治糖尿病和心脑血管事件;其次目标为逆转肝细胞脂肪变,减少胆囊炎和胆结石的发生;附加要求为防治 NASH,阻止肝病进展、减少肝硬化和 HCC 的发生。

1. *改变生活方式*　目前最有效的方法是改善生活方式。通过节制饮食和增加运动等措施降低体重、纠正血脂紊乱和糖尿病,是治疗 NAFLD 的一线措施和最为重要的治疗方法。

(1)饮食治疗:现有的饮食干预措施包括控制总热量摄入、膳食脂肪以不饱和脂肪酸为主,糖类以慢吸收的复合糖类和纤维素为主。最近一项荟萃分析表明,饮食指导确实可使肥胖患者体重有所下降,然而在停止饮食干预后患者体重往往逐渐反弹。

(2)运动治疗:中等量的有氧运动对改善胰岛素抵抗和代谢综合征均有益处。体育锻炼可以避免肌肉萎缩,并通过选择性减少内脏脂肪而降低体重。众多研究显示,多数 NAFLD 患者只要有一定程度的体重下降,往往就伴有肝生化指标和超声影像学改善,然而体重下降对肝组织学改变的影响尚需进一步证实。

2. *药物治疗*　药物治疗主要针对肥胖症、糖脂代谢紊乱和高血压。理想的药物治疗应明确疗程、停药后疗效持续,以及很好的安全性和费用效益比。

(1)胰岛素增敏剂:二甲双胍可显著降低 NAFLD 患者血清 ALT 水平,所有肝组织学改善者均伴有体重下降,提示二甲双胍

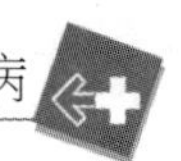

对 NASH 的疗效部分来自其胃肠道不良反应和辅助减肥作用。

(2)抗氧化及抗炎治疗:这类治疗包括抗氧化剂[维生素 E 和(或)维生素 C,谷胱甘肽前体、普罗布考]、针对 TNF-α 的药物(如己酮可可碱)以及益生元和益生菌(预防肠道细菌过度生长,从而减少肠道内毒素的产生及其相关肝氧化应激和炎症损伤)及非特异性保肝药物(熊去氧胆酸)。

(3)他汀类降脂药物:对于有心血管疾病危险因素患者,他汀为降低血液低密度脂蛋白胆固醇的标准治疗药物,没有肝病的患者应用他汀相对安全。目前认为,他汀所致孤立性无症状性转氨酶轻度升高(＜120U/L)通常无需停药,而合并慢性活动性肝炎以及不明原因转氨酶升高和 NAFLD 的高脂血症患者亦可在保肝药物基础上应用常规剂量的他汀。

3. 减肥手术　病态肥胖患者通过严格的膳食、运动和药物治疗后,如仍未达到有效减重和减轻并发症的目的,可考虑腹腔镜下行可调节胃部绑扎术和鲁氏 Y 形胃部旁路术等减肥。

【处方】

处方 1

二甲双胍 50mg,口服,每日 3 次

维生素 E 胶囊 1 粒,口服,每日 1 次

熊去氧胆酸 10～15mg/(kg·d),口服,每日 3 次

水飞蓟宾 起始剂量 140mg,口服,每日 3 次,维持量 70mg,口服,每日 3 次

处方 2

|  |  |  |
|---|---|---|
| 5%葡萄糖注射液 | 250ml | 静脉滴注,每日 1 次 |
| 还原性谷胱甘肽 | 1.8g | |

处方 3

|  |  |  |
|---|---|---|
| 5%葡萄糖注射液 | 250ml | 静脉滴注,每日 1 次 |
| 硫普罗宁 | 0.2g | |

【注意事项】

NAFLD的治疗效果及安全性应综合评估，不能仅仅限于肝酶和肝脂肪沉积是否好转，而更应看重糖脂代谢紊乱和心脑血管事件的防治。除需在药物治疗期间进行评估外，对于仅需改变生活方式等非药物治疗者亦需坚持长期随访（表22-1）。

**表22-1 NAFLD的长期随访指标**

| |
|---|
| 每半年1次 |
| 人体学指标（体重、腰围、血压，计算BMI） |
| 肝功能酶学指标（ALT，AST，GGT，ALP） |
| 血脂全套（包括三酰甘油、高密度脂蛋白胆固醇、低密度脂蛋白胆固醇） |
| 空腹血糖，如果FBG>5.6mmol/L则做糖耐量试验 |
| 每年1次 |
| 肝和腹部内脏B超 |
| 心电图 |
| 眼底镜评估动脉硬化程度，必要时做颈动脉超声波检查 |

单纯脂肪肝常呈静止状态，随访10～20年肝硬化发生率仅0.6%～3%，而NASH 10年内肝硬化发生率高达15%～25%。NASH患者肝纤维化进展速度慢，发展至肝硬化需时较长。NASH相关肝硬化预后与其他原因肝硬化相似，30%～40%患者终将死于肝病，年老及代谢综合征可能使其更易发生肝衰竭和HCC。来自中国大陆、香港、台湾的资料显示，与西方国家和日本相比，中国成年人NAFLD患者中NASH比例低，NASH患者的肝炎症和纤维化程度轻且很少合并肝硬化，至今尚无NAFLD相关肝衰竭和HCC的报道。

即使是体重、血脂、血糖均正常的NAFLD患者，随访过程中糖脂代谢紊乱和冠心病发病率亦显著增高；不明原因的肝酶持续异常者（NAFLD可能）10年内糖尿病和冠心病发病率显著增加。

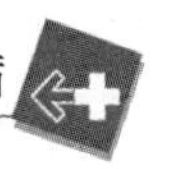

# 第三节　急性妊娠脂肪肝

本病于 1964 年由 Sheehan 首先描述，大多累及年轻初产妇，多在妊娠最后 3 个月内或产后早期发生，是一种妊娠晚期的急性肝脂肪性变，起病急骤，预后凶险，临床上很难与重型肝炎区分，曾称之为“产科急性黄色肝萎缩”，目前命名为“妊娠急性脂肪肝”(acute fatty liver of pregnancy，AFLP)。

【诊断要点】

1. 临床表现　本病临床表现如同急性重型肝炎，表现为急性肝衰竭，常伴有肾衰竭，年轻而肥胖的初产妇和伴有先兆子痫者可占 30%～60%，19%发生于双胎妊娠。孕妇原本可相当正常，在妊娠 32～38 周逐渐出现恶心、呕吐、上腹部不适、黄疸和蛋白尿，数天内可出现低血糖、脑病、DIC 或少尿、尿闭、肝肾综合征。5%患者有一过性尿崩症的多尿、多饮，不少患者继发上消化道出血。少数可在分娩死胎前数天出现症状，也可发生于产后即刻。常在起病后 7～14 天胎死宫内或排出死胎。胎死宫内或死产往往加重病情，临床过程也酷似急性重型肝炎。

2. 实验室检查　外周血白细胞增高，大多$>15.0\times10^9/L$，中性粒细胞增加，可有中毒颗粒，血小板计数减少，常$<100\times10^9/L$。血清胆红素升高，为 90～170μmol/L，较一般重型肝炎为低，ALT 可明显升高。由于大量蛋白分解和肾衰竭，血清尿酸和尿素氮升高为本病特点，血清白蛋白和胆固醇降低，凝血酶原时间明显延长，部分患者出现低血糖。

3. 诊断　本病需与妊娠合并急性重型肝炎、妊娠期肝内胆汁淤积的妊娠高血压综合征等鉴别。

晚期妊娠出现上腹部不适和恶心呕吐时应怀疑本病。本病临床很难与急性重型病毒性肝炎相鉴别，通常总胆红素进行性增高不如重型肝炎为甚，血尿酸和尿素氮浓度则较高。常伴高血压、蛋白尿及水肿，易与先兆子痫混淆，如有可能肝活检则有确诊意义。早期诊断依赖临床医生高度警惕和及时发现，依靠超声或CT取得脂肪肝证据对诊断亦有帮助。

【治疗要点】

本病表现为急性肝衰竭常伴有肾衰竭。因此，治疗应按急性肝衰竭和肾衰竭的治疗原则进行，其中特别应重视纠正低血糖，必要时血液透析。

有关产科处理尚有争议。分娩方式似乎不影响结果，胎儿一旦死亡，引产显然是合理的；在治疗效果不显著，病情不见好转且有恶化情况下，应立即终止妊娠，否则往往会使母婴均处于濒危状态，胎死腹中。因此，有人主张在妊娠32～38周发生妊娠急性脂肪肝者应迅速终止妊娠，以杜绝后患。因为及时终止妊娠和恰当的重症监护处理，症状及肝功能可能于数周内恢复，可不遗留永久性肝损害。再次妊娠不一定会发生脂肪肝，所以应该允许再次妊娠。

【处方】

处方1

| 药品 | 剂量 | 用法 |
| --- | --- | --- |
| 5%葡萄糖注射液 | 250ml | 静脉滴注，每日1次 |
| 还原性谷胱甘肽 | 1.8g | |

处方2

| 药品 | 剂量 | 用法 |
| --- | --- | --- |
| 5%葡萄糖注射液 | 250ml | 静脉滴注，每日1次 |
| 注射用丁二磺酸腺苷蛋氨酸 | 500～1000mg | |

【注意事项】

以往，本病预后极差，母婴病死率高，可达85%。死亡主要原因是出血、败血症、脑水肿和肾衰竭。近十余年来重视对本病的认知后，及早对患者作出诊断，及早治疗，病死率已大大降低，因此，尽早明确诊断并积极治疗非常重要。

（孔　郁）

# 第23章

# 病毒性肝炎

## 第一节　乙型病毒性肝炎

乙型肝炎病毒(hepatitis B virus,HBV)属于嗜肝 DNA 病毒科(hepadnavirus)正嗜肝 DNA 病毒属(orthohepadnavirus)。全世界 HBsAg 携带者约 3.5 亿,其中我国约 9000 多万,约占全国总人口的 7.18%(2006 年调查数据)。本病婴幼儿感染多见;发病男性高于女性;以散发为主,可有家庭聚焦现象。

1. 传染源　乙型肝炎患者和携带者血液和体液(特别是组织液、精液和月经)的 HBV 都可以成为传染源。

2. 传播途径　HBV 通过输血、血液制品或经破损的皮肤、黏膜进入机体而导致感染,主要的传播途径有下列几种。

【诊断要点】

1. 临床表现　乙型肝炎潜伏期 1～6 个月,平均 3 个月。临床上,乙型肝炎可表现为急性肝炎、慢性肝炎及重型肝炎(肝衰竭)。

(1)急性肝炎:急性肝炎包括急性黄疸型肝炎和急性无黄疸型肝炎。5 岁以上儿童、少年及成人期感染 HBV 导致急性乙型肝炎者,90%～95%可自发性清除 HBsAg 而临床痊愈;仅少数患者可转为慢性。

(2)慢性肝炎:成年急性乙型肝炎有 5%～10%转慢性。急性乙肝病程超过半年，或原有 HBsAg 携带史而再次出现肝炎症状、体征及肝功能异常者；发病日期不明确或虽无肝炎病史，但根据肝组织病理学或症状、体征、化验及 B 超检查综合分析符合慢性肝炎表现者。慢性乙型肝炎依据 HBeAg 阳性与否可分为 HBeAg 阳性或阴性慢性乙型肝炎。

(3)淤胆型肝炎：淤胆型肝炎(cholestatic viral hepatitis)，是一种特定类型的病毒性肝炎，以胆汁淤积为主要表现。

(4)重型肝炎：又称肝衰竭(liver failure)，临床表现为从肝病开始的多脏器损害症候群：极度乏力，严重腹胀、食欲低下等消化道症状；神经、精神症状(嗜睡、性格改变、烦躁不安、昏迷等)；有明显出血倾向，凝血酶原时间显著延长及凝血酶原活动度(PTA)＜40%；黄疸进行性加深，胆红素每天上升≥17.1μmol/L或大于正常值 10 倍；可出现中毒性巨结肠、肝肾综合征等。根据病理组织学特征和病情发展速度，可将肝衰竭分为 4 类：急性肝衰竭、亚急性肝衰竭、慢加急性(亚急性)肝衰竭及慢性肝衰竭。

2. 辅助检查

(1)血常规：急性肝炎初期白细胞总数正常或略高，黄疸期白细胞总数正常或稍低，淋巴细胞相对增多，偶可见异型淋巴细胞。重型肝炎时白细胞可升高，红细胞及血红蛋白可下降。

(2)尿常规：尿胆红素和尿胆原的检测有助于黄疸的鉴别诊断。肝细胞性黄疸时两者均阳性，溶血性黄疸以尿胆原为主，梗阻性黄疸以尿胆红素为主。深度黄疸或发热患者，尿中除胆红素阳性外，还可出现少量蛋白质、红、白细胞或管型。

(3)肝功能试验：可有转氨酶及胆红素升高，伴有淤胆时，可出现 γ 谷氨酰转肽酶及碱性磷酸酶升高。

(4)乙肝抗原抗体系统的检测意义

①HBsAg 与抗 HBs：成年人感染 HBV 后最早 1～2 周，最迟 11～12 周血中首先出现 HBsAg。急性自限性 HBV 感染时血中 HBsAg 大多持续 1～6 周，最长可达 20 周。无症状携带者和慢性

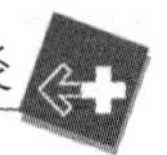

患者 HBsAg 可持续存在多年，甚至终身。抗 HBs 是一种保护性抗体，在急性感染后期，HBsAg 转阴后一段时间开始出现，在 6～12 个月逐步上升至高峰，可持续多年。抗 HBs 阳性表示对 HBV 有免疫力，见于乙型肝炎恢复期、既往感染及乙肝疫苗接种后。

②HBeAg 与抗 HBe：急性 HBV 感染时 HBeAg 的出现时间略晚于 HBsAg，在病变极期后消失，如果 HBeAg 持续存在预示转向慢性。HBeAg 消失而抗 HBe 产生称为血清转换（HBeAg Seroconversion）。一般来说，抗 HBe 阳转阴后，病毒复制多处于静止状态，传染性降低；但在部分患者由于 HBV 前-C 区及 BCP 区发生了突变，仍有病毒复制和肝炎活动，称为 HBeAg 阴性慢性肝炎。

HBcAg 与抗 HBc 血液中 HBcAg 主要存在于 Dane 颗粒的核心，故一般不用于临床常规检测。抗 HBc-IgM 是 HBV 感染后较早出现的抗体，绝大多数出现在发病第 1 周，多数在 6 个月内消失，抗 HBc-IgM 阳性提示急性期或慢性肝炎急性活动。抗 HBc-IgG 出现较迟，但可保持多年甚至终身。

（5）HBV-DNA 测定：HBV-DNA 是病毒复制和传染性的直接标志。目前常用聚合酶链反应（PCR）的实时荧光定量技术测定 HBV，对于判断病毒复制水平、抗病毒药物疗效等有重要意义。

（6）HBV-DNA 基因耐药变异位点检测：对核苷类似物抗病毒治疗有重要指导意义。

（7）甲胎蛋白（AFP）：AFP 含量的检测是筛选和早期诊断 HCC 的常规方法。但在肝炎活动和肝细胞修复时 AFP 有不同程度的升高，应动态观察。急性重型肝炎 AFP 升高时，提示有肝细胞再生，对判断预后有帮助。

（8）肝纤维化指标：透明质酸（HA）、Ⅲ型前胶原肽（PⅢP）、Ⅳ型胶原（C-Ⅳ）、层连蛋白（LN）、脯氨酰羟化酶等，对肝纤维化的诊断有一定参考价值。

(9)影像学检查:B型超声有助于鉴别阻塞性黄疸、脂肪肝及肝内占位性病变。对肝硬化有较高的诊断价值,能反映肝表面变化,门静脉、脾静脉直径,脾大小,胆囊异常变化,腹水等。在重型肝炎中可动态观察肝大小变化等。彩色超声尚可观察到血流变化。CT及MRI的临床意义基本同B超,但更准确。

(10)肝组织病理检查:对明确诊断、衡量炎症活动度、纤维化程度及评估疗效具有重要价值。还可在肝组织中原位检测病毒抗原或核酸,有助于确定诊断。

(11)并发症:各型病毒型肝炎所致肝衰竭时可发生严重并发症,主要有肝性脑病、上消化道出血、腹水、自发性腹膜炎及肝肾综合征、感染等。

3. 鉴别诊断

(1)其他原因引起的黄疸:需要与溶血性黄疸及肝外梗阻性黄疸鉴别。

(2)其他原因引起的肝炎:需要与其他病毒所致的肝炎、感染中毒性肝炎、药物性肝损害、酒精性肝病、自身免疫性肝病、脂肪肝及妊娠急性脂肪肝、肝豆状核变性(Wilson病)等疾病鉴别。

【治疗要点】

1. 急性肝炎　急性乙型肝炎一般为自限性,多可完全康复。以一般对症支持治疗为主,急性期症状明显及有黄疸者应卧床休息,恢复期可逐渐增加活动量,但要避免过劳。饮食宜清淡易消化,适当补充维生素,热量不足者应静脉补充葡萄糖。避免饮酒和应用损害肝药物,辅以药物对症及恢复肝功能,药物不宜太多,以免加重肝负担。急性乙型肝炎一般不采用抗病毒治疗,但症状重或病程迁延者可考虑给予核苷(酸)类抗病毒治疗。

2. 慢性乙型肝炎　根据患者具体情况采用综合性治疗方案,包括合理的休息和营养,心理疏导,改善和恢复肝功能,系统有效的抗病毒治疗是慢性乙型肝炎的重要治疗手段。

(1)一般治疗:包括适当休息(活动量已不感疲劳为度)、合理

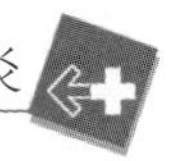

饮食(适当的高蛋白、高热量、高维生素)及心理疏导(耐心、信心，切勿乱投医)。

(2)常规护肝药物治疗

①抗炎保肝治疗只是综合治疗的一部分，并不能取代抗病毒治疗。对于 ALT 明显升高者或肝组织学有明显炎症坏死者，在抗病毒治疗的基础上可适当选用抗炎保肝药物。但不宜同时应用多种抗炎保肝药物，以免加重肝负担及因药物间相互作用而引起不良反应。

②甘草酸制剂、水飞蓟宾制剂、多不饱和卵磷脂制剂及还原型谷胱甘肽：他们有不同程度的抗炎、抗氧化、保护肝细胞膜及细胞器等作用，临床应用这些制剂可改善肝生化学指标。联苯双酯和双环醇等也可降低血清氨基转移酶的水平。

③腺苷蛋氨酸注射液、茵栀黄口服液：有一定的利胆退黄作用，对于胆红素明显升高者可酌情应用。对于肝内胆汁淤积明显者亦可口服熊去氧胆酸制剂。

(3)抗病毒治疗：对于慢性乙型肝炎，抗病毒治疗是目前最重要的治疗手段。目的是抑制病毒复制改善肝功能；减轻肝组织病变；提高生活质量；减少或延缓肝硬化、肝衰竭和 HCC 的发生，延长存活时间。符合适应证者应尽可能积极进行抗病毒治疗。

抗病毒治疗的一般适应证包括：① HBV-DNA 每毫升$\geqslant 10^5$拷贝(HBeAg 阴性肝炎者为每毫升$\geqslant 10^4$ 拷贝；② ALT$\geqslant$2 倍正常上限；③如 ALT<2 倍正常上限，则需肝组织学显示有明显炎症坏死或纤维化。

①普通 α-干扰素(IFN-α)和聚乙二醇化干扰素：它通过诱导宿主产生细胞因子抑制病毒复制。以下预测其疗效较好的因素：ALT 升高、病程短、女性、HBV-DNA 滴度较低、肝组织活动性炎症等。

有下列情况者不宜用 IFN-α：血清胆红素大于正常值上限 2 倍；失代偿性肝硬化；有自身免疫性疾病；有重要器官病变(严重

心、肾疾病、糖尿病、甲状腺功能亢进或低下及神经精神异常等)。

IFN-α治疗慢性乙型肝炎:普通α-干扰素推荐剂量为每次5MU,每周3次,皮下或肌内注射,对于HBeAg阳性者疗程6个月至1年,对于HBeAg阴性慢性乙型肝炎疗程至少1年。聚乙二醇化干扰素-α每周1次,HBeAg阳性者疗程1年,对于HBeAg阴性慢性乙型肝炎疗程至少1年;多数认为其抗病毒效果优于普通干扰素。

干扰素者治疗过程中应监测:使用开始治疗后的第1个月,应每1～2周检查1次血常规,以后每月检查1次,直至治疗结束;生化学指标,包括ALT及AST等,治疗开始后每月检测1次,连续3次,以后随病情改善可每3个月1次;病毒学标志,治疗开始后每3个月检测1次HBsAg,HBeAg,抗-HBe和HBV-DNA;其他检测,如3个月检测1次甲状腺功能、血糖和尿常规等指标,如治疗前就已存在甲状腺功能异常,则应每月检查甲状腺功能;定期评估精神状态,尤其是对有明显抑郁症和有自杀倾向的患者,应立即停药并密切监护。

IFN-α的不良反应与处理:流感样综合征,通常在注射后2～4小时发生,可给予解热镇痛药等对症处理,不必停药。骨髓抑制,表现为粒细胞及血小板计数减少,一般停药后可自行恢复。当白细胞计数$<3.0\times10^9$/L或中性粒细胞$<1.5\times10^9$/L,或血小板$<40\times10^9$/L时,应停药。血象恢复后可重新恢复治疗,但须密切观察。神经精神症状,如焦虑、抑郁、兴奋、易怒、精神病。出现抑郁及精神症状应停药。失眠、轻度皮疹、脱发,视情况可不停药。出现少见的不良反应如癫痫、肾病综合征、间质性肺炎和心律失常等时,应停药观察。诱发自身免疫性疾病,如甲状腺炎、血小板减少性紫癜、溶血性贫血、风湿性关节炎、1型糖尿病等,亦应停药。

②核苷(酸)类似物:核苷(酸)类似物作用于HBV的聚合酶区,抑制病毒复制。本类药物口服方便、抗病毒活性较强、直接毒

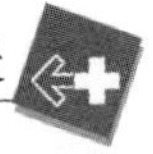

副作用很少，但是治疗过程可产生耐药及停药后复发。

拉米夫定（lamivudine）：剂量为每日 100mg，顿服。其抗病毒作用较强，耐受性良好。随着其广泛使用，近年来耐药现象逐渐增多。

阿德福韦酯（adefovir dipivoxil）：剂量为每日 10mg，顿服。在较大剂量时有一定肾毒性，应定期监测血清肌酐和血磷。本药对初治和已发生拉米夫定、恩替卡韦、替比夫定耐药变异者均有效。目前主张对已发生拉米夫定、恩替卡韦、替比夫定耐药变异者加用阿德福韦酯联合治疗；反之，对于已发生阿德福韦酯耐药变异者，加用另外的 3 种药物之一治疗仍有效。

恩替卡韦（entecavir）：初治患者每日口服 0.5mg 能迅速降低患者 HBV 病毒载量。其耐药发生率很低。本药须空腹服用。

替比夫定（telbivudine）：600mg，每天 1 次口服。抗病毒活性很强，耐药性较低。

替诺福韦（tenofovir）对初治和拉米夫定耐药变异的 HBV 均有效。在我国已上市。

核苷（酸）类似物的疗程：HBeAg 阳性慢性肝炎患者使用口服抗病毒药治疗时，如 HBV-DNA 和 ALT 复常，直至 HBeAg 血清学转换后至少再继续用药 6～12 个月，经监测 2 次（每次至少间隔 6 个月）证实 HBeAg 血清学转换且 HBV-DNA（PCR 法）仍为阴性时可以停药，最短疗程不少于 2 年。

对于 HBeAg 阴性慢性肝炎患者如 HBV-DNA（定量 PCR 法）检测不出，肝功能正常，经连续监测 3 次（每次至少间隔 6 个月），最短疗程不少于 3 年可以停药观察。

核苷（酸）类似物治疗过程中的监测：一般每 3 个月测定 1 次 HBV-DNA 及肝功能（如用阿德福韦酯还应测定肾功能），根据具体情况每 3～6 个月测定 1 次 HBsAg 及 HBeAg/抗 HBe。

治疗结束后的监测：不论有无应答，停药后 6 个月内每 2 个月检测 1 次，以后每 3～6 个月检测 1 次 ALT，AST，HBV 血清标志和 HBV-DNA。如随访中有病情变化,应缩短检测间隔。

(4)抗肝纤维化:有研究表明,经 IFN-α 或核苷(酸)类似物抗病毒治疗后,肝组织病理学可见纤维化甚至肝硬化有所减轻,因此,抗病毒治疗是抗纤维化治疗的基础。

【处方】

处方 1

恩替卡韦 0.5mg,口服,每晚 1 次

处方 2

拉米夫定 0.1g,口服,每日 1 次

处方 3

阿德福韦酯 10mg,口服,每日 1 次

处方 4

替比夫定 600mg,口服,每日 1 次

处方 5

| | | |
|---|---|---|
| 5%葡萄糖注射液 | 250ml | 静脉滴注,每日 1 次 |
| 还原型谷胱甘肽 | 1.8g | |

处方 6

| | | |
|---|---|---|
| 5%葡萄糖注射液 | 250ml | 静脉滴注,每日 1 次 |
| 肝水解肽 | 100～150mg | |

【注意事项】

1. 急性肝炎　多数患者在 3 个月内临床康复。成年人急性乙型肝炎 60%～90%可完全康复,10%～40%转为慢性或病毒携带。

2. 慢性肝炎　慢性肝炎患者一般预后良好,小部分慢性肝炎发展成肝硬化和 HCC。

3. 肝衰竭　预后不良,病死率 50%～70%。年龄较小、治疗及时、无并发症者病死率较低。急性重型肝炎(肝衰竭)存活者,远期预后较好,多不发展为慢性肝炎和肝硬化;亚急性重型肝炎(肝衰竭)存活者多数转为慢性肝炎或肝炎后肝硬化;慢性重型肝

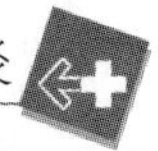

炎(肝衰竭)病死率最高,可达80%以上,存活者病情可多次反复。

4. 淤胆型肝炎　急性者预后较好,一般都能康复。慢性者预后较差,容易发展成胆汁性肝硬化。

5. 对患者和携带者的管理　对于慢性乙肝患者、慢性HBV携带者及HBsAg携带者,应注意避免其血液、月经、精液及皮肤黏膜伤口污染别人及其他物品。这些人除不能献血及从事有可能发生血液暴露的特殊职业外,在身体条件允许的情况下,可照常工作和学习,但要加强随访。

6. 注射乙型肝炎疫苗　接种乙型肝炎疫苗是预防HBV感染的最有效方法。

7. 切断传播途径　大力推广安全注射(包括针刺的针具),对牙科器械、内镜等医疗器具应严格消毒。医务人员应按照医院感染管理中标准预防的原则,在接触人的血液、体液、分泌物、排泄物时,均应戴手套,严格防止医源性传播。服务行业中的理发、刮脸、修足、穿刺和文身等用具也应严格消毒。注意个人卫生,不共用剃须刀和牙具等用品。

## 第二节　丙型病毒性肝炎

丙型病毒性肝炎(丙型肝炎)是一种主要经血液传播的由丙型肝炎病毒(hepatitis C virus,HCV)感染引起的急、慢性肝疾病。急性丙型肝炎部分患者可痊愈,但转变为慢性丙型肝炎的比例相当高。HCV感染除可引起肝炎、肝硬化、肝细胞癌等肝疾病之外,还可能产生一系列的肝外病变。聚乙二醇化干扰素(PEG-IFN)联合利巴韦林是目前治疗慢性丙型肝炎的标准方案。未来的发展趋势是,在此基础上与小分子蛋白酶和RNA聚合酶抑制药的联合应用,有望进一步提高慢性丙型肝炎的抗病毒疗效,使得大部分患者临床治愈。

【诊断要点】

1. 急性丙型肝炎的诊断　急性丙型肝炎可参考流行病学史、临床表现、实验室检查,特别是病原学检查结果进行诊断。

(1)流行病学史:有输血史、应用血液制品或有明确的 HCV 暴露史。输血后急性丙型肝炎的潜伏期为 2～16 周(平均 7 周),散发性急性丙型肝炎的潜伏期目前缺乏可靠的研究数据,尚待研究。

(2)临床表现:可有全身乏力、食欲减退、恶心和右季肋部疼痛等,少数伴低热,轻度肝大,部分患者可出现脾大,少数患者可出现黄疸。部分患者无明显症状,表现为隐匿性感染。

(3)实验室检查:ALT 多呈轻度和中度升高,抗-HCV 和 HCV-RNA 阳性。HCV-RNA 常在 ALT 恢复正常前转阴,但也有 ALT 恢复正常而 HCV-RNA 持续阳性者。

2. 慢性丙型肝炎的诊断

(1)诊断依据:HCV 感染超过 6 个月,或发病日期不明、无肝炎史,但肝组织病理学检查符合慢性肝炎,或根据症状、体征、实验室及影像学检查结果综合分析,亦可诊断。

(2)重型肝炎:HCV 单独感染极少引起重型肝炎,HCV 重叠 HBV 及 HIV 等病毒感染、过量饮酒或应用肝毒性药物时,可发展为重型肝炎。HCV 感染所致重型肝炎的临床表现与其他嗜肝病毒所致重型肝炎基本相同,可表现为急性、亚急性病程。

(3)肝外表现:肝外临床表现或综合征可能是机体异常免疫反应所致,包括类风湿关节炎、眼口干燥综合征、扁平苔藓、肾小球肾炎、混合型冷球蛋白血症、B 细胞淋巴瘤和迟发性皮肤卟啉症等。

(4)混合感染:HCV 与其他病毒的重叠、合并感染统称为混合感染。我国 HCV 与 HBV 或 HIV 混合感染较为多见。

(5)肝硬化与 HCC:慢性 HCV 感染的最严重结果是进行性肝纤维化所致的肝硬化和 HCC。

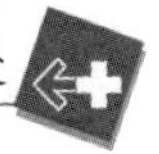

3. 血清生化学检测　急性丙型肝炎患者的 ALT 和 AST 水平一般较低，但也有较高者。发生血清白蛋白、凝血酶原活动度和胆碱酯酶活性降低者较少，但在病程较长的慢性肝炎、肝硬化或重型肝炎时可明显降低，其降低程度与疾病的严重程度成正比。

慢性丙型肝炎患者中，约 30％的患者 ALT 水平正常，约 40％的患者 ALT 水平低于 2 倍正常值上限。虽然大多数此类患者只有轻度肝损伤，但部分患者可发展为肝硬化。

4. 抗 HCV 检测　用第三代 ELSIA 法检测丙型肝炎患者，其敏感度和特异度可达 99％。抗-HCV 不是保护性抗体，也不代表病毒血症，其阳性只说明人体感染了 HCV；一些血液透析、免疫功能缺陷或自身免疫性疾病患者可出现抗 HCV 假阴性或假阳性。

5. HCV-RNA 检测　在 HCV 急性感染期，血浆或血清中的病毒基因组水平可达到每毫升 $10^5$～$10^7$ 拷贝（实时荧光定量 PCR 检测技术）。最新的 TaqMan 技术可以检测到更低水平的 HCV RNA 的复制。临床上决定是否应该抗病毒治疗及评价抗病毒治疗的疗效，都依赖于 HCV-RNA 病毒载量的检测结果。

6. 病理学　急性丙型肝炎可有与甲型和乙型肝炎相似的小叶内炎症及汇管区各种病变。但也有其特点：①汇管区大量淋巴细胞浸润、甚至有淋巴滤泡形成；胆管损伤伴叶间胆管数量减少，类似于自身免疫性肝炎。②常见以淋巴细胞浸润为主的界面性炎症。③肝细胞大泡性脂肪变性。④单核细胞增多症样病变，即单个核细胞浸润于肝窦中呈串珠状；病理组织学检查对丙型肝炎的诊断、衡量炎症和纤维化程度、评估药物疗效及预后判断等方面至关重要。

【治疗要点】

1. 抗病毒治疗的目的　抗病毒治疗的目的是清除或持续抑制体内的 HCV 复制，以改善或减轻肝损害，阻止进展为肝硬化、肝功能衰竭或HCC,并提高患者的生活质量,延长生存期。

2. 抗病毒治疗的有效药物　干扰素(IFN)特别是聚乙二醇化干扰素(PEG-IFN)联合利巴韦林是目前慢性丙型肝炎抗病毒治疗的标准方法。国内外研究结果表明,最好根据HCV基因分型结果决定抗病毒治疗的疗程和利巴韦林的用药剂量。

3. 抗病毒治疗的适应证　只有确诊为血清HCV-RNA阳性的丙型肝炎患者才需要抗病毒治疗。单纯抗HCV阳性而HCV-RNA阴性者,可判断为既往HCV感染者,不需要抗病毒治疗。

4. 丙型肝炎患者的治疗

(1)急性丙型肝炎:急性丙型肝炎患者是否需要进行积极的抗病毒治疗,目前尚存在争议。有研究表明,IFN-α治疗能显著降低急性丙型肝炎的慢性转化率,因此,如检测到HCV-RNA阳性,即应开始抗病毒治疗。目前对急性丙型肝炎治疗尚无统一方案,建议给予普通IFN 3 MU,隔日1次肌内或皮下注射,疗程为24周,应同时服用利巴韦林每日800～1000mg。也可考虑使用PEG-IFN联合利巴韦林的治疗方案。

(2)慢性丙型肝炎。①ALT或AST持续或反复升高,或肝组织学有明显炎症坏死(G≥2)或中度以上纤维化(S≥2)者,应给予积极治疗。②ALT持续正常者大多数肝病变较轻,应根据肝活检病理学结果决定是否治疗。对已有明显肝纤维化($S_2$,$S_3$)者,无论炎症坏死程度如何,均应给予抗病毒治疗;对轻微炎症坏死且无明显肝纤维化($S_0$,$S_1$)者,可暂不治疗,但每隔3～6个月应检测肝功能。③ALT水平并不是预测患者对IFN-α应答的重要指标。最近有研究发现,用PEG-IFN-α与利巴韦林联合治疗ALT正常的丙型肝炎患者,其病毒学应答率与ALT升高的丙型肝炎患者相似。因此,对于ALT正常或轻度升高的丙型肝炎患者,只要HCV-RNA阳性,也可进行治疗。

(3)丙型肝炎肝硬化:①代偿期肝硬化(Child-Pugh A级)患者,尽管对治疗的耐受性和效果有所降低,但为使病情稳定、延缓

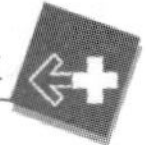

或阻止肝衰竭和HCC等并发症的发生，目前有干扰素以外的治疗方案，建议在严密观察下，从小剂量的IFN开始，给予抗病毒治疗；②失代偿期肝硬化患者，多难以耐受IFN-α治疗的不良反应，使用IFN的抗病毒治疗部分患者导致肝衰竭等使病情加重，应该慎用，有条件者应考虑行肝移植术。

(4)肝移植后丙型肝炎复发：HCV相关的肝硬化或HCC患者经肝移植后，HCV感染复发率很高。IFN-α治疗对此类患者有一定效果，但有促进对移植肝排斥反应的可能，可在有经验的专科医生指导和严密观察下进行抗病毒治疗。

5. *慢性丙型肝炎治疗方案* 治疗前应进行HCV RNA基因分型(1型和非1型)和血中HCV RNA定量，以决定抗病毒治疗的疗程和利巴韦林的剂量。目前临床上有PEG-IFN-α2a和PEG-IFN-α2b两种，IDEAL临床研究3000多例患者直接比较两种PEG-IFN的临床研究结果表明，两者的持续病毒学应答(SVR)的比率没有显著差别。

HCV-RNA基因为1型和(或)HCV RNA定量每毫升≥$2\times10^6$拷贝者，可选用下列方案之一：PEG-IFN-α联合利巴韦林治疗方案；普通IFNa联合利巴韦林治疗方案；一般疗程为12个月。

HCV-RNA基因为2型、3型和(或)HCV RNA定量每毫升<$2\times10^6$拷贝者，可选用下列方案之一：PEG-IFN-α联合利巴韦林治疗方案；普通IFN联合利巴韦林治疗方案；一般疗程为6～12个月。

6. *抗病毒治疗应答预测及个体化治疗方案的调整* 抗病毒治疗过程中，在不同时间点上的HCV-RNA检测结果对于最终的持续病毒性应答(即停药后24周时的应答，SVR)具有很好的预测价值。慢性丙型肝炎抗病毒治疗第4周HCV RNA低于检测限，称之为快速病毒学应答(RVR)。抗病毒治疗第12周HCV-RNA低于检测限，称之为完全早期病毒学应答(cEVR)；如果HCV-RNA下降2 log10以上但仍然阳性，称之为部分早期病毒学应答(pEVR);如果 HCV-RNA 下降不足 2 log 10,则称之为无早期病毒学应答(nEVR)。

获得 RVR 或 cEVR 的患者,完成整个疗程后其疗效较好,取得较高的 SVR;但对于只获得 pE-VR 的患者,需要提高用药剂量或延长抗病毒治疗的疗程方能提高 SVR。对于 nEVR 的患者,即使完成全部疗程,获得 SVR 的概率一般不超过 3%,因此,为避免承受不必要的副作用和经济花费,应及时停止治疗。

7. 对于治疗后复发或无应答患者的治疗　对于初次单用 IFN-α 治疗后复发的患者,采用 PEG-IFN-α 或普通 IFN-α 联合利巴韦林再次治疗,可获得较高 SVR 率(47%,60%);对于初次单用 IFN-α 无应答的患者,采用普通 IFN-α 或 PEG-IFN-α 联合利巴韦林再次治疗,其 SVR 率仍较低(分别为 12%～15% 和 34%～40%)。对于初次应用普通 IFN-α 和利巴韦林联合疗法无应答或复发的患者,可试用 PEG-IFN-α 与利巴韦林联合疗法。

【处方】

聚乙二醇干扰素 α-2b 180μg,皮下注射,每周 1 次

利巴韦林 800～1200mg,口服,每日 1 次

【注意事项】

对接受抗病毒治疗患者的随访监测。

1. 治疗前监测项目　治疗前应检测肝肾功能、血常规、甲状腺功能、血糖及尿常规。开始治疗后的第 1 个月应每周检查 1 次血常规,以后每个月检查 1 次直至 6 个月,然后每 3 个月检查 1 次。

2. 生化学检测　治疗期间每个月检查 ALT,治疗结束后 6 个月内每 2 个月检测 1 次。即使患者 HCV 未能清除,也应定期复查 ALT。

3. 病毒学检查　治疗 3 个月时测定 HCV-RNA;在治疗结束时及结束后 6 个月也应检测 HCV-RNA。

4. 不良反应的监测　所有患者在治疗过程中每 6 个月、治疗

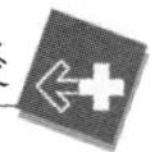

结束后每3～6个月检测甲状腺功能，如治疗前就已存在甲状腺功能异常，则应每月检查甲状腺功能。对于老年患者，治疗前应做心电图检查和心功能判断。应定期评估精神状态，尤其是对有明显抑郁症和有自杀倾向的患者，应停药并密切防护。

5. 提高丙型肝炎患者对治疗的依从性　患者的依从性是影响疗效的一个重要因素。医生应在治疗开始前向患者详细解释本病的自然病程，并说明抗病毒治疗的必要性、现有抗病毒治疗的疗程、疗效及所需的费用等。还应向患者详细介绍药物的不良反应及其预防和减轻的方法，以及定期来医院检查的重要性，并多给患者关心、安慰和鼓励，以取得患者的积极配合，从而提高疗效。

（孔　郁）

# 第24章

# 肝硬化

肝硬化不是一个独立的疾病，而是各种慢性肝炎疾病的最后发展阶段。病理学上以肝组织弥漫性纤维化、假小叶和再生结节形成为特征，临床上主要表现为肝细胞功能障碍和门脉高压症。

【诊断要点】

1. 临床表现　往往起病隐匿，病程进展缓慢，可潜伏 3～5 年或 10 年以上。临床上常分为肝硬化代偿期及失代偿期。

代偿期可有门静脉高压症或脾功能亢进表现，如食管静脉曲张、白细胞或血小板减少等，但无腹水、肝性脑病或上消化道出血，肝功能储备一般属 Child-Pugh A 级。一般血清白蛋白≥35g/L，胆红素＜35μmol/L，凝血酶原活动度≥60％。

失代偿期一旦出现腹水、肝性脑病及食管胃底曲张静脉破裂出血之一，即进入失代偿期，肝功能储备一般属 Child-PughB 级、C 级。多有明显肝功能失代偿征象，如血清白蛋白＜35g/L，A/G＜1.0，胆红素＞35μmol/L，凝血酶原活动度＜60％。

(1)症状：可有乏力、食欲缺乏、腹胀、腹泻、消瘦、皮肤瘙痒、发热等症状。有些代偿期肝硬化患者可无明显症状。

(2)体征：可有肝病面容、黄疸、肝掌、蜘蛛痣、腹壁静脉曲张；肝早期多可触及增大，质硬、边钝，晚期因肝萎缩而触不到。可有不同程度脾增大；在肝硬化伴有腹水时，可出现脐疝及股疝。在酒精性肝硬化患者可见腮腺肿大及 Dupuytren 挛缩，原发性胆汁性胆管炎患者可出现黄色瘤。

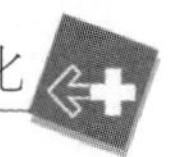

(3)其他系统的表现：内分泌系统紊乱的表现：因雌激素增多、雄激素减少，男性患者有性欲减退、睾丸萎缩、乳房发育和女士阴毛分布等；在女性可表现为月经失调、闭经、不孕等。易发生肝源性糖尿病，与原发性糖尿病不易区别。甲状腺激素异常可表现为总 $T_4$ 升高、游离 $T_4$ 正常或升高，而总 $T_3$ 和游离 $T_3$ 降低，TSH 正常或升高。可有肾上腺皮质激素增多，患者常有闭经、痤疮、多毛症、皮肤紫纹、满月脸等。

血液系统可出现贫血、白细胞和血小板减少及凝血机制障碍。

呼吸系统可出现肝肺综合征和门脉性肺动脉高压。

2. 辅助检查

(1)生化学：血清谷丙转氨酶、谷草转氨酶和胆红素水平可反映肝细胞损伤情况，但与肝受损严重程度并不完全一致。碱性磷酸酶和 γ 谷氨酰转肽酶可反映肝内胆汁淤积的情况，在原发性胆汁性胆管炎中此两种酶有中度以上升高；酒精性肝硬化时，γ 谷氨酰转肽酶升高明显。血清白蛋白可反映肝合成能力，肝硬化时血清白蛋白降低。在自身免疫性肝炎肝硬化时，可见 γ 球蛋白升高，在原发性胆汁性胆管炎时 IgM 升高。胆碱酯酶可反映肝功能吃不饱，在肝硬化时可有下降明显。

(2)血液学：血常规检查可显示轻度贫血、白细胞、血小板降低提示脾功能亢进。凝血酶原时间与肝细胞受损程度有一定的关系。如明显延长，而且经注射维生素 K 仍不能纠正(凝血酶原活动度低于 40%)，常表示肝功能严重损害。

(3)影像学

①肝超声显像：肝硬化早期可有肝增大，而晚期则左叶增大，右叶缩小，尾叶增大也较常见；肝边缘弯钝，表面凹凸不平，呈锯齿状、波浪状或结节状；肝实质回声增强、不均匀或呈结节状。脾脏常增厚(＞40mm)。门脉高压时，门静脉直径常＞14mm，脾静脉直径常＞10mm。

②计算机断层扫描(CT):肝硬化时各叶比例失调,左叶外侧段和尾状叶增大常见。肝表面明显凹凸不整、边缘变钝,肝实质密度不均匀,可呈结节样。脾静脉及门静脉曲张,可见侧支循环形成,胃短静脉、胃冠状静脉及食管静脉曲张。对于发现肝占位病变CT优于超声显像。

③磁共振(MRI):肝边缘波浪状或结节状改变,左叶外侧段和尾状叶增大常见,右叶及左肝内叶缩小,肝裂增宽,脾大。MRI对于鉴别肝占位病变能提供比CT更多的信息。

④上消化道内镜或钡剂X线造影:胃镜可直接观察到食管胃底静脉曲张的部位和程度,并可进行内镜下治疗如曲张静脉套扎术或硬化注射术。食管及胃钡剂造影可发现食管静脉及胃底静脉曲张征象;典型食管静脉曲张呈串珠样、蚯蚓样或虫蚀样充盈缺损,纵行黏膜皱襞增亮;胃底静脉曲张可见菊花样充盈缺损。

(3)肝活检组织病理学检查:是诊断代偿期肝硬化的金标准。除对肝组织切片进行光学显微镜下检查外,还可做各种化学特殊染色、免疫组化染色甚至原位杂交,有助于病因诊断。

3. 并发症

(1)上消化道出血:为最常见的并发症。常引起出血性休克或诱发肝性脑病,每年静脉曲张引起的消化道出血发生率为5%～15%,首次出血死亡率为25%～30%。

(2)肝性脑病:是终末期肝病的常见并发症,初期为可逆性而反复发生,但重度肝性脑病是失代偿期肝硬化的重要死亡原因。

(3)自发性腹膜炎和其他感染:自发性腹膜炎是因肠道细菌易位进入腹水所致的腹腔感染,多为单一革兰阴性需氧菌感染。可有发热、腹痛,有或无压痛及反跳痛。腹水常规显示白细胞数$>0.5\times10^9/L$,中性粒细胞$>0.50$,即$250/mm^3$($0.25\times10^9/L$)。另外,失代偿期肝硬化患者也常并发呼吸道、泌尿系、肠道及胆道的细菌感染。

(4)肝肾综合征:是继发于严重肝功能障碍基础上的功能性

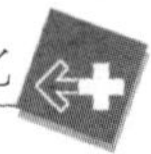

肾衰竭,多发生在大量腹水的患者,其主要发生机制为由于全身内脏动脉扩张所致的肾动脉收缩。其临床表现为血肌酐升高,可有尿量减少但无明显尿蛋白,超声显像亦无肾实质萎缩或尿路梗阻的表现。

(5)原发性肝癌:乙型肝炎或丙型肝炎肝硬化患者中每年有3%～5%发生肝癌。

4. 鉴别诊断

(1)肝大时需与慢性肝炎、原发性肝癌、肝棘球蚴病、华支睾吸虫病、慢性白血病、肝豆状核变性等鉴别。

(2)腹水时需与心功能不全、慢性肾小球肾炎、结核性腹膜炎、缩窄性心包炎、腹腔内肿瘤和巨大卵巢囊肿等鉴别。

(3)脾大应与疟疾、慢性白血病、血吸虫病等鉴别。

(4)出现并发症时的鉴别包括急性上消化道出血和消化性溃疡、糜烂出血性胃炎、胃癌并发出血相鉴别;肝性脑病与低血糖、尿毒症、糖尿病酮症酸中毒等鉴别;肝肾综合征和慢性肾小球肾炎、急性肾小管坏死等鉴别。

【治疗要点】

1. 病因治疗　在肝硬化早期,去除致病因素可减轻或逆转肝硬化。在乙型肝炎肝硬化患者,可根据患者病情和意愿选择干扰素、拉米夫定、阿德福韦酯、恩替卡韦、替比夫定、替诺福韦等进行有效的个体化抗病毒治疗,但需注意在失代偿期肝硬化患者应禁用干扰素。

对于酒精性肝硬化患者,戒酒是治疗的关键所在。对于肝豆状核变性患者应进行规范的驱铜治疗(主要药物为青霉胺、锌制剂)。对于血色病患者需采用放血疗法以减少体内铁负荷。有血吸虫病患者应予抗血吸虫治疗。

2. 一般支持疗法

(1)休息:代偿期肝硬化可适当工作或劳动,但应注意劳逸结合,以不感疲劳为度。失代偿期应以休息为主。

(2)饮食:原则是高热量、足够蛋白质、高维生素和低盐饮食。蛋白质以每日每千克体重1～1.5g为宜,可进食瘦肉、鱼肉、鸡肉等优质蛋白。对于有肝性脑病前驱症状者应限制蛋白摄入。有食管胃底静脉曲张应避免坚硬粗糙的食物。严禁饮酒。肝硬化患者应低盐饮食,尤其腹水患者应限钠。

3. 并发症的治疗

(1)肝硬化腹水的治疗

①针对病因的治疗:如心力衰竭引起的腹水,应强心利尿治疗;结核性腹膜炎的腹水应采取有效的抗结核治疗;因肾衰竭所致的腹水,应改善肾功能,配合利尿治疗;癌性腹水,应积极治疗原发肿瘤,同时配合利尿治疗。

②限制钠盐摄入:腹水的患者盐限制在每天88mmol(2000mg)。门脉高压性腹水患者的体重改变与机体的钠平衡直接相关,要使患者体重下降和腹水减少,重要的是限钠而不是限水。

③限水:大多数不必限水。只有当血钠低于120～125mmol/L时才需要限水。

④口服利尿药:常规的口服利尿药治疗从每天早晨服1次螺内酯和呋塞米开始。起始剂量为螺内酯100mg和呋塞米40mg。因为螺内酯的半衰期较长,并能导致高钾血症,故一般不单独应用。

根据病情调整利尿药用量,如利尿效果或体重下降不明显,可每隔3～5天加量,两药应用比例为100mg:40mg。最大剂量为400mg:160mg。对于严重水肿的患者,每天的体重下降没有限制。当水肿缓解后,体重下降应控制在每天0.5kg。

⑤张力性腹水的治疗:一次大量放腹水可以迅速缓解张力性腹水。对限盐和利尿药治疗效果不佳的患者,大量放腹水(>5L)的同时应静脉补充白蛋白(每多放1L腹水补充8g白蛋白)治疗是安全的。单次大量放腹水后仍应继续限钠和利尿治疗。

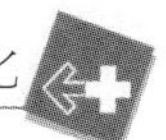

⑥难治性腹水的治疗：利尿治疗无效表现为：应用利尿药出现体重降低很少或无降低，同时尿钠的排出量每日＜78mmol；患者利尿药导致有临床意义的并发症，如肝性脑病、血清肌酐＞176.8μmol/L、血钠＜120mmol/L或血清钾＞6.0mmol/L。顽固性腹水的定义：对限制钠的摄入和大量利尿药（螺内酯每日400mg，呋塞米每日160mg）治疗无效的腹水，或者治疗性腹腔穿刺术放腹水后很快复发者。

系列放腹水治疗可以有效地控制腹水。即使对无尿钠排出的患者，每2周进行1次放腹水治疗仍然有效。对无尿钠排泄的患者，一次放6L就相当于抽出10天的潴留钠。有尿钠排出的患者，放腹水间隔应相应延长。

对于上述治疗仍难以控制的腹水，可试用腹水超滤浓缩腹腔回输治疗、腹腔静脉分流术或经颈静脉肝内门体支架分流术（TIPS）。

（2）自发性腹膜炎的治疗：除一般支持治疗外，强调早期、足量应用抗菌药物。细菌培养阳性者参考药敏试验给药，如细菌培养阴性，则应按最常见的致病菌（即大肠埃希菌或肺炎克雷伯杆菌）选用静脉滴注头孢类抗生素，如头孢噻肟、头孢哌酮或头孢他啶等，用药时间不少于2周。预防自发性腹膜炎则常用左氧氟沙星每日400mg，消化道大出血者用7天。长期用药只限于曾患自发性细菌腹膜炎而预防再发者。

（3）肝肾综合征的治疗：1型肝肾综合征发展迅速，在没有有效治疗的情况下，病死率几乎为100%，平均生存时间不到2周。2型肝肾综合征发病相对缓慢，病情比较平稳，平均生存时间在6个月左右。肝肾综合征一经诊断，应给予扩充血浆容量，同时采用血管收缩药以收缩内脏血管、增加肾灌注。

①药物治疗：主要通过静脉输注白蛋白来扩充血容量，国际腹水研究小组推荐剂量为1g/kg（第1天），以后为每日20～50g。血管收缩药主要包括三类：垂体后叶素类似物（特利加压素）、生

长抑素类似物(奥曲肽)及 α 肾上腺素受体激动药(米多君、去甲肾上腺素)。目前文献报道应用最多的是特利加压素,用法为每 4 小时 0.5mg,2~3 日后逐渐增加至每 4 小时 1mg,最大剂量每 4 小时 2mg。奥曲肽为每日 100μg,必要时增至 200μg。

②透析治疗:包括持续血液过滤、间歇血液透析和分子吸附再循环系统等,由于不良反应较多(低血压、凝血异常、消化道出血等)通常不作为独立的治疗手段。对有肝移植适应证,而对药物治疗效果不佳的患者,透析可作为过渡治疗。

③肝移植:是治疗肺肾综合征最有效的手段,但在肝移植之前应尽量恢复肾功能。

(4)肝性脑病的治疗

①去除诱因,如严重感染、出血及电解质紊乱等。

②限制蛋白饮食。

③应用乳果糖或拉克替醇,口服或高位灌肠,可酸化肠道,促进氨的排出,调节微生态,减少肠源性毒素吸收。

④视患者的电解质和酸碱平衡情况酌情选用精氨酸、门冬氨酸-鸟氨酸等降氨药物。

⑤对慢性肝衰竭或慢加急性肝衰竭可酌情使用支链氨基酸或支链氨基酸与精氨酸混合制剂以纠正氨基酸失衡。

⑥对Ⅲ度以上的肝性脑病建议气管插管。

⑦抽搐患者可酌情使用半衰期短的苯妥英或苯二氮䓬类镇静药,但不推荐预防用药。

⑧人工肝支持治疗。

【处方】

处方 1

螺内酯 100mg,口服,每日 1 次

呋塞米 40mg,口服,每日 1 次

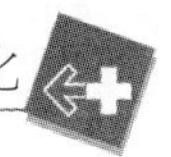

处方2 （合并感染）

| | | |
|---|---|---|
| 0.9%氯化钠注射液 | 250ml | 静脉滴注，每日1次 |
| 左氧氟沙星 | 400mg | |
| 或 0.9%氯化钠注射液 | 250ml | 静脉滴注，12小时1次 |
| 头孢他啶 | 2g | |

处方3

| | | |
|---|---|---|
| 5%葡萄糖注射液 | 250ml | 静脉滴注，每日1次 |
| 肝水解肽 | 100～150mg | |
| 或 5%葡萄糖注射液 | 250ml | 静脉滴注，每日1次 |
| 还原型谷胱甘肽 | 1.8g | |
| 或 5%葡萄糖注射液 | 250ml | 静脉滴注，每日1次 |
| 异甘草酸镁 | 100～200mg | |

处方4 合并大出血时

| | | |
|---|---|---|
| 10%葡萄糖注射液 | 250ml | 每分钟10滴，静脉滴注维持 |
| 奥曲肽 | 0.4mg | |

【注意事项】

肝硬化的预后取决于病因、肝功能代偿程度及有无并发症。对于酒精性肝硬化、自身免疫性肝炎肝硬化或乙型肝炎肝硬化等，如能及时确诊并给予积极的病因治疗，病变可趋静止甚至部分逆转。Child-Pugh分级和MELD评分有助于判断预后。失代偿期肝硬化患者的常见死亡原因包括：肝性脑病、上消化道大出血、继发感染和肝肾综合征等。

（孔　郁）

# 第25章

# 自身免疫性肝病

## 第一节　自身免疫性肝炎

自身免疫性肝炎(autoimmune hepatitis,AIH)是一种以不同程度的血清转氨酶升高、高丙种球蛋白血症和自身抗体阳性为主要临床特征的肝疾病,主要表现为慢性肝炎,但亦可以急性肝炎甚至急性肝衰竭起病。该病最初描述于20世纪50年代初,曾被称为狼疮样肝炎、慢性活动性自身免疫性肝炎、自身免疫性活动性肝炎等,1994年国际胃肠病学大会上被正式定名为“自身免疫性肝炎”。

【诊断要点】

1. 临床表现　自身免疫性肝炎起病方式多样,约半数患者隐匿起病,可无任何临床症状,仅在常规体检或因其他原因就诊时发现肝功能异常。对于有症状的患者,其临床表现也无特异性,最常见的症状是乏力和肌肉酸痛,其他表现包括食欲减退、恶心、呕吐、腹痛、皮肤瘙痒、皮疹、发热及不同程度的黄疸等。大约30%的患者就诊时已经进展至肝硬化,8%的患者表现为呕血和(或)黑粪。此外,AIH亦可呈急性肝炎起病、甚至表现为急性肝衰竭。

AIH可有肝外表现,包括如下内容。①关节疼痛,多为对称性、游走性、反复发作,但多无畸形。②皮肤损害:皮疹、皮下淤

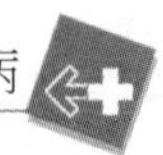

血、毛细血管炎。③血液系统改变：轻度贫血、白细胞和血小板减少、嗜酸性细胞增多。④肺部病变：可有胸膜炎、肺不张、肺间质纤维化、纤维性肺泡炎、肺动脉高压症。⑤肾病变：肾小球肾炎、肾小管酸中毒。肾小球内可有免疫复合物沉积。⑥内分泌失调：可出现类似 Cushing 病的症候群、慢性淋巴细胞性甲状腺炎、黏液性水肿或甲状腺功能亢进、糖尿病。⑦合并有其他风湿病。少数患者伴有溃疡性结肠炎。

体格检查可无异常发现，部分患者有肝大、脾大、黄疸及肝掌、蜘蛛痣等慢性肝病的体征。

2. *实验室检查*　肝功能异常主要表现为血清转氨酶(ALT，AST)明显升高，可达正常值上限 10 倍以上。胆红素也可有不同程度升高，但碱性磷酸酶、γ 谷氨酰转肽酶多正常或仅轻度升高。比较有特征的生化改变是血清球蛋白、γ 球蛋白或免疫球蛋白 G 明显增高。

血清自身抗体是 AIH 的重要特征之一，有助于 AIH 的诊断和分型。但尚未发现任何自身抗体具有明确的致病性，自身抗体的滴度与 AIH 的肝炎症程度之间也无明显的相关性。70%以上患者抗核抗体(antinuclear antibodies，ANA)和(或)抗平滑肌抗体(smooth muscle antihodies，SMA)阳性，少数患者抗肝肾微粒体抗体(antibodies to liver/kidney microsome type 1，抗-LKM1)、抗肝细胞胞质抗原 1 型抗体(antibodies to liver-specific cytosol antigen type 1，抗-LC1)、抗可溶性肝抗原抗体/肝胰抗原抗体(antibodies to s1uble liverantigen/liver pancreas，抗-SLA/LP)、抗去唾液酸糖蛋白受体抗体(antibodies to asialoglycoprotein receptor，抗-ASGPR)、抗中性粒细胞胞质抗体(anti-neutrophil cytoplasmic antibodies，ANCA)阳性。约 10%的患者血清全部自身抗体均阴性。

3. *病理学*　AIH 在病理学主要表现为界面性肝炎(以前称为碎屑样坏死)，中至重度的淋巴细胞、特别是浆细胞浸润，伴或不伴小叶性肝炎，有些肝细胞呈玫瑰花结样排列，但无明显的胆管损伤、肉芽肿、铁沉积、铜沉积或提示其他病因的组织学变化。汇管区浆细胞浸润是该病的特征但并非诊断所必需；界面性肝炎伴或不伴小叶性肝炎是诊断 AIH 的必要条件，但界面性肝炎也可见于急慢性病毒性肝炎和药物性肝损害，因此需结合临床和其他实验室检查进行鉴别。

4. 临床分型　根据血清自身抗体可将 AIH 分为 3 型，亦有学者认为 3 型和 1 型的临床表现相似故应归为 1 型（表 25-1）。

**表 25-1　自身免疫性肝炎临床分型**

| | 1 型 | 2 型 | 3 型 |
|---|---|---|---|
| 特征性抗体 | ANA/SMA | 抗-LKM1 | 抗-SLA/LP |
| 所占比例 | 80% | 4%～20% | ＜20% |
| 发病年龄 | 任何年龄 | 儿童（2－14 岁） | 任何年龄 |
| 相关 HLA | B8 DR3 DR4 | B14 DR3 C4A-QO | DR3 |
| 常见的伴随疾病 | 甲状腺炎 | 皮肤白斑病 | 甲状腺炎 |
| | 溃疡性结肠炎 | 1 型糖尿病 | 溃疡性结肠炎 |
| | 类风湿关节炎 | 甲状腺炎 | 类风湿关节炎 |
| 肝硬化发生率 | 45% | 82% | 75% |

5. 诊断标准　1999 年国际自身免疫性肝炎工作组（international AIH group，IAIHG）发表了新修订的 AIH 诊断评分系统（表 25-2）。

**表 25-2　AIH 诊断评分系统**

| 指标 | 计分 | 指标 | 计分 |
|---|---|---|---|
| 性别 | | 血清 ALP/ALT 比值（升高超过正常上限倍数的比值） | |
| 女 | ＋2 | | |
| 男 | 0 | | |

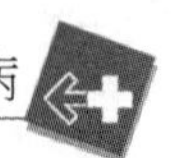

（续　表）

| 指标 | 计分 |
| --- | --- |
| ＞3.0 | －2 |
| ＜1.5 | ＋2 |
| γ球蛋白或IgG(正常值上限的倍数) | |
| ＞2.0 | ＋3 |
| 1.5～2.0 | ＋2 |
| 1.0～1.5 | ＋1 |
| ＜1.0 | 0 |
| ANA,SMA 或抗－LKM1 滴度 | |
| ＞1:80 | ＋3 |
| 1:80 | ＋2 |
| 1:40 | ＋1 |
| ＜1:40 | 0 |
| AMA | |
| 阳性 | －4 |
| 阴性 | 0 |
| 肝炎病毒标志物 | |
| 阳性 | －3 |
| 阴性 | ＋3 |
| 用药史 | |
| 有 | －4 |
| 无 | ＋1 |
| 饮酒 | |
| 每日＜25g | ＋2 |
| 每日＞60g | －2 |
| HLA | |
| DR3 或 DR4 | ＋1 |
| 其他自身抗体 | ＋2 |
| 抗-SLA/LP | |
| 抗-LC1 抗-ASGPR | |
| pANCA | |
| 其他自身免疫性疾病 | ＋2 |
| 组织学特征 | |
| 界面性肝炎 | ＋3 |
| 玫瑰花结 | ＋1 |
| 浆细胞浸润 | ＋1 |
| 无上述变化 | －5 |
| 胆管变化 | －3 |
| 提示其他疾病的变化 | －3 |
| 对糖皮质激素治疗的反应 | |
| 完全缓解 | ＋2 |
| 缓解后复发 | ＋3 |
| 治疗前计分 | |
| 确定诊断 | ＞15 |
| 可能诊断 | 10～15 |
| 治疗后计分 | |
| 确定诊断 | ＞17 |
| 可能诊断 | 12～17 |

这一诊断评分系统主要根据临床表现、生化和免疫学检查、组织学检查及对治疗的应答等权重进行计分，治疗前计分超过 15 分或治疗后超过 17 分者可确诊为 AIH，计分在 10～15 分疑诊为

AIH。其诊断AIH的敏感性达97%～100%,鉴别慢性丙型肝炎的特异性也达到66%～100%。该评分系统对统一诊断和开展国际临床研究交流很有帮助,但因其过分繁杂而不便于临床广泛应用。为此,2008年IAIHG提出了简化的AIH评分系统,它仅包括自身抗体、免疫球蛋白、组织学表现及除外病毒性肝炎4个项目(见下表25-3)。其计分≥6时诊断AIH的特异性为97%,敏感性为88%;计分≥7时诊断AIH的特异性为99%,敏感性为81%。

**表25-3　简化的AIH评分系统**

| 指标 | 计分 |
| --- | --- |
| ANA或SMA≥1∶40 | 1 |
| ANA或SMA≥1∶80或LKM≥1∶40或SLA阳性 | 2 |
| IgG:>正常值上限 | 1 |
| >1.1倍正常值上限 | 2 |
| 组织学特征:符合AIH | 1 |
| 有典型的AIH表现 | 2 |
| 无病毒性肝炎的特征 | 3 |
| 确定诊断　≥6分 | |
| 可能诊断　≥7分 | |

回顾性病例分析研究认为,使用原有的评分系统能够提高临床特征较少或不典型的AIH的诊断率,而简化的评分系统则能够更好地对具有自身免疫现象的其他疾病进行排除诊断,因而二者各有所长。

6. 鉴别诊断

(1)原发性胆汁性胆管炎(PBC):女性多见;年龄集中在30—70岁,儿童罕见;临床表现主要表现为乏力、皮肤瘙痒;血清转氨

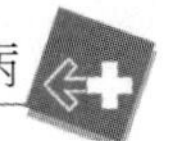

酶轻度升高，而 ALP 及 GGT 升高明显；免疫球蛋白以 IgM 升高为主；组织学特征性改变为小叶间胆管非化脓性炎症、淋巴细胞聚集及非干酪样肉芽肿形成；最具诊断意义的免疫学检查是血清 AMA-M2 阳性。

(2)药物性肝炎：药物性肝炎多有明确的用药史，停药后多数患者的肝功能试验很快恢复正常。但有些药物可导致自身免疫性肝炎样的肝损伤，包括血清球蛋白升高、免疫球蛋白升高甚至自身抗体阳性，临床上不易与 AIH 鉴别。有明确的用药史、典型组织病理学特点和特征性的临床演变过程有助于二者的区别。对于困难病例需要进行长期临床、生化甚至病理学随访才能作出明确诊断。

(3)病毒性肝炎：虽然在多数情况下，病毒性肝炎与 AIH 比较容易区别，但是当病毒感染与自身免疫现象共存时，则鉴别有一定难度。两者的鉴别要点包括：①在急性病毒感染时，自身抗体的出现常常是短暂的，随病情恢复而消失；慢性感染时，有 20%～40%的患者多种自身抗体持续阳性，但多数情况下其自身抗体滴度相对较低。②病毒性肝炎诱导的自身免疫反应，抗核抗体和抗平滑肌抗体两者极少同时出现，且很少有 pANCA 及抗肝胞质抗原抗体阳性，而在 AIH 中抗核抗体和抗平滑肌抗体通常滴度较高且通常共同出现。③病毒性肝炎伴发自身免疫反应以男性多见，而 AIH 患者以女性多见。④病毒水平检测是确诊病毒感染的最可靠证据。

【治疗要点】

1. 治疗指征　血清 AST 长期升高超过正常值上限 10 倍以上或血清 AST 值在正常值上限 5 倍以上伴 γ 球蛋白水平在正常值 2 倍以上者，6 个月内的病死率可达 40%；组织学上出现桥接坏死或多腺泡塌陷者，5 年病死率达 45%。因此，对有以上表现者应当给予积极治疗，目前已有多项随机对照试验证实激素治疗可改善严重 AIH 患者的症状、实验室指标、组织学及生存率。见

表 25-4。

表 25-4　自身免疫性肝炎治疗的适应证

| 绝对适应证 | 相对适应证 |
| --- | --- |
| 血清 AST 大于正常上限 10 倍 | 症状(乏力、关节痛、黄疸) |
| 血清 AST 大于正常上限 5 倍伴 γ 球蛋白高于正常 2 倍 | 血清 AST 和(或)γ 球蛋白小于绝对适应证标准 |
| 病理学有桥接样坏死或多小叶坏死 | 界面炎 |

2. *治疗方案*　单用泼尼松疗法适合用于年轻女性已妊娠或准备妊娠者、恶性肿瘤患者、白细胞明显减少者、硫嘌呤甲基转移酶缺陷者。泼尼松与硫唑嘌呤联合疗法适合用于绝经后妇女、肥胖、痤疮、情绪不稳定、糖尿病、不稳定性高血压、骨质疏松症患者(表 25-5)。

表 25-5　美国肝病学会 2002 年推荐的成年人 AIH 初始治疗方案

| 疗程 | 泼尼松(每日毫克) | 泼尼松(每日毫克)+ | 硫唑嘌呤(每日毫克) |
| --- | --- | --- | --- |
| 第 1 周 | 60 | 30 | 50 |
| 第 2 周 | 40 | 20 | 50 |
| 第 3 周 | 30 | 15 | 50 |
| 第 4 周 | 30 | 15 | 50 |
| 维持量至治疗终点 | 20 | 10 | 50 |

3. *治疗终点及对策*　成年人 AIH 应持续治疗至完全缓解、治疗失败、不完全应答或发生药物毒性等终点(见下表 25-6)。90%的患者开始治疗 2 周内血清转氨酶、胆红素和 γ 球蛋白水平即有改善，65%的患者在治疗后 18 个月内达到完全缓解，80%的患者在治疗 3 年内达到完全缓解。转氨酶及 γ 球蛋白恢复正常

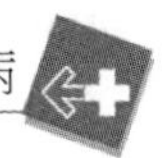

的患者中有 55%仍有界面性肝炎，这些患者停用后不可避免地出现复发。因此，对于治疗中临床及实验室指标达到缓解的患者，建议在停药前行肝穿刺病理学检查以确认是否组织学恢复正常。

**表 25-6　初始治疗的终点及对策**

| 治疗终点 | 标准 | 对策 |
| --- | --- | --- |
| 完全缓解 | 症状消失；血清胆红素和 γ 球蛋白恢复正常；血清转氨酶正常或＜2 倍正常值；肝组织正常或轻微炎症，无界面性肝炎 | 6 周以上的时间逐渐停用泼尼松、停用硫唑嘌呤；定期监测以防复发 |
| 治疗失败 | 临床、实验室和组织学恶化；血清转氨酶增加 67%以上；发生黄疸、腹水或肝性脑病 | 泼尼松每日 60mg，或泼尼松每日 30mg 加硫唑嘌呤每日 150mg，至少 1 个月；临床症状改善时每月泼尼松减量 10mg、硫唑嘌呤减量 50mg，直至维持病情处于缓解状态的最低量 |
| 不完全应答 | 治疗期间临床、实验室和组织学特征有改善或无改善；持续治疗＞3 年，不能达到缓解；状况无恶化 | 低剂量维持治疗阻止恶化 |
| 药物毒性 | 发生有症状的骨量较少，情绪不稳定、难以控制的高血压、糖尿病或进行性细胞减少 | 药物减量，调整剂量后仍不能耐受者停药，能够耐受的维持治疗 |

4. *复发后的治疗*　复发是指经治疗达到完全缓解停药后，转氨酶水平高于正常上限 3 倍以上、γ 球蛋白＞2g/dl，肝活检再次出现界面性肝炎者。20%～100%的患者停药后复发，复发率取

决于停药前的病理学改变。最理想的治疗终点是组织学恢复正常，因为达到组织学完全缓解的患者复发率仅为20％。

对第1次复发者可重新选用初治方案，但对第2次复发者则需调整治疗方案。有2种方案可供选择。①最低剂量泼尼松长期维持治疗：一般在采用泼尼松诱导缓解后每月减量2.5mg，直至症状缓解并使转氨酶控制在正常值5倍以下的最低剂量（多数患者的最低平均剂量为每日7.5mg）。对于泼尼松、硫唑嘌呤联合用药者，首先将泼尼松逐渐减量至能够维持生化水平稳定的最低剂量，然后停用硫唑嘌呤同时调整泼尼松剂量以保持病情稳定。②单用硫唑嘌呤的长期维持治疗：此法最早用于泼尼松联合硫唑嘌呤治疗的患者，病情缓解后硫唑嘌呤加量至2mg/(kg·d)，然后泼尼松每月减量2.5mg直到完全停用。对于单用泼尼松的患者，可以加用硫唑嘌呤2mg/(kg·d)，然后泼尼松每月减量2.5mg至停药。目前尚无两种治疗方案的比较研究，因此，无法判断哪种方法疗效更好。回顾性的研究表明，维持治疗不需要终身使用，完全停药后5年的持续缓解率为13％。因此对于所有接受治疗的患者均可根据病情变化选择合适的停药时机。

*5. 其他治疗药物*　虽然单独应用糖皮质激素或联合硫唑嘌呤治疗是目前AIH的标准治疗方案，但并非所有人都对激素治疗产生应答；且即使激素治疗有效，尚需考虑药物不良反应对患者造成的影响。如无效或出现药物不耐受，可考虑试用环孢素、他克莫司、环磷酰胺、巯嘌呤、麦考酚酯等药物，它们在一些小型临床试验研究中显示有一定效果。

(1)环孢素：常规剂量为5～6mg/(kg·d)，其作为补救治疗方法曾成功应用于标准化治疗失败的成年人AIH患者。同时有研究显示，先用环孢素作为一线药物，继之应用糖皮质激素和硫唑嘌呤方案，对儿童AIH有效。

(2)他克莫司：常规剂量为4mg，每日2次。在几项小型试验中应用于常规治疗无效的AIH患者，结果提示可改善患者的生

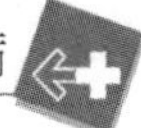

化指标及组织学炎症活动指数。

(3)麦考酚酯:3个小型临床研究提示,其可以在标准治疗中替代硫唑嘌呤,但必须与泼尼松联合应用。其优点是不受患者体内硫代嘌呤甲基转移酶活性的影响。

(4)布地奈德:是第二代类固醇皮质激素,口服后90%的药物在肝内首关代谢,在肝内被清除前可以高浓度作用于淋巴细胞,因而可减轻或避免激素的全身不良反应。在严重的AIH及糖皮质激素依赖的患者中被证实无效,但初步研究认为该药对轻型AIH患者可能有应用价值。

(5)巯嘌呤:最初给药剂量为每日50mg,后逐渐增至15mg/(kg·d)。可用于硫唑嘌呤治疗失败的补救治疗。

(6)熊去氧胆酸:已被证实在严重AIH患者辅助治疗中无效,但可改善实验室指标,故可能对轻微炎症活动的患者治疗有一定价值。

6. 肝移植

【处方】

处方1　激素

　泼尼松每日60mg,口服

或　泼尼松每日30mg加硫唑嘌呤每日150mg,口服,至少1个月;临床症状改善时每月泼尼松减量10mg,硫唑嘌呤减量50mg,直至维持病情处于缓解状态的最低量

处方2　熊去氧胆酸10～15mg/(kg·d),口服,每日3次

处方3　环孢素,常规剂量为5～6mg/(kg·d),口服

处方4　他克莫司,常规剂量为4mg,口服,每日2次

处方5　巯嘌呤,最初给药剂量为每日50mg,口服,逐渐增至15mg/(kg·d)

【注意事项】

肝移植是治疗终末期自身免疫性肝炎肝硬化的有效方法,患者移植后5年存活率为80%～90%,10年存活率为75%,多数患

者于肝移植后1年内自身抗体转阴，高γ球蛋白血症缓解。有报道称肝移植术后5年AIH的复发率为17%，但通过调整免疫抑制药可有效控制病情。

## 第二节　原发性胆汁性胆管炎

原发性胆汁性胆管炎(primary biliary cholangitis，PBC)是一种慢性肝内胆汁淤积性疾病，其病因未明，但可能和遗传因素免疫异常有关。病理上表现为进行性非化脓性破坏性胆管炎，最终导致肝硬化和门脉高压症。中年女性多见，最常见的症状为乏力和皮肤瘙痒，早期可无临床症状，血清抗线粒体抗体(AMA)阳性对该病诊断具有特异性，早期及时确诊后给予熊去氧胆酸(UDCA)治疗可延缓疾病的进展，终末期患者适合肝移植治疗。

【诊断要点】

1. 临床表现　本病主要发生于女性(占90%)，男性病例仅占10%。可发生于任何年龄，但尚无儿童病例的报道，多数发病年龄为50岁。初次确诊时，30%～40%的患者无明显症状(表25-7)，主要是在接受常规检查时发现血清碱性磷酸酶升高等生化指标异常，进而检测AMA或肝穿组织学检查而明确诊断。最常见的症状是乏力和皮肤瘙痒。乏力症状无特异性，其发生机制可能和中枢神经系统递质传递异常及促肾上腺皮质激素释放反应异常有关；乏力通常较顽固，一般不会自发缓解。瘙痒为PBC相对特异的症状，发生机制与内源性阿片类物质积聚及中枢的阿片受体活性上调有关，有昼夜规律，一般夜晚更剧，可严重影响患者的生活质量。瘙痒可发生于疾病早期或疾病的任何阶段，有时随着疾病进展，瘙痒反而减轻。部分患者可发生右上腹不适等腹痛症状。早期患者并无黄疸，明显黄疸往往是PBC患者较晚期的表现。疾病后期，可发生肝硬化和门脉高压的一系列并发症，如腹水、食管胃底静脉曲张破裂出血和肝性脑病等。体格检查可发现

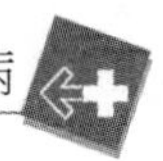

有皮肤色素沉着、肝脾大、黄色瘤等表现。

**表 25-7　PBC 的临床表现**

| 临床表现 | 发生率(%) |
| --- | --- |
| 无症状 | 30～40 |
| 乏力 | 60～70 |
| 瘙痒 | 50～60 |
| 肝大 | 25 |
| 色素沉着 | 25 |
| 脾大 | 15 |
| 黄疸 | 10～20 |
| 黄色瘤 | 10 |

2. 并发症和合并疾病　本病的特殊并发症与胆汁淤积有关，主要包括骨质疏松、脂溶性维生素缺乏、高脂血症、脂肪泻等。

PBC 可合并其他自身免疫疾病。PBC 合并干燥综合征的比例为 20%～75%，平均 30%左右，部分患者口唇小唾液腺活检病理检查存在干燥综合征的组织学变化。约 10%的 PBC 患者伴关节炎，常为双侧大小关节慢性疼痛，类风湿因子可阳性。10%存在硬皮病或 CREST 综合征即钙质沉着、雷诺现象、食管功能失常、指(趾)硬皮病和毛细血管扩张综合征中任何一种表现。少数患者可检测到抗甲状腺抗体，但临床上不一定有淋巴细胞性甲状腺炎或甲状腺功能亢进症。半数伴有累及近曲或远曲小管的肾小管性酸中毒，但一般无临床意义。偶合并炎症性肠病和肺间质纤维化。有报道 PBC 女性乳腺癌的发病率增加，男性 4 期 PBC 患者原发性肝癌的发病率增加。

3. 辅助检查

(1)实验室检查：该病最突出的生化异常为血清碱性磷酸酶(ALP)和 γ-谷氨酰转肽酶(γ-GT)升高，而丙氨酸氨基转移酶

(ALT)和门冬氨酸氨基转移酶(AST)通常为正常或轻至中度升高。血清胆红素水平在PBC早期正常,随着疾病进展,血清胆红素(主要是直接胆红素)水平可逐步升高。血清胆汁酸水平升高,反映胆汁淤积的敏感性高于血清胆红素。患者的胆固醇和三酰甘油水平通常升高,早期,高密度脂蛋白胆固醇常明显升高,但随着疾病进展,脂蛋白水平降低。血清凝血酶原时间延长提示维生素K缺乏或者已经进展至疾病晚期。

90%~95%的病例血清AMA阳性,为本病最突出的免疫学指标异常,也是最重要的诊断手段,其中M2亚型与PBC最为相关,诊断PBC的特异性最高。

(2)影像学检查:主要应用超声检查除外肝外胆道梗阻,只有当患者血清AMA阴性、短期内血清胆红素明显升高或者超声检查结果可疑时,才可能需要ERCP或MRCP等影像技术进一步检查。

(3)病理学检查:根据2000年美国肝病研究协会(AASLD)PBC的诊疗指南,如果患者AMA高滴度阳性(≥1∶40),并存在典型的胆汁淤积症状及生化异常,不需要肝活检病理学检查,即可作出PBC的诊断。所以,目前肝活检主要是为了进行组织学分期,或者用于协助诊断血清AMA阴性的PBC或其他诊断不明确的患者。

4. *病理分期* PBC的组织学分为4期,但组织学分期在肝内的分布并不均一,有时一处肝活检可同时有多个组织学分期的表现,通常按最高的组织学分期进行诊断。主要的病理学特征是慢性非化脓性破坏性胆管炎。

第1期(胆管炎期):汇管区炎症,淋巴细胞及浆细胞等浸润,导致直径100μm以下的间隔胆管和叶间胆管破坏,胆管周围可见上皮样细胞肉芽肿。

第2期(胆管增生期):炎症从汇管区扩展到肝实质内,形成所谓界面性肝炎或碎屑样坏死,可见胆管破坏和小胆管增生。

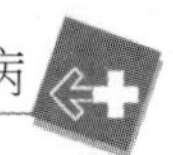

第 3 期(纤维化期):主要特征为间隔或桥接纤维化,胆管减少更为常见(小叶间胆管减少＞50%),但尚无结节再生。

第 4 期(肝硬化期):出现纤维化间隔和再生结节。

5. 诊断及鉴别诊断　中年女性出现不明原因的乏力、瘙痒、肝和(或)脾大,血清 ALP 及 IgM 升高,应考虑本病可能。血清 AMA 阳性为本病最突出的免疫学指标异常,也是最重要的诊断手段,肝穿刺病理检查可进一步明确诊断和病理分期。一些患者具有 PBC 典型的临床、生化及组织学特征,但血清 AMA 阴性,称为 AMA 阴性的 PBC,也有学者称为“免疫性胆管炎”或“自身免疫性胆管炎”。PBC 的鉴别诊断主要包括其他任何病因所致的肝内或肝外胆汁淤积,要除外药物性肝损害或病毒性肝炎所致的淤胆型肝炎、原发性硬化性胆管炎,由胆管结石、狭窄或肿瘤引起的肝外胆道梗阻、自身免疫性肝炎、其他可以引起肝内胆汁淤积的少见病因包括结节病、肝淀粉样变性、特发性成年人胆管缺乏症等。

【治疗要点】

1. 原发病的治疗　UDCA 是目前唯一被美国 FDA 批准用于治疗 PBC 的药物,其作用机制主要包括拮抗疏水性胆酸的细胞毒作用;促进内源性胆汁酸的排泌并抑制其吸收;抑制细胞凋亡、抑制炎症和抗氧化作用;免疫调节作用。熊去氧胆酸不良反应轻微,少数患者可发生腹泻,多在减少剂量后消失。严重病例,该药可使肝功能损害加剧,所以,失代偿 PBC 应用熊去氧胆酸时需要加强对病情的监测。

糖皮质激素对 PBC 疗效有限,且具有诱发或加重骨质疏松等不良反应,目前已不用于 PBC 的常规治疗;其他免疫抑制剂包括秋水仙碱、甲氨蝶呤、青霉胺等无显著疗效,并且有许多不良反应,一般不再用于 PBC 的治疗。

2. 对症处理

(1)瘙痒:治疗瘙痒的措施主要旨在消除体内潴留的胆汁酸

和拮抗阿片受体的活性。

①考来烯胺:是控制瘙痒最有效的药物,胆囊功能良好的患者应在早餐前后服用,因为一夜空腹后胆囊内储存的胆汁最多,此时服药结合的胆汁也最多,须服用一段时间后方可显效。剂量因人而异,一般从每日 4g 开始,可渐加量至每日 16g,根据瘙痒减轻和不良反应(腹胀、腹泻、便秘)的情况而予以调整。考来烯胺也可结合其他药物但影响吸收,所以,应和其他药物包括 UDCA 等间隔 2 小时以上服用。

②苯巴比妥:2～4mg/(kg·d),对某些患者可控制瘙痒,个别患者应用更小的剂量也有效,可睡前一次服用。

③利福平:具有酶诱导作用,剂量每次 150mg,每日 2～3 次,对部分患者控制瘙痒有效,开始治疗后 1 个月内显效。不良反应包括间接胆红素升高、药物性肝损害等。

④阿片拮抗药:纳洛酮、纳曲酮等阿片受体拮抗药可缓解患者的瘙痒症状,但对其长期应用的疗效和安全性需进一步研究。

⑤其他:紫外线光疗、血浆置换等均有缓解瘙痒之效。肝移植为根本性治疗措施。

(2)骨质疏松:根据年龄,所有患者每日接受 1000～1200mg 元素钙,以及每日至少 400～800U 维生素 D,应将血清 25-羟维生素 D 升至 25～30ng/ml 以上,以纠正维生素 D 缺乏,对于吸收不良的患者需给予更大剂量的钙剂和维生素 D。其他治疗和防治骨质疏松的药物主要包括双膦酸盐、降钙素等。

(3)脂溶性维生素缺乏:对于本病时有维生素 A、维生素 D 或维生素 E 缺乏,应根据病情和实验室检查,及时予以补充。但在维生素 E 缺乏性神经性病变时,即使胃肠外补充维生素 E,也不一定能使病变逆转。

3. 肝移植　对于 PBC 终末期患者,肝移植是唯一有效的治疗手段,指征主要包括患者发生了难治的严重瘙痒、乏力等症状,或者终末期肝病导致严重营养不良或骨质疏松、顽固性腹水、自

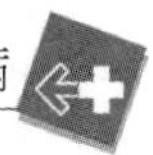

发性细菌性腹膜炎、复发难治的静脉曲张出血、肝性脑病、肝肺综合征、肝肾综合征、发生了小肝癌(直径＜5cm,数目＜3个),或者生化指标:血清胆红素＞150μmol/L或血清白蛋白＜25g/L。PBC患者肝移植后的生活质量显著改善,5年生存率一般为80%～90%。肝移植后少数患者可有PBC复发,但一般进展缓慢,不会造成严重后果,极少数患者可发生肝衰竭。UDCA治疗复发的PBC有一定疗效。

【处方】

处方1　熊去氧胆酸13～15mg/(kg·d),口服,1次或分次口服

处方2　伴皮肤瘙痒

考来烯胺每日4～16g,分3次口服

或　苯巴比妥,2～4mg/(kg·d),睡前口服

或　利福平,150mg,每日2～3次

处方3　伴骨质疏松

迪巧咀嚼片　2片,口服,每日1次

或　复方碳酸钙颗粒(力相助)1袋,每日2～3次

或　阿仑膦酸钠维$D_3$片(福美加)1片,每周1次

处方4　脂溶性维生素缺乏

|  |  |  |
| --- | --- | --- |
| 或　葡萄糖注射液/氯化钠注射液/复方氨基酸注射液 | 500ml | 静脉滴注,每日1次 |
| 脂溶性维生素(Ⅰ) | 2ml | |
| 或　葡萄糖注射液/氯化钠注射液/复方氨基酸注射液 | 500ml | |
| 脂溶性维生素(Ⅱ) | 10ml | |

【注意事项】

近年来,由于更多PBC患者在疾病早期即得以诊断,并应用UDCA治疗,患者的预后已有显著改善。

估计确诊后的总体中位数生存期10～15年,无症状患者的

中位数生存期为 16 年，而有症状患者的中位数生存期仅为 7.5 年。提示预后不良的指标包括高龄、总胆红素升高、肝合成功能减退及组织学分期晚期及发生了门脉高压的并发症。

用于预测 PBC 预后的 Mayo 模型的应用最为普遍，该模型的指标包括年龄、血清总胆红素、白蛋白、凝血酶原时间和水肿情况，PBC 肝移植的最佳时机为 Mayo 模型危险计分为 7.8 左右。Mayo 模型主要用于对 PBC 群体的生存率预测及评价临床试验的疗效，但对于 PBC 个体预后的预测价值有限，难以预测患者的远期生存率，尤其是难以精确预测早期患者的远期生存率。

## 第三节　原发性硬化性胆管炎

原发性硬化性胆管炎（primary sclerosing cholangitis，PSC）为原因不明的慢性淤胆性疾病，其特征为肝内、外胆管弥漫性炎性狭窄，引起胆管闭塞、胆汁性肝硬化、门静脉高压，最终进展至肝衰竭。

【诊断要点】

1. 临床表现　变现差异性很大，主要有以下几种不同的临床症候。

(1)隐匿性：起病隐匿，大多数无临床症状，仅体检时发现血清碱性磷酸酶升高，另一些患者因首先出现 IBD 后才疑诊本病。

(2)慢性胆汁淤积型症候：出现慢性淤胆者，病情已进展至相当程度，大多数已有胆道狭窄或肝硬化。常伴乏力、体重减轻、瘙痒、黄疸。黄疸呈波动性，反复发作，伴有低热、高热及寒战，且伴有反复发作的右上腹痛，酷似胆石症和胆道感染。在诊断 PSC 时可发现 1 种或 1 种以上的异常体征：肝大(55%)、黄疸(45%)、脾大(35%)、高度色素沉着(25%)、表皮脱落(25%)，黄斑瘤、水肿、腹水较少见。PSC 与 PBC 患者一样，可出现慢性胆汁淤积的并发症，如脂肪泻、骨质疏松症及脂溶性维生素缺乏症。

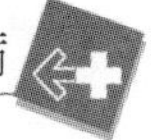

(3)不典型的临床表现：少数 PSC 患者病程中出现不典型的临床表现，生化、免疫学、组织学检查结果酷似自身免疫性肝炎(AIH)。

2. 实验室检查

(1)常规检查：粪便检查，伴有 IBD 时可有相应改变。血常规，白细胞总数升高，以淋巴细胞计数升高为主。

(2)生化检查

①血清碱性磷酸酶(ALP)：高于正常上限 2 倍，常提示本病，但无特异性。

②血清转氨酶(ALT，AST)：轻度升高，一般低于正常上限 3 倍，但部分患者明显升高，高于正常上限 5 倍，多见于小儿，组织学呈慢性活动性肝炎改变，极易误诊。

③血清胆红素/胆汁酸：血清胆红素水平在大多数 PSC 患者诊断时正常，其水平升高呈波动性变化，结合胆红素占总胆红素 70%以上；血清胆汁酸浓度明显升高。

④血脂：血清总胆固醇、磷脂水平明显升高。

⑤血清清蛋白/凝血酶原时间(PT)：在诊断 PSC 时，约 17%患者有低清蛋白血症，约 6%患者 PT 延长。

(3)免疫学检查

①高 γ 球蛋白血症：见于 30%患者，其中 40%～50%以 IgM 增高为主。

②传统的非特异性自身抗体：出现频率相当低，如 ANA75%～77%；AMA5%；ASMA13%～20%。

③血清 p-ANCA：见于 50%～80%的 PSC 患者。

3. 放射学检查　显示肝内外胆管的形态是主要的检查，常选择 MRCP 及 ERCP 或将肝穿刺胆管造影(PTC)。PSC 患者胆管造影所见：胆道系统呈多灶性狭窄，常累及肝内外胆管系统。狭窄呈节段分布，在狭窄上端的胆管呈扩张，因而影像学上呈串珠状排列。胆囊及胆囊管受累者为 15%。

4. 诊断　早年间主要靠外科剖腹探查诊断，20 世纪 70 年代后 ERCP/PTC 实施后逐渐成为确立诊断的主要依据。现行的诊断标准见表 25-8。

**表 25-8　PSC 诊断标准**

| |
|---|
| 胆管造影(ERCP/PTC)异常 |
| 　肝外和(或)肝内胆管系统呈典型的节段性狭窄或串珠状改变 |
| 临床及生化异常提示 PSC |
| 　有 IBD 病史 |
| 　血清 ALP 大于正常上限 3 倍，且持续 6 个月以上 |
| 　有胆汁淤积症候群 |
| 能排除引起继发性硬化性胆管炎的病因 |
| 　AIDS 相关性胆管病 |
| 　胆道肿瘤(以往未曾诊断 PSC 者) |
| 　胆总管结石 |
| 　嗜酸性粒细胞性胆管炎 |
| 　肝炎性假瘤 |
| 　组织细胞增生症 X |
| 　$IgG_4$ 相关性胆管炎 |
| 　动脉灌注化疗 |
| 　缺血性胆管炎 |
| 　肥大细胞性胆管病 |
| 　门脉高压性胆病 |
| 　复发性胰腺炎 |
| 　反复发作的化脓性胆管炎 |
| 　胆管手术损伤 |

肝活组织检查并不是确定 PSC 诊断的必要条件，但在以下 3 种情况下是有用的：①在确定 PSC 诊断有困难时，用以排除其他原因所致的肝损害；②确定 PSC 分期，借以判断预后及指导治疗；③用以诊断 PSC 的肝内小胆管病变。

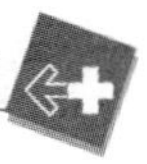

5. 鉴别诊断

(1)排除其他原因引起的硬化性胆管炎或胆管狭窄/阻塞,见上表。

(2)与其他胆汁淤积性疾病鉴别:PSC,AIH,特发性成年人胆管减少症、药物性淤胆、慢性活动性肝炎、酒精性肝病等。

(3)$IgG_4$ 相关性胆管炎(IAC):是新近发现的原因不明的胆道疾病,其生化和胆管形态特征与 PSC 相同,经常累及肝外胆管,往往与自身免疫性胰腺炎及其他纤维化状态关联。特点是血清 $IgG_4$ 升高和胆管与肝组织内 $IgG_4$ 阳性浆细胞浸润,对激素治疗有应答。相较于 PSC,IAC 与 IBD 不相关。

6. PSC 伴随的疾病　主要是自身免疫性疾病,见表 25-9。

表 25-9　PSC 伴随的相关疾病

| 炎症性肠病 | 银屑病 |
|---|---|
| 甲状腺疾病 | 自身免疫性溶血性贫血 |
| 急性胰腺炎 | 免疫性血小板减少性紫癜 |
| 慢性胰腺炎 | 血管免疫母细胞性淋巴结病(AILD) |
| 风湿性关节炎 | 组织细胞增多症 |
| 腹膜后纤维化 | 囊性纤维化 |
| Peyronie | 胆囊疾病 |
| Riedel | 嗜酸性粒细胞增多症 |
| 支气管扩张症 | 腹腔内淋巴结病 |
| Sjogren 综合征 | 类肉瘤病 |
| 系统性硬化病 | 系统性肥大细胞病 |
| 自身免疫性肝炎 | 多肌炎 |
| 肾小球肾炎 | 普通性脱发 |
| 系统性红斑狼疮 | 脓性口炎 |
| 眼眶假性肿瘤 | 胸腺瘤 |
| 脉管炎 | 关节强硬性脊椎炎 |
| 胰岛素依赖型糖尿病 | |

7. 并发症

(1)胆管显著狭窄："显著狭窄"定义为胆总管狭窄直径≤1.5mm或肝管狭窄直径≤1.0mm。45%～85%的PSC患者会发生胆管显著狭窄。

(2)细菌性胆管炎：发生于6.1%的患者。

(3)瘙痒症。

(4)肝硬化。

(5)门静脉高压症：腹水、食管胃底静脉曲张、上消化道出血、脾大、脾功能亢进。

(6)代谢性骨病：肝性骨病是指与慢性肝病相关的骨代谢异常。诊断需要行骨密度检测，与健康青年骨密度相比，低于1～2.5个标准差为骨量减少，低于2.5个标准差为骨质疏松。

(7)胆系疾病：可发生于41%的患者，包括胆囊结石、胆囊息肉、胆囊癌、胆管癌。

(8)脂溶性维生素缺乏：指维生素(A,D,E)缺乏，因此应给予适量补充。

8. 特殊类型的PSC　如小胆管型PSC及PSC-AIH重叠综合征。

【治疗要点】

包括慢性胆汁淤积与肝功能不全、免疫抑制药、抗纤维化及并发症的治疗，终末期宜进行肝移植。

1. 胆汁淤积与肝功能不全的治疗

(1)支持治疗：维持水、电解质平衡，维持正氮平衡，促进肝细胞再生，保护肝功能，纠正凝血机制障碍等。

(2)调节饮食：减少胆固醇及饱和脂肪酸含量，供给中链三酰甘油、亚麻油酸盐，增加糖、蛋白质含量(肝性脑病除外)，适当限盐。

(3)瘙痒：可选用考来烯胺、巴比妥类、抗组胺药、利福平、熊去氧胆酸、阿片类受体拮抗药等。

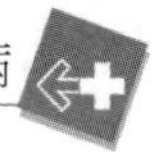

(4)脂溶性维生素缺乏症:维生素(A,D,E)缺乏者分别占40%,14%,2%,应及时补充。

(5)脂肪泻:调节饮食的同时可给予胰酶制剂、肠道益生菌制剂及适量口服抗生素。

(6)利胆治疗:熊去氧胆酸(UDCA)13～15mg/(kg·d),口服维持 1 年,能显著改善 PSC 患者的临床症候、生化异常及肝活组织学改变,但长期疗效还需进一步验证。

2. 免疫抑制药

(1)免疫抑制药单用:主要有以下几种。

①皮质激素:早期应用能改善 PSC 的生化指标,但缺乏长期对照研究。

②硫唑嘌呤:现已证明无效。

③环孢素:治疗效果不理想。

④甲氨蝶呤:无明显效果。

⑤他克莫司:对血清酶学有一定改善,尚待进一步确定其疗效。

⑥青霉胺:现已不用。

(2)免疫抑制药/UDCA 联合治疗

①泼尼松＋秋水仙碱:已证实该治疗无效。

②甲氨蝶呤＋UDCA:该方案与单纯应用 UDCA 比较,不仅无助于肝功能的改善,且易并发毒性反应。

3. 抗肝纤维化治疗　可应用鳖甲软肝片、安络化纤丸、肝爽颗粒、当飞利肝宁等药物。

4. 并发症的治疗

(1)胆囊和(或)胆管结石:PSC 患者胆石的发生率达 30%,易引起细菌性胆管炎。对于症状性胆囊结石宜行胆囊切除术。胆管结石可行 ERCP 取石。

(2)显著的胆管狭窄及反复发作的细菌性胆管炎

①气囊扩张:可在 ERCP/PTC 介导下进行气囊扩张,并排出

胆管内淤泥样胆汁。轻度狭窄者效果好，反之则否。

②支架置入：狭窄区置入支架 6 个月后，可使肝功能得到改善，但置入早期，约 14％患者并发细菌性胆管炎，置入中后期，约 1/3 患者并发反复发作性细菌性胆管炎。支架置入较单纯的气囊扩张有较多的并发症，建议使用于气囊扩张复发的患者。

③广谱抗生素：喹诺酮类在胆道的浓度高，对革兰阳性球菌及阴性杆菌均有作用，可作为细菌性胆管炎预防用药，长期用药可减少细菌性胆管炎发作的频率与严重度。

④胆道-肠道支架吻合/经肝置入支架肝胆管分岔的重建：支架吻合/支架重建，仅适用于肝外狭窄、经气囊扩张/内镜支架置入无效的早期 PSC 患者；对已有肝硬化及肝内严重狭窄的 PSC 患者无效，后者宜选择肝移植。

(3)胆管癌：PSC 患者胆管癌的发生率为 7％～15％，特别是长期 UC 及肝硬化者，其胆管癌的发生呈高度危险度，有人认为 PSC 是胆管恶性肿瘤的前驱病变。胆管癌的手术治疗、化疗、放疗已证明无效，进行肝移植者均复发；化疗与放疗联合应用，然后进行肝移植，这一实验治疗仍在进行中，有望可改善 PSC 并发胆管癌的预后。

(4)回肠吻合口周围静脉曲张：伴有 IBD 的患者直肠结肠切除的回肠吻合口周围的静脉，因肝硬化门脉高压症发生静脉曲张，常并发严重出血，控制出血的措施：①手术局部处理/注射硬化剂，但效果不理想；②应用降低门静脉高压的药物如奥曲肽、生长抑素；③经颈静脉肝内门体支架分流(TIPS)；④严重肝衰竭者，肝移植是最佳选择。

(5)肝硬化并发症：见于晚期 PSC 患者，常见消化道出血、腹水、自发性腹膜炎、肝性脑病等，治疗详见相关章节。

5. 肝移植　肝移植是终末期患者最合适的选择，1 年、5 年存活率分别为 90％～97％及 85％～88％。

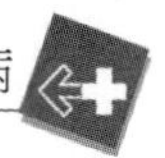

【处方】

熊去氧胆酸 13～15mg/(kg・d),1 次或分次口服

【注意事项】

预后的判断对肝移植时间的选择及疗效的判断均有重要意义。较常用 Mayo-PSC 危险度评分系统,筛选出危险因子的变量为:年龄、血清胆红素浓度、组织学分期以及肝脾肿大,据此可计算出每个患者的危险度计分,计分的高低,具有测算存活时间的功能。另外,传统的 Child-Pugh 对肝硬化进行计分和分级的标准,对于 PSC 预后判断亦有意义。

## 第四节　重叠综合征

自身免疫性肝病主要包括 AIH,PBC,PSC。这 3 种疾病都有各自典型的临床表现和血清生化、免疫学及病理学特征,有时患者的临床特征不那么典型,而表现为兼有以上 3 种疾病中 2 种的特征,称之为"重叠综合征"。目前,尚无统一诊断标准。

【诊断要点】

1. 重叠综合征常见类型

(1)AIH-PBC 重叠:这是最常见类型,约 9%的 PBC 和 8%的 AIH 累及。

(2)AIH-PSC 重叠:较 AIH 和 PBC 重叠少见

(3)PBC-PSC 重叠:罕见。

2. AIH-PBC 重叠综合征　主要见于成年人,黄疸和瘙痒是主要的初发症状,伴有乏力、纳差、肝区疼痛等 AIH 和 PBC 兼有的临床表现。

其组织学特点为:各种炎性细胞直接浸润胆管和肝细胞;多形性胆管炎或肉芽肿性胆管炎相关的胆管炎;界面炎。

在血清生化指标上,既有 PBC 胆汁淤积性生化指标(GGT 及 ALP)的升高,又有 AIH 肝实质破坏的生化指标(ALT 及 AST)

的升高。

免疫学上，AIH-PBC 重叠综合征患者的 ANA 及 SMA 和 AMA/AMA-$M_2$ 抗体阳性率较高。AMA 合并 ds-DNA 抗体阳性率在这类重叠综合征中占 47%，而在纯 PBC 和单纯 AIH 中均只占 2%，因而认为 AMA 合并 ds-DNA 抗体阳性可作为诊断 AIH-PBC 重叠综合征的血清学指标。

诊断上，目前大多认同 Chazouilleres 等提出的诊断标准，同时满足以下 AIH 和 PBC 中的 2～3 个标准即可诊断为 AIH-PBC 重叠综合征，即 AIH：①ALT≥5 倍正常上限；②IgG≥2 倍正常上限或 AMA 阳性；③中到重度门脉周围或界板周围碎屑样坏死。PBC：①ALP＞2 倍正常上限或 GGT＞5 倍正常上限；②AMA 阳性；③肝活体组织病理检查提示小叶间胆管损伤。同时在此基础上需除外丙型肝炎、酒精性肝病及药物性肝损害。

3. AIH-PSC 重叠综合征　好发于儿童、青少年和年轻成年人，约半数伴发炎症性肠病。病程中兼有 AIH 和 PSC 的临床表现、血清学参数和组织学特征。临床表现包括疲劳、黄疸、腹痛和复发性胆道感染，血清学表现为明显升高的 ALP 和 GGT 及氨基转移酶和血清免疫球蛋白，并且有较高的 AST/ALP 比值。

诊断上，PSC 患者的诊断主要依赖于胆管造影，表现为胆管不规则的、多发的局部狭窄和扩张，形成典型的“串珠样改变”。PSC 患者满足以下条件者即可诊断为 AIH-PBC 重叠综合征：①AIH 修订评分系统治疗前分值＞15；②ANA 或抗平滑肌抗体滴度至少 1∶40；③组织学表现为碎屑样坏死，玫瑰花结样淋巴细胞，中到重度的门静脉周围炎症。

4. PBC-PSC 重叠综合征　本综合征罕见。PBC 和 PSC 进展期胆管常消失，组织学和免疫学特征都很相似，很难鉴别。

【治疗要点】

1. AIH-PBC 重叠综合征　治疗上，目前主要是结合 AIH 和 PBC 的治疗经验进行治疗。首选熊去氧胆酸（UDCA）和皮质类

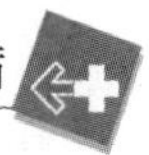

固醇的联合使用，推荐起始治疗先用 UDCA13～15mg/(kg・d)，如 3 个月内未获得充分的生化应答或者血清学主要表现为肝炎症时，再加用糖皮质激素[泼尼龙 0.5mg/(kg・d)]，一旦生化指标有应答，剂量可递减。糖皮质激素抵抗的患者，可加用其他免疫抑制药如环孢素或硫唑嘌呤。

2. AIH-PSC 重叠综合征　治疗上，熊去氧胆酸、糖皮质激素以及两者联用的疗效尚有争议。熊去氧胆酸因在 PSC 治疗中对血清学和组织学的改善作用被优先作为首选治疗药物，但长期疗效尚未得到证实。高剂量 UDCA[＞20mg/(kg・d)]使用对延长 PSC 患者的生存期有效。UDCA 联合免疫抑制药的治疗有效，但不能阻止大多数患者的纤维化进程。肝移植是终末期患者较理想的治疗方式。

3. PBC-PSC 重叠综合征　UDCA 应用可改善患者的生化指标。

【处方】

熊去氧胆酸 13～15mg/(kg・d)，1 次或分次口服

【注意事项】

重叠综合征的 3 种形式如下。

1. 交叉　患者满足一种自身免疫性肝病的诊断，但存在有其他疾病的某些特征。如瘙痒、胆汁淤积样生化检查结果和 PBC 样的组织学特征，但 ANA 和 SMA 阳性而 AMA 阴性。

2. 真正的重叠综合征　患者同时存在或病程中的不同阶段存在两种疾病的临床、血清学、组织学特征。

3. 变异综合征　具有 AIH 和另外一种自身免疫性肝病特点的患者存在有与确定性 AIH 诊断不一致的发现(偏离综合征)。目前为止，重叠综合征和变异综合征的确定标准尚未达成一致。

(孔　郁)

# 第26章

## 肝脓肿

全身性细菌感染，特别是腹腔内感染时，细菌侵入肝，可发生细菌性肝脓肿。

【诊断要点】

1. 临床表现　细菌性肝脓肿多为继发病变，在原发病病程中骤起寒战、高热、大汗，肝区或右上腹疼痛伴厌食、乏力和体重减轻等症状。单发性者症状较为隐匿；而多发性肝脓肿症状重，查体可见局限性隆起，右下胸及肝区叩击痛，肋间有压痛及皮肤可出现凹陷性水肿，肝常增大且有明显触痛，严重时可出现黄疸和腹水。

2. 实验室检查

(1)血象：白细胞计数及中性粒细胞增多，有时可出现贫血。

(2)肝功能检查：可出现不同程度的损害，可有血清转氨酶、碱性磷酸酶升高，血清胆红素可轻至中度升高。

3. 影像学检查

(1)超声检查：超声可确定脓肿的部位、数目及大小。早期病变部位呈低至中等回声，与周围组织边界不清。随着病情的进展，超声下可见无回声的液化区，脓肿壁的回声增强。肝脓肿穿破横膈进入胸腔，常合并反应性胸膜腔积液。

(2)X线胸部透视：肝右叶脓肿可见右膈肌升高，运动受限，肝影增大或局限性隆起，有时伴有反应性胸膜腔积液。左叶肝脓肿X线钡剂检查可见胃小弯受压、推移征象。

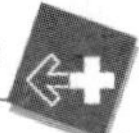

(3)肝 CT 检查:平扫 CT 呈低密度、不均匀改变,形态多样化,单发或多发,单房或多房,圆形或椭圆形,边界清楚;已形成脓肿者壁较厚,脓肿腔内可有气影。增强的特点为:在未形成脓腔前不均匀增强,在形成脓腔后,期内侧壁光滑增强,壁外侧模糊。

(4)MRI 扫描检查:MRI 扫描能发现肝内 1～2cm 以上的病变,并对鉴别病变性质有重要帮助。

4. 诊断　根据病史,临床上出现寒战、高热、肝区疼痛、肝大,X 线检查可见病侧膈肌抬高和固定,常有胸腔积液,加上腹部超声、CT 及 MRI 影像检查即可诊断本病。对于影像检查不能确定的病例,诊断性肝穿刺抽脓是确诊的重要手段。

5. 鉴别诊断

(1)阿米巴肝脓肿:见表 26-1。

**表 26-1　细菌性肝脓肿与阿米巴肝脓肿的鉴别**

| | 细菌性肝脓肿 | 阿米巴肝脓肿 |
|---|---|---|
| 病史 | 继发于胆道感染或其他化脓性疾病 | 继发于阿米巴痢疾后 |
| 病程 | 病情急剧严重,全身脓毒血症状明显 | 起病较缓慢,病程较长,症状较轻 |
| 血象化验 | 白细胞计数增加,中性粒细胞可高达 90%,有时血液细菌培养阳性 | 白细胞计数可增加,血液细菌培养阴性 |
| 粪便检查 | 无特殊发现 | 部分患者可找到阿米巴滋养体 |
| 脓肿穿刺 | 多为黄白色脓液,涂片和培养可发现细菌 | 大多为棕褐色脓液,镜检有时可找到阿米巴滋养体,若无混合感染,涂片和培养无细菌 |
| 诊断性治疗 | 抗阿米巴药物治疗无效 | 抗阿米巴药物治疗有好转 |

(2)肝结核(脓肿型):肝结核形成脓肿时酷似细菌性肝脓肿,有时需要依靠肝穿刺进行肝组织学、病原学检查才能确诊。

(3)原发性肝癌:患者肝大且质地坚硬呈结节状。患者迅速消瘦呈恶病质,腹水、黄疸常较明显。白细胞正常甚至降低,甲胎蛋白明显增高。超声或CT检查有实质性占位病灶存在。

(4)胆囊炎胆石症:本病起病较急,以右上腹阵发性绞痛并向右肩部放射为主要表现,并有发热、黄疸、右上腹肌紧张伴压痛。有时可触及肿大的胆囊,肝大不明显。超声可见肿大的胆囊或胆道结石,X线检查一般无膈肌抬高、局限性膨隆、活动受限等表现。抗生素治疗有效。

(5)膈下脓肿:膈下脓肿多发生在内脏穿孔(如胃、阑尾、肠)或腹部外科手术的基础上。胸壁疼痛及压痛较明显,疼痛可因呼吸加重。体检时可发现膈肌上升而肝上界下移,膈下可有游离气体。超声及CT发现脓肿不在肝内。

【治疗要点】

1. *全身支持疗法*　给予充分营养,补充维生素,纠正水、电解质及酸碱平衡失调。

2. *抗生素治疗*　尽早应用大量有效抗生素是治疗本病的关键。脓肿穿刺抽脓和涂片可提供革兰阳性球菌抑或阴性杆菌感染的线索,细菌培养和药敏可为进一步应用抗生素提供依据。在未确定病原菌之前,可针对大肠埃希菌和金黄色葡萄球菌给药,待药物敏感试验报告后再调整抗生素。治疗本病时用药剂量要充足,疗程要长(2～3周)。

(1)革兰阳性球菌

①金黄色葡萄球菌与表皮葡萄球菌感染性肝病:可选用苯唑西林、头孢唑林等耐酶青霉素类。

②耐甲氧西林葡萄球菌:可用万古霉素或去甲万古霉素、亚胺培南/西司他丁(泰能)等。

③肠球菌:可选用青霉素、氨苄西林、头孢唑林、万古霉素或

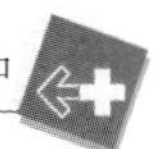

去甲万古霉素,但近年发现万古霉素耐药肠球菌呈增多趋势,目前尚无可靠疗效药物,链阳性菌素类药物达福普汀和喹努普丁复方制剂、恶唑烷酮类药物利奈唑胺和替考拉宁等可能有效。对严重的球菌类感染宜联合应用抗生素。

(2)革兰阴性杆菌:包括大肠埃希菌、克雷伯杆菌、沙雷菌等,耐药性日趋严重,在获得药敏结果前可选用氨曲南、哌拉西林/舒巴坦等广谱青霉素与酶抑制药、第3或4代头孢菌素、喹诺酮类或联合氨基糖苷类抗生素。

(3)厌氧菌:可选用甲硝唑、替硝唑、奥硝唑、克林霉素等。

3. 对脓肿的处理

(1)肝穿刺抽脓术:对孤立性肝脓肿选用穿刺、抽脓,做细菌培养。根据培养的结果选用敏感的抗生素。经7～10天治疗脓腔未见缩小者,可反复穿刺抽脓。

(2)穿刺抽脓与置管引流:对有较大脓肿形成、发热和毒性症状比较明显者,应尽早进行超声引导下穿刺置管,放置导管后可反复冲洗脓腔,直至不再排脓、临床症状消失、脓腔缩小,方可将导管拔出。

(3)手术切开引流:切开引流的指征为:①巨大肝脓肿≥10cm,抽脓困难或脓液不易排出者;②脓肿已穿破到胸腹腔者;③肝右叶前方脓肿,穿刺抽脓或置管困难者;④穿刺抽脓不畅,药物治疗后脓肿不见减小者;⑤较大的多发脓肿或一融合为较大脓腔者;⑥肝脓肿伴有腹膜炎体征者。

【处方】

处方1　营养支持治疗

| | | |
|---|---|---|
| 10%葡萄糖注射液 | 250 ml | 静脉滴注,每日1次 |
| 50%葡萄糖注射液 | 200 ml | |
| 8.5%复方氨基酸注射液 | 500 ml | |
| 20%中长链脂肪乳 | 250 ml | |

丙氨酰谷氨酰胺注射液100 ml
多种微量元素注射液10 ml
水溶性维生素注射液10 ml
脂溶性维生素(Ⅱ)注射液10ml
10%氯化钾注射液30 ml
胰岛素25 U
葡萄糖酸钙注射液10 ml
放入“三升袋”中

处方 2　针对革兰阳性球菌

|  |  |  |
|---|---|---|
| 0.9%氯化钠注射液 | 100ml | 静脉滴注,8 小时 1 次 |
| 头孢唑林 | 0.5～1.0g | |
| 或 0.9%氯化钠注射液 | 100 ml | 静脉滴注,6～8 小时 1 次 |
| 亚胺培南(泰能) | 0.5 g | |
| 或 0.9%氯化钠注射液 或 5%葡萄糖注射液 | 250 ml | 静脉滴注,8 小时 1 次 |
| 美罗培南(美平) | 1g | |
| 或 0.9%氯化钠注射液 | 100ml | 静脉滴注,8～12 小时 1 次 |
| 去甲万古霉素 | 0.4g(40 万 U) | |

处方 3　针对革兰阴性杆菌

|  |  |  |
|---|---|---|
| 0.9%氯化钠注射液 | 250ml | 静脉滴注,12 小时 1 次 |
| 头孢他啶 | 2g | |
| 或 0.9%氯化钠注射液 | 250ml | 静脉滴注,6～8 小时 1 次 |
| 氨曲南 | 2.0g | |

或 左氧氟沙星 0.4 g,静脉滴注,每日 1 次

处方 4　针对厌氧菌

甲硝唑 0.5 g,静脉滴注,8 小时 1 次
或 替硝唑 0.8 g,静脉滴注,每日 1 次
或 奥硝唑 0.5 g,静脉滴注,12 小时 1 次

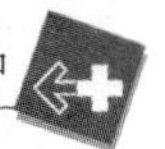

【注意事项】

细菌感染是本病的病因，而机体抵抗力降低也是本病发病的重要因素。致病菌多为大肠埃希菌、链球菌、葡萄球菌等，其他如副大肠埃希菌、变形杆菌、铜绿假单胞菌、产气杆菌、伤寒杆菌、真菌等均曾有报道。混合感染多于单一细菌感染。

（孔　郁）

# 第27章

# 肝衰竭

肝衰竭(liver failure,LF),是肝功能不全的晚期表现,由于各种致病因素的作用,肝实质细胞及Kupffer细胞严重损害,导致机体全身代谢功能紊乱及免疫屏障功能障碍。表现为黄疸,凝血机制障碍和(或)肝脑综合征、腹水为特征的临床综合征。2012年中华医学会传染病分会肝衰竭与人工肝学组、中华医学会肝病学分会重型肝病与人工肝学组联合制定的《肝功能衰竭诊治指南》将肝衰竭分为四类,见表27-1。

表27-1 肝衰竭命名与定义

| 命名 | 定义 |
| --- | --- |
| 急性肝衰竭(acute liver failure,ALF) | 急性起病,2周以内出现Ⅱ期以上肝性脑病为特征的肝衰竭 |
| 亚急性肝衰竭(subacute liver failure,SALF) | 起病较急,15日至26周出现肝衰竭临床表现 |
| 慢加急性(亚急性)肝衰竭(acute-on-chronic liver failure,ACLF) | 在慢性肝病基础上,出现急性肝衰竭失代偿 |
| 慢性肝衰竭(chronic liver failure,CLF) | 在肝硬化基础上,出现慢性肝功能失代偿 |

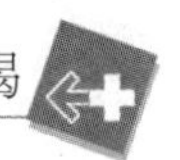

【诊断要点】

1. 肝衰竭自身的临床表现

(1)一般症状：ALF起病酷似急性肝炎，全身乏力极度明显，呈进行性加重，常卧床不起，生活不能自理，反应全身能量代谢障碍。

(2)消化道症状：食欲低下，甚至发展为厌食、频繁恶心、呃逆或呕吐，腹胀明显或发展为鼓胀。黄疸出现后，消化道症状日趋加重。

(3)黄疸：ALF患者黄疸出现后，血清胆红素呈迅速上升，每日上升幅度往往超过17～34μmmol/L(1～2mg/dl)。由于肝细胞的广泛坏死，廓清胆红素的储备能力急剧下降，故短期内黄疸急剧上升。

(4)肝臭与肝缩小：在未出现意识障碍时，ALF患者常呼出一种特殊性气味，叫作肝臭，这是由于含硫氨基酸在肠道经细菌分解生成硫醇，不能被肝代谢，而从呼气中排出所致。肝进行性缩小，提示肝细胞已呈广泛溶解坏死，是预后不良的体征，罕见存活者。

2. 肝外器官功能障碍的表现　ALF可伴有全身炎症反应综合征(systemic inflammatory response syndrome，SIRS)，一旦出现应警惕肝外器官功能障碍发生的可能。SIRS的特征：①体温>38℃或<36℃；②心率每分钟>90次；③呼吸每分钟>20次或$PaCO_2$<32mmHg(4.3kPa)；④血象，WBC>$12\times10^9$/L或<$4\times10^9$/L或不成熟WBC>10%。

(1)肝性脑病与脑水肿：是由ALF引起的中枢神经系统(central nervous system，CNS)两种独立的并发症。

①肝性脑病(HE)：脑是ALF引起肝外器官功能障碍的首个器官，HE是ALF的特征性表现与诊断的必备条件，ALF的HE门脉高压的证据，因此不属于门体分流引起的脑病。其与肝硬化门脉高压症所引起的临床表现有一些差异，前者更易出现激动、

烦躁不安、躁动、癫痫样发作、抽搐、去皮质或去大脑强直体位姿势。

②脑水肿：是 ALF 最常见和最严重的并发症。Ⅳ期 HE 患者中，80%并发脑水肿，其典型临床表现（如去大脑强直姿势、高血压、瞳孔异常变化）仅见于极少数晚期病例。

（2）凝血功能障碍：ALF 的凝血功能障碍归纳起来有以下几点：①凝血因子合成减少，特别是Ⅱ，Ⅴ，Ⅶ，Ⅸ，Ⅹ等因子，其中Ⅱ，Ⅶ，Ⅸ，Ⅹ是维生素 K 依赖因子；②弥散性血管内凝血（DIC）肝合成抗凝血酶Ⅲ（AT-Ⅲ）减少，清除可溶性凝血物功能降低，促进高凝状态，导致 DIC；③原发性纤维蛋白溶解；④血小板数量减少及质量下降；⑤毛细血管脆性增加。

（3）内毒素血症与感染：63%～100%的患者出现肠源性内毒素血症，加重肝损害，形成恶性循环。并发感染发生率高达 80%。

（4）代谢障碍：可出现水、电解质平衡紊乱如低钠血症、低钾血症、低氯血症、低镁血症、低血钙与低血磷。另可出现酸碱平衡失调及糖代谢、脂肪、蛋白质代谢障碍。

（5）微循环功能障碍：主要是因为组织缺氧、高乳酸血症及酸中毒，原因如下：血在肺中的氧合作用受损，血氧的携带、释放与输送受损，组织利用氧的障碍。

（6）心血管功能障碍：是以外周血管阻力降低及心排血量增加为特征的高动力循环状态。

（7）肺功能不全与肺水肿。

（8）肾衰竭，预后极差。

（9）胰腺损害。

（10）多脏器功能障碍综合征（WODS）：定义为外周血管扩张、低血压、肺水肿、肾衰竭或急性肾小管坏死、DIC。

3. 实验室检查及影像学检查　应进行个体化相关检查，见表 27-2。

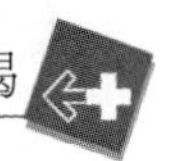

表27-2 肝衰竭的实验室检查及影像学检查

| | |
|---|---|
| (1)确定病因的相关检查 | ⑤对乙酰氨基酚水平 |
| ①HAV血清标志:HAV IgM | (3)评估并发症 |
| ②HBV血清标志:HBsAg,HBeAg,HBcAb IgM,HBV DNA | ①血清肌酐 |
| | ②血电解质水平 |
| ③HCV抗体,HCV RNA | ③血酸-碱平衡标志 |
| ④HDV抗体:HDV IgM | ④血浆毫渗量 |
| ⑤HEV IgM | ⑤全血或体液培养 |
| ⑥可疑药物的筛查 | ⑥X线:胸片 |
| ⑦抗核抗体等标志物的检查(ANA) | (4)需要原位肝移植排序的试验检查 |
| ⑧血清铜蓝蛋白 | |
| ⑨超声多普勒:肝脏 | ①HIV |
| (2)评估疾病严重度 | ②巨细胞病毒(CMV)、EB病毒(EBV)、水痘、带状疱疹血清学检查 |
| ①PT/PTA,INR | |
| ②Ⅴ因子、Ⅷ因子 | |
| ③D-二聚体 | ③超声心动图 |
| ④动脉血气分析(ABG) | ④血型及交叉配型 |

4. 诊断

(1)急性肝衰竭:急性起病,2周内出现Ⅱ度及以上肝性脑病(按Ⅳ度分类法划分)并有以下表现者:①极度乏力,有明显厌食、腹胀、恶心、呕吐等严重消化道症状;②短期内黄疸进行性加深;③出血倾向明显,血浆凝血酶原活动度(PTA)≤40%[或国际标准化比值(INR)≥1.5],且排除其他原因;④肝进行性缩小。

(2)亚急性肝衰竭:起病较急,2~26周出现以下表现者:①极度乏力,有明显消化道症状;②黄疸迅速加深,血清总胆红素(TBIL)大于正常值上限10倍或每日上升17.1μmol/L;③伴或不伴有肝性脑病;④出血倾向明显,PTA≤40%(或INR≥1.5)并排除其他原因者。

(3)慢加急性(亚急性)肝衰竭:在慢性肝病基础上短期内发

生急性或亚急性肝功能失代偿的临床症候群，表现为：①极度乏力，有明显消化道症状；②黄疸迅速加深，血清 TBIL 大于正常值上限 10 倍或每日上升 17.1μmol/L；③出血倾向，PTA≤40%（或 INR≥1.5），并排除其他原因者；④失代偿性腹水；⑤伴或不伴有肝性脑病。

（4）慢性肝衰竭：在肝硬化的基础上，肝功能进行性减退和失代偿：①血清 TBIL 明显升高；②白蛋白明显降低；③出血倾向明显，PTA≤40%（或 INR≥1.5），并排除其他原因者；④有腹水或门静脉高压等表现；⑤肝性脑病。

5. 分期　根据临床表现的严重程度，亚急性肝衰竭和慢加急性（亚急性）肝衰竭可分为早期、中期和晚期。

（1）早期：①有极度乏力，并有明显厌食、呕吐和腹胀等严重消化道症状；②黄疸进行性加深（血清 TBIL≥171μmol/L 或每日上升≥17.1μmol/L）；③出血倾向明显，30%＜PTA≤40%（或 1.5＜INR≤1.9）；④未出现肝性脑病或其他并发症。

（2）中期：在肝衰竭早期表现基础上，病情进一步进展，出现以下两条之一者：①出现Ⅱ度以下肝性脑病和（或）明显腹水、感染；②出血倾向明显（出血点或瘀斑），20%＜PTA≤30%（或 1.9＜INR≤2.6）。

（3）晚期：在肝衰竭中期表现基础上，病情进一步加重，有严重出血倾向（注射部位有瘀斑等）。PTA≤20%（或 INR≥2.6），并出现以下 4 条之一者：肝肾综合征、上消化道大出血、严重感染、Ⅱ度以上肝性脑病。

考虑到一旦发生肝衰竭，治疗极其困难，病死率高，故对于出现以下肝衰竭前期临床特征的患者，须引起高度重视，进行积极处理：①极度乏力，并有明显厌食、呕吐和腹胀等严重消化道症状；②黄疸升高（血清 TBIL≥51μmol/L，但≤171μmol/L），且每日上升≥17.1μmol/L；③有出血倾向，40%＜PTA≤50%（或 1.5＜INR≤1.6）。

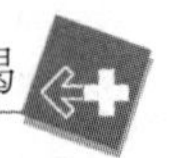

6. 肝衰竭的诊断格式　肝衰竭不是一个独立的临床疾病，而是一种功能性诊断。

在临床实际应用中，完整的诊断应用包括病因，临床类型及分期，建议按照以下格式书写，例如：

(1)药物性肝炎
　　急性肝衰竭

(2)病毒性肝炎，急性，戊型
　　亚急性肝衰竭(中期)

(3)病毒性肝炎，慢性，乙型
　　病毒性肝炎，急性，戊型
　　慢加急性(亚急性)肝衰竭(早期)

(4)血吸虫性肝硬化
　　慢性肝衰竭

(5)亚急性肝衰竭(早期)
　　原因待查(入院诊断)
　　原因未明(出院诊断，对可疑原因写出并打问号)

【治疗要点】

目前肝衰竭的内科治疗尚缺乏特效药物和手段，原则上强调早期诊断、早期治疗，针对不同病因采取相应的病因治疗措施和综合治疗措施，并积极防治各种并发症。肝衰竭患者诊断明确后，应进行病情评估和重症监护治疗。有条件早期进行人工肝治疗，视病情进展情况进行肝移植。

1. 内科综合治疗

(1)一般支持治疗

①卧床休息，减少体力消耗，减轻肝负担。

②加强病情监测处理：建议完善 PTA/INR、血氨及血生化指标的监测，动脉血乳酸、内毒素、嗜肝病毒标志物、铜蓝蛋白、自身免疫性肝病相关抗体检测，以及腹部 B 超(肝胆脾胰、腹水)，胸部 X 线检查，心电图等相关检查。

③推荐肠道内营养，包括高糖类、低脂、适量蛋白饮食，提供每千克质量35～40kcal总热量，肝性脑病患者需限制经肠道蛋白摄入，进食不足者，每日静脉补给足够的热量、液体和维生素。

④积极纠正低蛋白血症，补充白蛋白或新鲜血浆，并酌情补充凝血因子。

⑤进行血气监测，注意纠正水电解质及酸碱平衡紊乱，特别要注意纠正低钠、低氯、低镁、低钾血症。

⑥注意消毒隔离，加强口腔护理及肠道管理，预防医院感染发生。

（2）病因治疗

①病毒性肝炎：对病毒性肝炎肝衰竭的病因学治疗，主要针对HBV感染所致的患者。对HBV-DNA阳性的肝衰竭患者，不论滴度高低建议立即使用核苷（酸）类药物抗病毒治疗。主要有以下几种：拉米夫定、阿德福韦酯、替比夫定、恩替卡韦、替诺福韦。首选高效快速低耐药的药物如恩替卡韦及替诺福韦。

②药物性肝损伤所致急性肝衰竭：应停用所有可疑的药物，追溯过去6个月服用的处方药、中草药、非处方药、膳食补充剂的详细信息（包括服用数量和最后一次服用的时间）。APAP所致急性肝衰竭治疗详见药物性肝损伤章节。

③确诊或疑似毒蕈中毒的急性肝衰竭患者，可考虑应用青霉素G和水飞蓟素。

④妊娠急性脂肪肝/HELLP综合征所导致的肝衰竭建议立即终止妊娠，如果终止妊娠后病情仍继续进展，需考虑人工肝和肝移植治疗。

（3）其他治疗

①肾上腺皮质激素的使用：尚存不同意见。自身免疫性肝炎是其适应证，可考虑使用泼尼龙每日40～60mg。其他原因所致肝衰竭前期或早期，若病情发展迅速且无严重感染、出血等并发症，也可酌情使用。

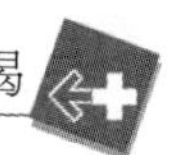

②促肝细胞生长治疗：可酌情使用促肝细胞生长素和前列腺素 $E_1$（$PEG_1$）脂质体等药物，但疗效尚需进一步确定。

③微生态调节治疗：应用肠道微生态制剂可改善肝衰竭患者预后。应用肠道微生态制剂、乳果糖和拉克替醇，减少肠道细菌易位或降低内毒素血症及肝性脑病的发生。

2. 防治并发症

(1)脑水肿：①有颅内高压者，给予甘露醇 0.5～1.0g/kg；②襻利尿药，一般选用呋塞米，可与渗透性脱水药交替使用；③人工肝支持治疗；④不推荐肾上腺皮质激素用于控制颅内高压；⑤使用低温疗法可防止脑水肿，降低颅内压。

(2)肝性脑病：①去除诱因，如严重感染、出血及电解质紊乱等；②限制蛋白饮食；③应用乳果糖或拉克替醇，口服或高位灌肠，可酸化肠道，促进氨的排出，调节微生态，减少肠源性毒素吸收；④视患者的电解质和酸碱平衡情况酌情选用精氨酸、门冬氨酸-鸟氨酸等降氨药物；⑤对慢性肝衰竭或慢加急性肝衰竭可酌情使用支链氨基酸或支链氨基酸与精氨酸混合制剂以纠正氨基酸失衡；⑥对Ⅲ度以上的肝性脑病建议气管插管；⑦抽搐患者可酌情使用半衰期短的苯妥英或苯二氮䓬类镇静药，但不推荐预防用药；⑧人工肝支持治疗。

(3)合并细菌或真菌感染：①常规进行血液和其他体液的病原学检测；②除了慢性肝衰竭时可酌情口服喹诺酮类作为肠道感染的预防外，一般不推荐常规预防性使用抗菌药物；③一旦出现感染，应首先根据经验选择抗菌药物，并及时根据培养及药敏试验结果调整用药。使用强效或联合抗菌药物、激素等治疗时，应同时注意防治真菌二重感染。

(4)低钠血症及顽固性腹水：水钠潴留所致稀释性低钠血症是其常见原因。托伐普坦是精氨酸加压素 $V_2$ 受体阻滞药，可通过选择性阻断集合管主细胞 $V_2$ 受体，促进自由水的排泄，已成为治疗低钠血症及顽固性腹水的新途径。

(5)急性肾损伤及肝肾综合征:①保持有效循环血容量,低血压初始治疗建议静脉输注生理盐水;②顽固性低血容量性低血压患者可使用系统性血管活性药物,如特利加压素或去甲肾上腺素加白蛋白静脉输注(高颅压慎用);③保持动脉压≥75mmHg;④限制液体入量,24小时总入量不超过尿量加500～700ml;⑤人工肝支持治疗。

(6)出血:①推荐常规预防性使用$H_2$受体阻滞药或质子泵抑制药。②对门静脉高压性出血患者,为降低门静脉压力,首选生长抑素类似物,也可选用垂体后叶素(或联合应用硝酸酯类药物);食管胃底静脉曲张所致出血者可用三腔两囊管压迫止血;或行内镜下硬化剂注射或套扎治疗止血;可行介入治疗,如经颈静脉肝内门体支架分流(TIPS)。③对显著凝血障碍者,可给予新鲜血浆、凝血酶原复合物和纤维蛋白原等补充凝血因子,血小板显著减少者可输注血小板,对DIC者可酌情给予小剂量低分子肝素或普通肝素,对有纤溶亢进证据者可应用氨甲环素或止血芳酸(氨甲苯酸)等抗纤溶药物。④肝衰竭患者常合并维生素K缺乏,故推荐常规使用维生素K 5～10mg。

(7)肝肺综合征:动脉血氧分压($PaO_2$)<80mmHg时应给予吸氧治疗,通过鼻导管或面罩给予低流量氧(每分钟2～4L),对于氧气需要量增加的患者,可行加压面罩给氧或行气管插管后上同步呼吸机。

3. 人工肝支持系统　人工肝支持系统(artificial liver support system,ALSS)是一些净化血液/血浆的装置,其中装有透析膜/吸附剂/培养的肝细胞等(生物人工肝)。常用的方法有:血液透析、血液灌流、血浆滤过、血浆置换、持续动-静脉血浆滤过、血浆吸附再循环系统等。ALSS治疗目的有二:其一是延长患者生存时间,促进残存肝细胞迅速再生,肝功能逐渐改善,并过渡到完全恢复;其二是患者在等待肝供体期间,进行ALSS治疗严重并发症,渡过难关,以获得肝移植机会。

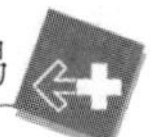

4．肝移植　肝移植是治疗中晚期肝衰竭最有效的挽救性治疗手段。

（1）适应证：①各种原因所致的中晚期肝衰竭，经积极内科综合治疗和（或）人工肝治疗效果欠佳，不能好转或恢复者；②各种类型的终末期肝硬化。

（2）禁忌证

①绝对禁忌证：难以控制的感染；肝外合并难以根治的恶性肿瘤；合并心、肺、脑、肾等重要脏器的器质性病变，需要基本生命支持；获得性人类免疫缺陷综合征病毒（HIV 感染）；难以戒除的酗酒或吸毒；难以控制的精神疾病。

②相对禁忌证：年龄＞65 岁；合并心、肺、脑、肾等重要脏器功能性病变；肝恶性肿瘤伴门静脉主干癌栓形成；广泛门静脉血栓形成，门静脉海绵样变等导致无法找到合适的门静脉流入道者。

【处方】

处方 1　乳果糖 30ml，口服，每日 3 次

处方 2　泼尼龙每日 40～60mg，口服（需严格掌握适应证及禁忌证）

处方 3　维生素 $K_1$ 20mg，肌内注射，每日 1 次

处方 4　支链氨基酸注射液 250ml，静脉滴注，每日 1 次

处方 5

|  |  |  |
|---|---|---|
| 氯化钠注射液 | 50ml | 静脉滴注，维持 3 小时 |
| 门冬氨酸鸟氨酸注射液 | 20g | |

处方 6

|  |  |  |
|---|---|---|
| 5％葡萄糖注射液 | 250ml | 静脉滴注，每日 1 次 |
| 还原型谷胱甘肽 | 1.8g | |

或

|  |  |  |
|---|---|---|
| 5％葡萄糖注射液 | 250ml | 静脉滴注，每日 1 次 |
| 硫普罗宁 | 0.2g | |

处方 7

熊去氧胆酸 10～15mg/(kg·d),口服,每日 3 次

或 茵栀黄颗粒 6g 口服,每日 3 次

处方 8

| | | |
|---|---|---|
| 5%葡萄糖注射液 | 250ml | 静脉滴注,每日 1 次 |
| 异甘草酸镁 | 100～200mg | |

| | | | |
|---|---|---|---|
| 或 | 10%葡萄糖注射液 | 250ml | 静脉滴注,每日 1 次 |
| | 甘草酸二铵注射液 | 150mg | |

处方 9

| | | |
|---|---|---|
| 5%葡萄糖注射液 | 250ml | 静脉滴注,每日 1 次 |
| 多烯磷脂酰胆碱注射液 | 2 支 | |

处方 10

| | | |
|---|---|---|
| 5%葡萄糖注射液 | 250ml | 静脉滴注,每日 1 次 |
| 舒肝宁注射液 | 10ml | |

处方 11

| | | |
|---|---|---|
| 5%葡萄糖注射液 | 250ml | 静脉滴注,每日 1 次 |
| 注射用丁二磺酸腺苷蛋氨酸 | 500～1000mg | |

【注意事项】

需要及时准确的诊断和积极全面的综合治疗。

(孔　郁)

# 第28章

# 原发性肝癌

原发性肝癌为高发并严重威胁我国人民生命健康的恶性肿瘤之一。由于乙肝病毒的高感染率，国内的肝癌发病形势尤为严峻，每年新发病例约35万，占全球的50%以上，病死率居国内肿瘤死亡的第二位。由于起病隐匿，早期没有症状或症状不明显，进展迅速，确诊时大多数患者已达到局部晚期或发生远处转移，治疗困难，预后差。原发性肝癌主要包括肝细胞癌(HCC)、肝内胆管细胞癌(ICC)和肝细胞癌-肝内胆管细胞癌混合型等不同病理类型。由于HCC占到90%以上，故本文肝癌所指主要是HCC。

【诊断要点】

1. 临床表现

(1)症状：肝癌起病比较隐匿，可分为亚临床肝癌与临床肝癌。肝癌早期可无症状，筛查或健康体检时发现，大多为小肝癌。肝癌的亚临床期大多数患者无特异性症状，少数患者可以有上腹部闷胀、腹痛、乏力和食欲缺乏等慢性基础肝病的相关症状，与良性肝病难以鉴别。患者出现明显的临床症状时，病情往往已是中晚期，临床表现可因肝癌部位、大小、邻近器官受侵犯程度、病程、转移情况及有无并发症而异。首发症状以肝区疼痛最为常见，其次是上腹部包块、纳差、食欲减退、饭后上腹部饱胀、乏力、消瘦、腹胀、原因不明的发热、恶心、呕吐、腹泻、腹痛和右肩酸痛等。此外，出血倾向、下肢水肿、急腹症也是其常见表现。也有部分患者表现为肝硬化的一些并发症，如黑粪、呕血、黄疸等。个别患者因肺、脑、骨转移引起的症状而入院，如咳嗽、咯血、胸痛、血性胸腔积液、偏瘫、骨痛、骨折等。少数患者可出现恶病质状况。

(2)体征：肝癌早期，多数患者没有明显的相关阳性体征，由于原发性肝癌多是在慢性肝炎、肝硬化的基础上发展而来，因此，不少患者常有慢性肝病及肝硬化的一些体征，如慢性肝病面容、肝掌、蜘蛛痣、腹壁静脉曲张、体质虚弱、男性乳房发育和下肢水肿等，除此之外，肝癌患者亦有一些特殊的体征，如进行性肝大、脾大、黄疸、腹水、肝区血管杂音、Budd-Chiari 综合征。晚期肝癌还可发生肺、肾上腺、骨、脑、淋巴结等远处转移，如骨转移可有压痛、颅内转移可有神经定位体征、锁骨上淋巴结肿大等。

2. 检查手段

(1)肝癌标志物

①甲胎蛋白(AFP)：为肝细胞肝癌诊断中最有价值的肿瘤标志物，国内常用于肝癌的普查、早期诊断、术后监测和随访。我国肝癌患者 AFP 阳性率 60%～70%。AFP≥400μg/L 超过 1 个月或≥200μg/L 超过 2 个月，应高度怀疑肝癌可能，关键是进一步做影像学检查(CT/MRI)是否具有肝癌特征性占位。AFP 可协助早期发现肝癌，在症状出现前 6～12 个月即可作出诊断。AFP 结合 B 超用于筛查与体检，可发现亚临床肝癌与小肝癌。AFP 还可用于监测病情变化、治疗效果，早期检出治疗后的复发与转移。AFP 异质体的检测有助于良恶性肝病的鉴别、原发性与转移性肝癌的鉴别。但应注意，尚有 30%～40%的肝癌患者 AFP 检测呈阴性，包括 ICC、高分化或低分化 HCC 和 HCC 已坏死液化者，AFP 均可不增高。

②其他：α-L-岩藻糖苷酶(AFu)、γ-谷氨酰转肽酶同工酶(GGT)、碱性磷酸酶同工酶、异常凝血酶原(DCP)等在肝癌的辅助诊断与病情监测中也有一定价值。

(2)影像学检查

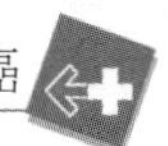

①超声：因操作简便、直观、无创性、价廉、重复应用、无放射性损伤及敏感性高等优点，超声检查已成为最常用的肝癌定位诊断方法之一，并可协助良、恶性的鉴别，可发现直径 1 cm 甚至更小的肝癌。常用于筛查、体检及怀疑肝癌后的初筛。实时超声造影(CEUS)可以动态观察病灶的血流动力学情况，有助于提高定性诊断。

②CT：是肝癌诊断和鉴别诊断的常用方法，可提供肿瘤大小、部位、与周围结构的关系等全面信息，并可协助病变性质的鉴别(HCC 的影像学典型表现为动脉期呈显著强化，而静脉期其强化不及周边肝组织，而在延迟期则造影剂持续消退)，多期动态增强扫描，最小扫描层面层厚为 0.5mm，显著提高了肝癌小病灶的检出率和定性准确性。其缺点为有放射性，费用高于超声检查。

③MRI：同样可提供肿瘤大小、部位、与周围结构的关系等全面信息，并可协助病变性质的鉴别(肝癌结节大多在 $T_1$ 加权像呈低信号，$T_2$ 加权像呈高信号)。MRI 具有无放射性损伤，软组织分辨较好，能获得横断面、冠状面与矢状面三重图像等优点。

④选择性肝动脉造影(DSA)：可显示肿瘤大小、数目及肝动脉的解剖变异，还有助于病变性质的鉴别。但其为侵入性检查，通常仅用于超声或 CT 及 MRI 等仍未能作出定位诊断时，或用于肝动脉栓塞治疗前了解肿瘤血供及血管畸形等。

(3)病理检查：包括细胞学与组织学病理检查。可在 B 超或 CT 导引下细针穿刺获得细胞学，或粗针穿刺获得组织学，或术中活检，或手术切除标本的组织学检查，可以获得肝癌的病理学诊断依据以及了解分子标志物等情况。组织学分型包括肝细胞癌、胆管细胞癌、肝细胞胆管细胞混合癌，以肝细胞癌最常见。

(4)肝癌的临床诊断标准：要求同时满足以下条件中的①+②a 2 项或者①+②b+③3 项时，可以确立 HCC 的临床诊断。①具有肝硬化以及 HBV 和(或)HCV 感染[HBV 和(或)HCV 抗原阳性]的证据；②典型的 HCC 影像学特征。a. 如果肝内占位直径≥2cm，CT 和 MRI 两项影像学检查中有一项显示肝占位具有肝癌的特征，即可诊断 HCC；b. 如果肝内占位直径为 1～2cm，则需要 CT 和 MRI 两项影像学检查都显示肝占位具有肝癌的特征，方可诊断 HCC，以加强诊断的特异性；③AFP≥400μg/L 超过 1 个月或≥200μg/L 超过 2 个月，能排除妊娠、生殖系胚胎源性肿瘤、活动性肝病及转移性肝癌。

3. 分期

（1）TNM 分期：2010 版 AICC，见表 28-1 和表 28-2。

**表 28-1　原发性肝癌 TNM 分级标准**

| T | N | M |
| --- | --- | --- |
| $T_x$ 原发肿瘤不能测定 | $N_x$ 区域内淋巴结不能测定 | $M_x$ 远处转移不能测定 |
| $T_0$ 无原发肿瘤的证据 | | |
| $T_1$ 孤立肿瘤结节，无血管侵犯 | $N_0$ 无局部淋巴结转移 | $M_0$ 无远处转移 |
| $T_2$ 孤立肿瘤，伴血管侵犯；或多个肿瘤，最大径均≤5cm | $N_1$ 有局部淋巴结转移 | $M_1$ 有远处转移 |
| $T_{3a}$ 多个肿瘤，最大径＞5 cm | | |
| $T_{3b}$ 孤立肿瘤或多发肿瘤侵犯门静脉或肝静脉的主要分支 | | |
| $T_4$ 肿瘤直接侵及周围组织，或致胆囊或脏器穿孔 | | |

**表 28-2　原发性肝癌分期**

| 分期 | T | N | M |
| --- | --- | --- | --- |
| Ⅰ期 | $T_1$ | $N_0$ | $M_0$ |
| Ⅱ期 | $T_2$ | $N_0$ | $M_0$ |
| ⅢA 期 | $T_{3a}$ | $N_0$ | $M_0$ |

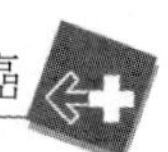

（续　表）

| 分期 | T | N | M |
|---|---|---|---|
| ⅢB 期 | $T_{3b}$ | $N_0$ | $M_0$ |
| ⅢC 期 | $T_4$ | $N_0$ | $M_0$ |
| ⅣA 期 | 任何 T | $N_1$ | $M_0$ |
| ⅣB 期 | 任何 T | 任何 N | $M_1$ |

（2）巴塞罗那临床肝癌分期（BCLC2010）：见表 28-3。

**表 28-3　HCC 的 BCLC 分期**

| 期别 | PS 评分 | 肿瘤状态 | | 肝功能状态 |
|---|---|---|---|---|
| | | 肿瘤数目 | 肿瘤大小 | |
| 0 期：极早期 | 0 | 单个 | ≤2cm | 无门静脉高压 |
| A 期：早期 | 0 | 单个 | 任何 | Child-Pugh A 或 B |
| | | 3 个以内 | ≤3cm | Child-Pugh A 或 B |
| B 期：中期 | 0 | 多结节肿瘤 | 任何 | Child-Pugh A 或 B |
| C 期：进展期 | 1～2 | 门静脉侵犯或 $N_1$，$M_1$ | 任何 | Child-Pugh A 或 B |
| D 期：终末期 | 3～4 | 任何 | 任何 | Child-Pugh C |

4. 鉴别诊断

（1）继发性肝癌：肝脏血供丰富，胃、结肠、肺、胰腺等部位肿瘤均可转移至肝，其影像学多为多发性结节并环形强化，甲胎蛋白多为阴性，此类患者应着重检查有无肝外器官原发病灶。

（2）肝硬化：肝癌多发生于肝硬化基础上，肝硬化患者存在结节时不易区分。可动态观察甲胎蛋白水平，并观察影像学改变，必要时行穿刺活检辅助鉴别诊断。

（3）肝脓肿：临床表现有发热、肝区疼痛和压痛明显，影像学检查可发现液性包裹暗区。超声引导下诊断性肝穿刺有助于确诊。

(4)其他病变:如血管瘤、肝囊肿等,依据临床表现、甲胎蛋白水平及影像学表现可做出鉴别诊断。

【治疗要点】

对于小肝癌,患者可耐受手术者,首选手术切除,可取得60%～70%的5年生存率;存在手术禁忌证或因肿瘤部位无法做根治性切除的小肝癌,可行瘤内无水乙醇注射、射频消融及微波消融治疗等局部治疗;伴严重肝硬化或肝功能失代偿的小肝癌,可行肝移植。对于大肝癌,首选手术切除;不可切除的中晚期肝癌患者及可以手术但由于其他原因(如高龄、严重肝硬化等)不能或不愿意接受手术的患者,首选介入性肝动脉化疗栓塞(TACE),TACE再结合瘤内无水乙醇注射或射频治疗或放射治疗等局部疗法,可提高部分患者的疗效。对于无手术指征的肝癌,尤其无TACE治疗指征或TACE治疗失败者,可选择分子靶向药物索拉非尼。不可切除肝癌经内科治疗后肿瘤缩小者应再次评估可切除性,二期切除者仍可取得良好的疗效。全身化疗的疗效未得到肯定,仅试用于无其他有效方法时或临床试验。对于伴黄疸、腹水或肝功能失代偿的晚期肝癌患者,以对症支持治疗为主。

【处方】

1. 介入性肝动脉化疗栓塞(TACE)　是中晚期肝癌最有效的治疗方法,采用灌注化疗药物与栓塞剂相结合。目前常用的化疗药物为氟尿嘧啶500～600 mg/m$^2$,顺铂30～50 mg/m$^2$,奥沙利铂85～100mg/m$^2$,洛铂30mg/m$^2$,多柔比星40 mg/m$^2$或表柔比星50～70 mg/m$^2$,丝裂霉素12 mg/m$^2$等,常常是选择其中两三种药联合使用。栓塞剂常采用远端栓塞剂碘油与近端栓塞剂吸收性明胶海绵。水剂化疗药氟尿嘧啶直接灌注,粉剂化疗药可与碘油混合成混悬液再灌注,可发挥缓释的作用。

说明:TACE的疗效主要来源于栓塞,阻断癌灶的血供,使肿

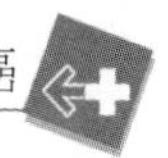

瘤坏死、缩小，化疗是否在 TACE 中发挥一定的作用，目前仍有争论。栓塞后综合征是 TACE 治疗的最常见不良反应，主要表现为发热、疼痛、恶心和呕吐等。发热、疼痛的发生原因是肝动脉被栓塞后引起局部组织缺血、坏死，而恶心、呕吐主要与化疗药物有关。建议第 1 次肝动脉介入治疗后 4～6 周是复查 CT 和(或) MRI 等评价肝肿瘤的存活情况，决定是否需要再次进行介入治疗；至于后续复查则视患者的具体情况，可间隔 1～3 个月。治疗期间应注意化疗药物的不良反应，并监测血常规、肝肾功能等指标，予以对症治疗。

2. *分子靶向药物治疗*

- 索拉非尼 400 mg，口服，每日 2 次
- 直至疾病进展

说明：索拉非尼是一种口服多靶点酪氨酸激酶抑制药，通过抑制血管内皮生长因子受体(VEGFR)和血小板源性生长因子受体(PDGFR)，进而抑制肿瘤新生血管的形成及通过抑制 RAF/MEK/ERK 信号传导通路抑制肿瘤的生长，从而发挥双重抑制、多靶点阻断的抗 HCC 作用。为第一个可改善总生存期的全身治疗药物，SHARP 研究显示，其可延长肝癌患者的中位 OS 近 3 个月(10.7 个月 vs. 7.9 个月)。大多数肝细胞癌患者对索拉非尼具有良好的耐受性和依从性，其主要不良反应为皮肤毒性(皮肤干燥、瘙痒、皮疹、手足综合征)、高血压、胃肠道反应(腹泻、恶心、食欲缺乏)、乏力等。常见的不良反应多为 1 级或 2 级，如毒副作用不能耐受或根据 CTCAE 3.0 标准超过 2 级则减量处理，首先减量为索拉非尼 400 mg，口服，每日 1 次，然后索拉非尼 400 mg，口服，隔日 1 次，出现不可耐受的不良反应是停药。

3. *全身化疗*　肝癌对化疗表现为原发性耐药，化疗在肝癌术后辅助治疗中不能提高疗效，在晚期肝癌的姑息治疗中缓解率较低。近年有一些采用全身化疗治疗不可切除肝癌或转移性肝细胞癌的Ⅱ期临床试验报道，肿瘤缓解率 5%～25%，疾病控制率

34%～76%，中位肿瘤进展时间(TTP)或无进展生存期(PFS)2～6个月，中位总体生存期(OS) 8～12个月。近期有一项Ⅲ期临床试验报道采用FOLFOX4方案化疗较多柔比星(ADM)化疗提高了反应率(RR)，PFS，但OS仅有延长的趋势。因而，全身化疗的疗效仍未得到充分肯定，不应作为常规治疗手段，仅试用于伴有肝内播散或肝外转移且不适合局部治疗、不适合或无条件应用索拉非尼者，或临床试验。

(1)XP方案

· 卡培他滨1000 mg/m²，口服，每日2次，第1—14天

· 顺铂60 mg/m²，静脉滴注(需水化)，第1天

· 每3周重复1次

说明：有报道该方案一线治疗33例转移性肝细胞癌，肿瘤缓解率6.3%，疾病控制率34.4%，中位TTP 2.0个月，中位OS 12.2个月。

(2)XELOX方案

· 卡培他滨1000 mg/m²，口服，每日2次，第1—14天

· 奥沙利铂130 mg/m²，静脉滴注，第1天

· 每3周重复1次

说明：有报道该方案一线治疗50例不可切除肝细胞癌，肿瘤缓解率6%，疾病控制率72%，中位PFS 4.1个月，中位OS 9.3个月。

(3)GEMOX方案

· 吉西他滨1000 mg/m²，静脉滴注，第1天

· 奥沙利铂100 mg/m²，静脉滴注，第2天

· 每2周重复1次

说明：有报道该方案一线治疗34例不可切除肝细胞癌，肿瘤缓解率18%，疾病控制率76%，中位PFS 6.3个月，中位OS 11.5个月。

(4)多柔比星＋奥沙利铂

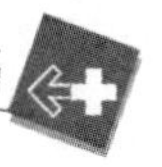

· 多柔比星 60 mg/m²,静脉注射,第1天

· 奥沙利铂 130 mg/m²,静脉滴注,第1天

· 每3周重复1次

说明:有报道该方案一线治疗40例不可切除肝细胞癌,肿瘤缓解率15.6%,中位PFS 3个月,中位OS 7.8个月。

(5)FOLFOX4方案

· 奥沙利铂 85 mg/m²,静脉滴注,第1天

· 亚叶酸钙 200 mg/m²,静脉滴注,氟尿嘧啶 400 mg/m²,静脉注射,随即 600 mg/m²。持续静滴,第1—2天

· 每2周重复1次

说明:最近报道的Ⅲ期临床试验(EACH研究)采用该方案治疗无局部治疗指征的局部进展期或转移性肝细胞癌,肿瘤缓解率8.15%(高于对照组多柔比星治疗的2.67%,$P=0.02$),中位PFS 2.93个月(长于多柔比星治疗组的1.77个月,$P<0.001$),中位OS较多柔比星治疗组有延长趋势(6.40个月 vs. 4.97个月,$P=0.07$)。

【注意事项】

肝癌出现了典型的临床症状,往往已经是晚期,早期诊断对治疗及预后非常重要。因此,中年以上人群特别是乙型肝炎、长期饮酒、肝硬化或有肝癌家族史的患者,如有原因不明的肝区疼痛、消瘦、进行性肝大者,应及时做详细检查(甲胎蛋白联合影像学检查),已达到早期诊断、及时治疗的目的。

(魏新亮)

# 第29章

# 胆石症和胆囊炎

## 第一节　胆 石 症

胆囊结石主要见于成年人，女性患者多于男性，40岁以后发病率随年龄的增长而增高。结石主要为胆固醇结石或以胆固醇为主的混合性结石和黑色胆色素结石。临床常见包括胆总管结石（原发性胆总管结石、继发性胆总管结石）、胆囊结石、肝内胆管结石、肝外胆管结石。

【诊断要点】

大多数患者无临床症状，仅在体检、手术和尸解时发现，称为静止性胆囊结石。部分患者的胆囊结石的典型症状为胆绞痛，表现为急性或慢性胆囊炎。主要临床表现如下。

1. *胆绞痛*　患者常因饱餐、进食油腻食物后或睡眠中体位改变时，由于胆囊收缩或结石移位同时加上迷走神经兴奋，结石嵌顿在胆囊壶腹部或颈部，胆囊排空受阻，胆囊内压力升高，胆囊强力收缩而引起绞痛症状。疼痛位于右上腹或上腹部，呈阵发性，或者持续疼痛阵发性加剧，可向右肩胛部和背部放射，可伴有恶心、呕吐。部分患者因疼痛剧烈而不能准确说出疼痛部位。首次胆绞痛出现后，约70%的患者1年内会出现复发。

2. *胆囊积液*　胆囊结石长期嵌顿或阻塞胆囊管但未合并感染时，胆囊黏膜吸收胆汁中的胆色素。分泌黏液性物质，形成胆

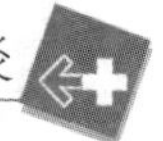

囊积液。积液呈透明无色，又称为白胆汁。

3. 其他

(1)部分患者引起黄疸，多较轻。

(2)小结石可通过胆囊管进入胆总管内成为胆总管结石。

(3)胆总管的结石通过 Oddi 括约肌嵌顿于壶腹部导致胰腺炎发生，称为胆源性胰腺炎。

(4)因结石压迫引起胆囊炎症并慢性穿孔，可造成胆囊十二指肠瘘或胆囊结肠瘘，大的结石通过瘘管进入肠道引起肠梗阻称为胆石性肠梗阻。

(5)结石及长期的炎症刺激可诱发胆囊癌发生。

4. Mirizzi 综合征　是特殊类型的胆囊结石，由于胆囊管与肝总管伴行过长或者胆囊管与肝总管汇合位置过低，持续嵌顿于胆囊颈部的和较大的胆囊管结石压迫肝总管，引起肝总管狭窄，反复的炎症发作更导致胆囊肝总管瘘管，胆囊管消失、结石部分或全部堵塞肝总管而引起。临床表现为反复发作胆囊炎及胆管炎，明显的梗阻性黄疸。胆道影像学检查可见胆囊或增大、肝总管扩张、胆总管正常。

根据临床典型的绞痛病史，影像学检查可确诊胆石症。一般首选 B 超检查，可见胆囊内有强回声团、随体位改变而移动、其后有声影即可确诊为胆囊结石。腹部 X 线能确诊，侧位照片可与右肾结石区别。CT 及 MRI 也可显示胆囊结石。但不作为常规检查。

【治疗要点】

1. 首选腹腔镜胆囊切除治疗　无症状的胆囊结石一般不需积极手术治疗，可观察和随诊，但下列情况应考虑行手术治疗：首选腹腔镜胆囊切除治疗，比经典的开腹胆囊切除损伤小，疗效确切。

(1)结石直径≥3cm。

(2)合并需要开腹的手术。

(3)伴有胆囊息肉＞1cm。

(4)胆囊壁增厚。

(5)胆囊壁钙化或瓷性胆囊。

(6)儿童胆囊结石。

(7)合并糖尿病。

(8)有心肺功能障碍。

(9)边远或交通不发达地区、野外工作人员。

(10)发现胆囊结石10年以上。

2. 行胆囊切除时,有下列情况应行胆总管探查术

(1)术前采集病史、临床表现或影像检查证实或高度怀疑胆总管有梗阻,包括有梗阻性黄疸、胆总管结石,反复发作胆绞痛、胆管炎、胰腺炎。

(2)术中证实胆总管有病变,如术中胆道造影证实或扪及胆总管内有结石、蛔虫、肿块,胆总管扩张直径超过1cm,胆管壁明显增厚,发现胰腺炎或胰头肿物。胆管穿刺抽出脓性、血性胆汁或泥沙样胆色素颗粒。

(3)胆囊结石小,有可能通过胆囊管进入胆总管。为避免盲目的胆道探查和不必要的并发症,术中可行胆道造影或胆道镜检查。胆总管探查后一般需做T管引流,有一定的并发症发生可能。

【处方】

处方1　消炎、利胆

　　胆宁片5片,口服,每日3次

或 消炎利胆片6片,口服,每日3次

或 熊去氧胆酸250mg,口服,每日3次

处方2　解痉止痛

硝酸甘油每次0.5mg,舌下含服,3～4小时1次

山莨菪碱10mg,立即肌内注射

哌替啶或布桂嗪50～100mg,立即肌内注射

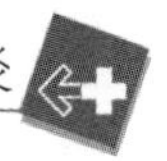

处方 3　抗菌治疗

| | | |
|---|---|---|
| ①0.9%氯化钠注射液 | 250ml | 静脉滴注，每日 1 次 |
| 左氧氟沙星 | 0.4g | |

②奥硝唑注射液　0.5g　静脉滴注，每日 2 次

【注意事项】

1. 预防胆结石应注意饮食调节，饮食调控是防止胆石症、胆囊癌发生的最理想预防方法，膳食应多样，此外，生冷、油腻、高蛋白、刺激性食物及烈酒等易使胆汁淤积，也应该少食。富含维生素 A 和维生素 C 的蔬菜和水果、鱼类及海产类食物则有助于清胆利湿、溶解结石，可多吃。

2. 生活要注意劳逸结合，有一定规律，经常参加体育活动，按时吃早餐，避免发胖，减少妊娠次数等也是预防胆石症发生非常重要的措施。

3. 家里父辈如果有胆结石的患者，要注意相应的预防性体检。

## 第二节　急性胆囊炎

急性胆囊炎是由于胆囊管阻塞和细菌侵袭而引起的胆囊炎症；其典型临床特征为右上腹阵发性绞痛，伴有明显的触痛和腹肌强直。一般分为两类，约 95%的患者合并有胆囊结石，称为结石性胆囊炎；5%的患者未合并胆囊结石，称为非结石性胆囊炎。

【诊断要点】

1. 临床表现　突发的右上腹持续性绞痛，向右肩胛下区放射，伴有恶心、呕吐。发冷、发热伴纳差、腹胀。10%患者可合并轻度黄疸。胆囊炎一般可以使胆囊管阻塞，而没有肝总管或胆总管的堵塞，所以一般情况不会出现黄疸。过去曾有类似病史发生，高脂餐饮食易诱发。胆囊结石引起者，多于夜间发病。

右上腹肌紧张、压痛或反跳痛，莫菲征（Murphy）阳性。

30%～50%患者可触及肿大的胆囊，伴有压痛。

2. 分类

(1)单纯性胆囊炎：多见于炎症发生的早期，此时胆囊充血、水肿、炎性细胞浸入囊黏膜。

(2)急性化脓性胆囊炎：胆囊黏膜高度水肿，细菌感染及胆囊积脓淤血。

(3)坏疽性胆囊炎：除了急性炎症外，主要由于胆囊的循环障碍引起出血及胆囊组织坏死。

(4)胆囊穿孔：由于胆囊坏死，囊壁穿孔，常见穿孔在胆囊底部血管分开较少的部位，穿孔后的脓性胆汁污染整个胆道而引起胆汁性腹膜炎及肝内、外胆道炎等。

3. 辅助检查　白细胞计数常增高，中性白细胞也增高。如总数超过 $20\times10^9$/L 时，应考虑胆总管内感染严重或有积脓，甚至胆囊有坏死或穿孔的可能。

B超检查示胆囊增大，壁厚>3.5mm，内有强光团伴声影。

静脉胆道造影胆囊不显影。

CT 或 MR 显示胆囊结石。

结合病史、临床表现、辅助检查一般可确诊。

4. 鉴别诊断

(1)十二指肠溃疡穿孔：多数患者有溃疡病史，其腹痛程度较剧烈，呈连续的刀割样痛，有时可致患者于休克状态，腹壁强直显著，常呈“板样”，压痛、反跳痛明显；肠鸣音消失；腹部 X 线检查可发现膈下有游离气体，惟少数病例无典型溃疡病史，穿孔较小或慢性穿孔者病状不典型，可造成诊断上的困难。

(2)急性胰腺炎：腹痛多位于上腹正中或偏左，体征不如急性胆囊炎明显，Murphy 征阴性；血清淀粉酶升高幅度显著；B 超显示胰腺肿大，边界不清等而无急性胆囊炎征象；CT 检查对诊断急性胰腺炎较 B 超更为可靠，因为 B 超常因腹部胀气而胰腺显示不清。

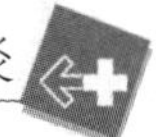

(3)高位急性阑尾炎:为转移性腹痛,腹壁压痛,腹肌强直均可局限于右上腹,易误诊为急性胆囊炎,但 B 超无急性胆囊炎征象及 Rovsing 征阳性(按左下腹可引起阑尾部位的疼痛)有助于鉴别,此外,胆囊炎的反复发作史、疼痛的特点,对鉴别诊断也有参考价值。

(4)急性肠梗阻:肠梗阻的绞痛多位于下腹部,常伴有肠鸣音亢进,“金属音”或气过水声,腹痛无放射性,腹肌亦不紧张,X 线检查可见腹部有液平面。

(5)右肾结石:发热少见,患者多伴有腰背痛,放射至会阴部,肾区有叩击痛,有肉眼血尿或显微镜下血尿,X 线腹部平片可显示阳性结石,B 超可见肾结石或伴肾盂扩张。

(6)右侧大叶性肺炎和胸膜炎:患者也可有右上腹痛、压痛和肌紧张而与急性胆囊炎相混,但该病早期多有高热、咳嗽、胸痛等症状,胸部检查肺呼吸音减低,可闻及啰音或胸膜摩擦音,X 线胸片有助于诊断。

(7)冠状动脉病变:心绞痛时疼痛常可涉及上腹正中或右上腹,若误诊为急性胆囊炎而行麻醉或手术,有时可立即导致患者死亡,因此,凡 50 岁以上患者有腹痛症状而同时有心动过速、心律失常或高血压者,必须做心电图检查,以资鉴别。

(8)急性病毒性肝炎:急性重症黄疸型肝炎可有类似胆囊炎的右上腹痛和肌紧张,发热,白细胞计数增高及黄疸,但肝炎患者常有食欲缺乏,疲乏无力,低热等前驱症状;体检常可发现肝区普遍触痛,白细胞一般不增加,肝功能明显异常,一般不难鉴别。

5. 并发症

(1)胆囊积脓和积水:胆囊炎伴胆囊管持续阻塞时,可发生胆囊积脓,此时症状加重,患者表现高热,剧烈右上腹痛,极易发生穿孔,需急诊手术。如胆囊管长期阻塞,胆囊内无细菌感染,可并发胆囊积水或黏液囊肿,胆囊肿大,临床上在右上腹可触及一无痛性或轻度压痛的肿大胆囊,宜手术治疗。

(2)胆囊穿孔:胆囊在坏疽的基础上并发穿孔,穿孔局部常被网膜包绕,不被包绕者病死率可达30%。

(3)胆瘘:胆囊炎症可造成局部穿孔,形成胆囊十二指肠瘘、胆囊结肠瘘、胆囊胃瘘、空肠瘘、胆囊胆管瘘等。

【治疗要点】

急性胆囊炎是指局限在胆囊的病理过程,但引起急性胆囊炎的原因并不是单一的,治疗方法的选择和手术治疗的时机,应根据每个人的具体情况,区别对待。

结石性急性胆囊炎在一般非手术治疗下,60%～80%的患者,病情缓解,需要时可择期手术。非结石性急性胆囊炎病情较为复杂,一般认为应该尽早手术。治疗原则如下。

1. 低脂饮食或禁食。

2. 纠正水电解质和酸碱平衡失调。

3. 抗感染。根据病情,合理选用抗生素。

4. 解痉。可以阿托品、间苯三酚、山莨菪碱、硫酸镁等。

5. 利胆。

6. 病情危重者可酌情应用激素。

7. 病情较轻的急性胆囊炎主要进行保守治疗,病情危重或出现其他并发症时则宜手术治疗。

手术指征包括:

(1)药物治疗无效、症状加重者。

(2)有寒战、高热、白细胞$20\times10^9$/L以上。

(3)胆囊肿大,明显压痛者。

(4)胆囊坏疽穿孔或有腹膜炎者。

(5)老年患者,症状重,可能发生穿孔者。

手术方法有腹腔镜胆囊切除术;开腹胆囊切除术;胆囊造口术。一般的手术方法是直接切除胆囊,但病情危重,患者体质不能耐受复杂手术时也可暂时选择不切除胆囊,而行胆囊造口术,防止胆囊坏死穿孔,待到患者情况好转后再次手术切除胆囊。胆

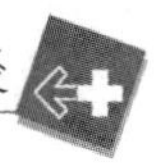

囊切除后由于丧失了胆汁储备功能，一次进食较多油腻性食物将会导致消化不良腹泻，因此，患者应注意规律清淡饮食，同时也应注意定期复查。

【处方】

处方 1　解痉止痛

　山莨菪碱 10mg，立即肌内注射

或 阿托品 0.5mg，立即肌内注射

或 哌替啶 50～100mg，立即肌内注射

处方 2　利胆

　胆宁片 5 片，口服，每日 3 次

或 消炎利胆片 6 片，口服，每日 3 次

或 熊去氧胆酸 250mg，口服，每日 3 次

处方 3　广谱抗菌治疗，任选一种

| | | |
|---|---|---|
| 10%葡萄糖注射液 | 250ml | 静脉滴注，每日 1 次 |
| 左氧氟沙星 | 0.4 g | |

| | | |
|---|---|---|
| 或 0.9%氯化钠注射液 | 100 ml | 静脉滴注，每日 2 次 |
| 头孢哌酮舒巴坦 | 2g | |

| | | |
|---|---|---|
| 或 0.9%氯化钠注射液 | 100 ml | 静脉滴注，每日 2 次 |
| 头孢他啶 | 2g | |

处方 4

　甲硝唑 0.5 g，静脉滴注，8 小时 1 次

或 替硝唑 0.8 g，静脉滴注，每日 1 次

或 奥硝唑 0.5 g，静脉滴注，12 小时 1 次

【注意事项】

急性胆囊炎以右上腹痛、恶心、呕吐和发热等为主要表现。急性胆囊炎会引起右上腹疼痛，一开始疼痛与胆绞痛非常相似，但急性胆囊炎引起的腹痛其持续的时间往往较长，做呼吸和改变体位常常能使疼痛加重，因此患者多喜欢向右侧静卧，以减轻腹痛。

有些患者会有恶心和呕吐，但呕吐一般并不剧烈。大多数患者还伴有发热，体温通常在38.0～38.5℃，高热和寒战并不多见。少数患者还有皮肤轻度发黄。

当医生检查患者的腹部时，可以发现右上腹部有压痛，并有腹肌紧张，大约在1/3的患者中还能摸到肿大的胆囊。

急性胆囊炎患者忌食：鸡蛋、羊肉等。

## 第三节　慢性胆囊炎

慢性胆囊炎是由于急性或亚急性胆囊炎反复发作，或长期存在的胆囊结石所致胆囊功能异常，约25%的患者存在细菌感染，其发病基础是胆囊管或胆总管梗阻。一般根据胆囊内是否存在结石，分为结石性胆囊炎与非结石性胆囊炎。非结石性胆囊炎是由细菌、病毒感染或胆盐与胰酶引起的慢性胆囊炎。

【诊断要点】

1. 临床表现　慢性胆囊炎无特异的症状和体征，临床表现包括以下几种类型。

(1)慢性胆囊炎急性发作型：患者有胆囊炎病史，急性发作时与急性胆囊炎一致。

(2)隐痛性胆囊炎：长期出现右上腹隐痛。

(3)餐后上腹饱胀、嗳气。

(4)无症状型：只在手术或尸检时被发现。

2. 辅助检查　收集十二指肠引流液进行胆汁检查，可发现胆汁内有脓细胞、胆固醇结晶、胆红素钙沉淀、寄生虫卵等，胆汁培养可发现致病菌。

(1)B超检查：最有诊断价值，可显示胆囊的大小，囊壁厚度，囊内结石和胆囊收缩情况。

(2)腹部X线片：可显示阳性结石、胆囊钙化及胆囊膨胀的征象；胆囊造影可显示结石、胆囊的大小及形状、胆囊收缩和浓缩等

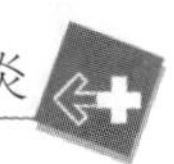

征象。

(3)口服及静脉胆管造影：除可显示结石、胆囊的大小、胆囊钙化、胆囊膨胀的征象外，还可观察胆总管形态及胆总管内结石、蛔虫、肿瘤等征象，对本病有一定诊断价值。

【治疗要点】

1. 以保守治疗为主　对于症状轻、不影响正常生活的患者，首选用非手术治疗，低脂饮食，长期口服利胆药物，如消炎利胆片、熊胆胶囊、羟甲烟胺(利胆素)等，腹痛时可用颠茄类解痉药物对症治疗，另外可口服一些溶石或排石的中药治疗。如患者有急性发作，按急性胆囊炎处理(详见急性胆囊炎)。

内科治疗慢性胆囊炎的方法：经常保持愉快的心情，注意劳逸结合，寒温适宜。劳累、气候突变、悲观忧虑均可诱发此病急性发作。常服用利胆药物及食物，保持大便通畅。主要药物包括消炎利胆，如消炎利胆片、苯甲醇(利胆醇)、曲匹布通(舒胆通)、胆通、去氢胆酸及熊去氧胆酸等，有些患者有效，但很难根治。

2. 手术　患者症状重或反复发作胆绞痛，伴有胆囊结石者，可选择手术治疗。

外科治疗慢性胆囊炎的方法：80%的胆囊癌并有慢性胆囊炎胆石症，手术可起到预防胆囊癌的作用。

临床上对于有下列情况者，就要及时选择手术治疗。

(1)临床症状严重，药物治疗无效，病情继续恶化，非手术治疗不易缓解。

(2)胆囊肿大或逐渐增大，腹部压痛明显，腹肌严重紧张或胆囊坏疽及穿孔，并发弥漫性腹膜炎者。

(3)急性胆囊炎反复发作，诊断明确，经治疗后腹部体征加重，有明显腹膜刺激征患者。

(4)化验检查，血中白细胞明显升高，总数在 $20\times10^9/L$ 以上者。

(5)黄疸加深，属胆总管结石梗阻者。

(6)畏寒、寒战、高热并有中毒休克倾向者。

手术治疗急性胆囊炎,其手术方式一般有 2 种:一是胆囊切除术;二是胆囊造口术,造口术多用于较晚期的患者,估计难以耐受胆囊切除或者有严重并发症的患者,以引流脓液或去除结石,一般经 6～8 周,病情稳定后再行胆囊切除术,如全身情况极度虚弱,也可长期安置胆囊造口管引流,至经胆管系统造影无结石存在时,可以拔除造口管。如果诊断不能十分确定,或合并有心肺等严重疾病者,可待诊断明确或全身状况得到改善后再行胆囊切除术。临床实践表明,发病后 48 小时内施行手术治疗者,其中 15%已有胆囊坏疽甚至穿孔,如发病超过 72 小时,手术病死率增加,所以一旦出现手术指征应及早手术治疗。

【处方】

处方 1　胆宁片 5 片,口服,每日 3 次

处方 2　消炎利胆片 6 片,口服,每日 3 次

处方 3　熊去氧胆酸 250mg,口服,每日 3 次

处方 4　胆舒胶囊 1～2 粒,口服,每日 3 次

【注意事项】

慢性胆囊炎是胆囊的慢性炎症性病变,多发生于中老年人,约有 70%患者合并有胆囊结石。该病症状常不典型,绝大部分患者有胆绞痛病史,后有厌油腻食、腹胀、嗳气等消化道症状。

有时也有右上腹和腰背部隐痛或不适,但很少有畏寒,高热和黄疸。慢性胆囊炎的治疗要依据起病的因素及合并症等因人而异,针对具体病情,采用适当灵活的治疗原则。

慢性胆囊炎如能积极治疗,大部分患者的病情能够得到控制。部分患者因治疗不彻底或机体抵抗力降低,可引起反复发作。少数长期慢性胆囊炎及合并胆道结石阻塞的患者,可引起急性胰腺炎或胆汁性肝硬化的发生。

慢性胆囊炎的膳食,应根据病情给予低脂肪、低胆固醇的半流质食物或低脂肪,低胆固醇的软食。

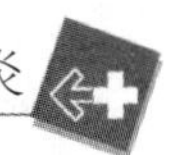

1. 低脂肪指脂肪总量以每日 20～30g 为宜，并把这些脂肪总量分在各餐中。

2. 低胆固醇指忌食用含胆固醇较高的食物。如蛋黄、脑、肝、肾及鱼子等，因鱼油中含大量多烯酸，能降低血中胆固醇水平，所以平日可多食用些鱼类食物。

3. 蛋白质食用要适量，每日 70g，足量的蛋白质有利于损伤组织的修复，但过量的蛋白质会增加胆汁的分泌，不利于胆囊炎性组织的修复。

4. 慢性胆囊炎的患者的热量主要来源于糖类：糖类易消化，利用率亦高。但过于肥胖的人患胆囊炎，同时合并有冠心病或高脂血症时，则需要适当限制糖类的摄入，包括主食及含糖糕点、糖块的摄入，以利于减轻体重。

5. 大量饮水。保持每日 2000ml 水量的摄入，以利于胆汁的稀释，减少胆汁滞积。

6. 忌食用刺激性食物或浓烈的调味品。

7. 少量多餐。

8. 避免便秘发生，因其能影响胆汁的排出，所以适当用些含粗纤维的蔬菜和水果。

（史晓盟　魏思忱）

# 第30章

# 急性化脓性胆管炎

急性化脓性胆管炎又名急性梗阻性化脓性胆管炎，泛指由阻塞引起的急性化脓性胆道感染，是胆道疾病患者死亡最重要、最直接的原因，多数继发于胆管结石和胆道蛔虫病。本病好发年龄为40—60岁，病死率20%～23%，老年人的病死率明显高于其他年龄段患者。腹痛是本病的首发症状，常有反复发作的病史。疼痛的部位一般在剑突下和(或)右上腹部，为持续性，阵发性加重，可放射至右侧肩背部。发热是最常见的伴随症状。

【诊断要点】

1. 临床表现　大多数患者有胆道疾病史。一般起病常急骤，突然发生剑突下或右上腹剧烈疼痛，一般呈持续性。继而发生寒战和弛张型高热，体温可超过40℃。常伴恶心和呕吐。多数患者有黄疸，但黄疸的深浅与病情的严重性可不一致。近半数患者出现烦躁不安、意识障碍、昏睡乃至昏迷等中枢神经系统抑制表现，同时可伴有血压下降。提示患者已发生败血症和感染性休克，是病情危重的一种表现。胆囊未切除者常可扪及肿大和有压痛的胆囊和肝。本病除了急性胆管炎的Charcot三联征外，还有休克、神经中枢系统受抑制表现，称为Reynold五联征。

2. 辅助检查

(1)血液检查可见血白细胞计数明显升高，血胆红素升高，肝功能异常。

(2)尿液检查可见“尿三胆”异常。

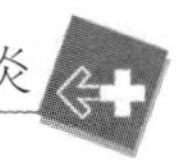

(3)B 超、CT 检查可见胆囊肿大、胆管是否有扩张及结石。

(4)逆行胰胆管造影(ERCP)、经皮肝穿刺胆管造影(PTC)检查可更清楚地显示肝内外及胆管内的病变。

3. 诊断　对于或有下列 2 个以上症状者,或发病急骤,病情严重,多需进行紧急减压引流;梗阻可在肝外胆管、左或右肝管,出现休克,动脉收缩压<70mmHg,可考虑诊断本病。

(1)精神症状。

(2)脉搏超过每分钟 120 次。

(3)白细胞计数超过 $20\times10^9$/L。

(4)体温高于 39℃或低于 36℃。

(5)胆汁为脓性,切开胆管时胆管内压力明显增高。

(6)血细菌培养阳性。

【治疗要点】

手术或 ERCP 鼻胆管引流解除胆管梗阻,减压胆管和引流胆道。但在疾病早期,尤其是急性单纯性胆管炎,病情不太严重时,可先采用非手术方法。

非手术治疗包括解痉镇痛和利胆药物的应用,胃肠减压也常应用。大剂量广谱抗生素的联合应用很重要,虽在胆管梗阻时胆汁中的抗生素浓度不能达到治疗所需浓度,但它能有效治疗菌血症和败血症。最终还须根据血或胆汁细菌培养及药物敏感试验,再调整合适的抗生素。如有休克存在,应积极抗休克治疗。如非手术治疗后 12～24 小时病情无明显改善,应即进行手术。即使休克不易纠正,也应争取手术引流。对病情一开始就较严重,特别是黄疸较深的病例应及时手术。

手术方法应力求简单有效,主要是 ERCP 鼻胆管引流术或胆管切开探查和引流术。应注意的是引流管必须放在胆管梗阻的近侧,在梗阻远侧的引流是无效的。如病情条件允许,还可切除有炎症的胆囊,待患者渡过危险期后,再彻底解决胆管内的病变。

【处方】

处方1　解痉

　　间苯三酚 40mg,立即静脉注射

或 山莨菪碱 10mg,立即肌内注射

处方2　止痛

盐酸布桂嗪注射液 50～100mg,立即肌内注射

盐酸哌替啶注射液 50～100mg,立即肌内注射

处方3　消炎

|  |  |  |
|---|---|---|
| ①0.9%氯化钠注射液 | 100ml | 静脉滴注,12 小时 1 次 |
| 头孢哌酮舒巴坦 | 2g | |
| 或 0.9%氯化钠注射液 | 100ml | 静脉滴注,12 小时 1 次 |
| 头孢他啶 | 2g | |

②奥硝唑　0.5g,静脉滴注,12 小时 1 次

【注意事项】

约 75%的患者可获得病情稳定和控制感染,而另 25%的患者对非手术治疗无效,并由单纯性胆管炎发展成急性梗阻性化脓性胆管炎,应及时改用手术治疗。

（史晓盟　魏思忱）

# 第31章

# 胆道肿瘤

## 第一节　胆囊息肉样病变

胆囊息肉样病变泛指胆囊壁向腔内呈息肉状生长的所有非结石性病变总称。可分为良性和恶性病变，但以非肿瘤性病变为多，一般认为直径15mm以上的胆囊息肉样病变恶性肿瘤性病变可能性大，故胆囊息肉样病变近几年来逐渐被重视。

【诊断要点】

目前临床上对胆囊息肉样病变的诊断主要是依靠超声检查。

1. 临床表现　一般症状轻微，甚至无症状，多在B超检查胆囊时发现。极少数患者有上腹不适、恶心呕吐、食欲减退，可伴有腹痛，疼痛部位在右上腹或右季肋部，伴有向右肩背放射，也可引起黄疸、胆囊炎、胆道出血、胰腺炎等。

2. 辅助检查

(1)超声检查：可见胆囊腔内的息肉样病变，不随体位变动而移动，息肉样病变后无声影，可以是单个或多个，对于较大的胆囊息肉样病变应检测有无血流信号。

(2)内镜超声：检查观察息肉样病变与胆囊壁之间关系，有助于胆囊息肉样病变与胆囊癌的鉴别。

(3)CT仿真内镜：可以清晰地显示胆囊息肉样病变的大小、生长部位、形态、表面、基底等影像改变。

(4)增强CT或磁共振检查:该病超声检查的可靠性远大于CT及MRI的检查。

【治疗要点】

当超声发现有胆囊息肉样病变时,一般无明显症状,多发的胆囊息肉并<1cm,不需要手术,可继续观察。

因此对以下的情况,可考虑具有手术适应证。

1. 合并有胆囊炎,胆囊结石并有明显临床症状者。

2. 胆囊息肉在1cm以上,无临床症状,单发的息肉。特别是在检查中发现息肉有丰富的血流或胆囊颈部的息肉。

3. 疑有早期胆囊癌的可能,虽然不能肯定都应积极考虑手术。

绝大多数专家对于胆囊息肉样病变的手术处理就是做胆囊切除,其目的是预防。现在多用腹腔镜胆囊切除术,创伤较小,恢复快,多数患者能接受。手术中对于疑有早期胆囊癌者,经病理检查证实是有癌变并已侵犯到胆囊肌层或浆膜层,理论上应做胆囊癌的淋巴结清扫或扩大切除。切除的胆囊都应做病理检查。

【处方】

　　复方阿嗪米特肠溶片470mg,口服,每日3次

或 复方消化酶胶囊2粒,口服,每日3次

或 达吉1～2粒,口服,每日3次

【注意事项】

1. 乙醇可直接损伤肝功能,引起肝胆功能失调,使胆汁的分泌、排出过程紊乱,从而刺激胆囊形成新的息肉和(或)使原来的息肉增长、变大,增加胆囊息肉的癌变系数。故应禁酒及含酒精类饮料。

2. 规律饮食、吃好早餐对胆囊息肉患者极其重要。如果不吃早餐,则晚上分泌的胆汁利用不上,存留于胆囊内,胆汁在胆囊内滞留时间过长,即可刺激胆囊形成胆囊息肉或使原来的息肉增大、增多。因此饮食要规律、早餐要吃好。

3. 降低胆固醇摄入量,避免过多进食鸡蛋(尤其是蛋黄)、肥肉、海鲜、无鳞鱼类、动物内脏等高胆固醇类食品,多吃蔬菜,粗

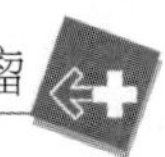

粮。低胆固醇饮食对预防该病发生有一定作用。

## 第二节　胆囊腺肌瘤病

胆囊腺肌瘤病是一种以腺体和肌层增生为主的良性胆囊疾病，为胆囊增生性疾病的一种，以慢性增生为主，兼有退行性改变，其发病原因尚不明确。正常胆囊黏膜下，由于上皮组织下陷而形成罗-阿窦，它一般不到达肌层，在有腺肌增生病时可见黏膜肥厚增生，罗-阿窦数目增多，扩大成囊状，深入肌层，甚至可深达近浆层，形成黏膜内憩室。囊内易瘀胆，继发感染可产生囊内微结石，又称壁内结石。囊的形态不一，可呈圆形、卵圆形或不规则形，其直径可自针尖大小至8～10mm。该病病理表现为胆囊黏膜及肌层过度增生，胆囊壁增厚，增生的黏膜上皮伸入肌层，形成多数小囊状突出，称为罗-阿窦(Rokitansky-Aschoff Sinus)。类似壁间小憩室，它们与胆囊腔相通。Jutros将之分为弥漫型、节段型与限局型三型。

【诊断要点】

1. 临床表现　无特异性症状，类似慢性胆囊炎、胆石症的临床征象，或无症状，或与胆囊结石并存。

2. 辅助检查　本病临床明确诊断较为困难，随着超声显像仪分辨率的提高和超声诊断医师的临床经验的积累，国内已有许多超声诊断胆囊腺肌病的报道。

(1)胆囊腺肌病的声像图特点：①胆囊壁增厚，呈弥漫性，节段性改变或局限性改变；②增厚的胆囊壁内，可见无回声暗区或回声增强区(胆固醇沉积)；③合并壁间结石和胆囊结石，可出现相应的改变。

(2)胆囊腺肌病的CT表现：CT主要表现为胆囊壁增厚及伸入其内的多个小壁内憩室，它们与胆囊腔相通。胆囊造影CT检查可见增厚的胆囊壁内多发小点状造影剂充盈，与胆囊腔相通。而罗-阿窦内造影剂充盈更为显著，脂肪餐后胆囊收缩功能良好，类似“花环”样。弥漫型表现为整个胆囊壁增厚，壁内多发如上述小憩室样突出。节段型表现为胆囊节段性壁肥厚,壁内多发上述小憩室样突出,胆囊腔呈节段性狭窄。如发生在胆囊颈部,则胆囊呈葫芦状或哑铃状变形。限局型表现为胆囊底部之部分胆囊壁肥厚,壁内有上述小憩室样突出。底部中心常可见脐样凹陷。

3. 鉴别诊断　胆囊腺肌病需与以下疾病进行鉴别。

(1)慢性胆囊炎。

(2)胆囊癌:胆囊癌在临床上相对其他癌症比较少见,多为60岁以上女性好发,在中国西北地区发病率较高,胆囊癌的确切病因尚不清楚。

(3)胆囊扭曲。

(4)先天性胆囊隔膜。

在超声检查胆囊时,如发现胆囊壁弥漫性、局限性(胆囊底部)增厚或出现环形狭窄。应想到本病存在的可能性,必要时进行口服胆囊造影,相互印证,有利提高胆囊腺肌病的诊断率。

【治疗要点】

宜非手术治疗,调节饮食及消炎利胆等。症状重或伴结石者,可行胆囊切除。治疗同胆石症。

【处方】

处方1　胆绞痛时

　　山莨菪碱　10mg,立即肌内注射

或　盐酸哌替啶注射液 50～100mg,立即肌内注射

处方2　伴有急性胆囊炎,参考相应章节

【注意事项】

该病近年来已报道有恶变倾向,与胆囊癌可并存,所以一经诊断,则应行胆囊切除,尽可能术中病理检查,如恶变,需按照治疗胆囊癌的原则处理。

## 第三节　原发性胆囊癌

在胆囊恶性肿瘤中居首位,其他尚有肉瘤、类癌、原发性恶性黑

色素瘤、巨细胞腺癌等。原发性胆囊癌临床上较为少见，根据国内教科书报道仅占所有癌总数的 1%左右，较长时间内并未引起人们的重视。由于 B 超、CT 等影像学检查的广泛开展，胆囊癌已逐渐被认识，发现率有所提高。本病预后较差，即使手术切除肿瘤预后仍不尽如人意。女性发病较男性多 2～4 倍。多见于 50－70 岁，早期诊断和采取适当的治疗方法对本病的预后具有重要意义。

【诊断要点】

原发性胆囊癌早期无特异性临床表现，或只有慢性胆囊炎症状，早期诊断很有困难，一旦出现上腹部持续性疼痛、包块、黄疸等，病变已到晚期，其各种检查亦出现异常，因此，对于胆囊区不适或疼痛的患者，特别是 50 岁以上的中老年患者有胆囊结石、炎症、息肉者，应进行定期 B 超检查，早日明确诊断。

1. 临床表现

(1)右上腹疼痛：由于胆囊癌多与胆囊结石炎症并存故疼痛性质与结石性胆囊炎相似。开始为右上腹不适继之出现持续性隐痛或钝痛，有时伴阵发性剧痛并向右肩放射。

(2)消化不良：由于胆囊功能不足以对脂肪物质进行消化所致。出现消化不良、厌油腻、嗳气、胃纳不佳。

(3)黄疸：癌组织侵犯胆管引起黄疸。黄疸往往在病程晚期出现。同时伴有消瘦、乏力甚至出现恶病质，皮肤、黏膜黄染，伴皮肤瘙痒。

(4)发热：部分患者出现发热。

(5)右上腹肿块：因为肿瘤迅速增长阻塞胆管使胆囊肿大，右上腹或上腹部出现肿块。如侵犯十二指肠也可以引起梗阻；另外肿瘤侵及肝胃胰也可出现相应部位的包块。

2. 辅助检查

(1)B 超检查：B 超检查简便无损伤，可反复使用，是首选检查方法。内镜超声用高频率探头仅隔着胃或十二指肠壁对胆囊进行扫描明显提高胆囊癌的检出率，能进一步判定胆囊壁各层结构受肿瘤浸润的程度。

(2)CT扫描:CT扫描对胆囊癌的影像改变可分3种类型。

①壁厚型:胆囊壁局限或弥漫不规则增厚。

②结节型:乳头状结节从胆囊壁突入胆囊腔存在。

③实变型:因胆囊壁被肿瘤广泛浸润增厚加之腔内癌块充填形成实质性肿块。如果肿瘤侵犯肝或肝门胰头淋巴结转移,多能在CT影像下显示。

(3)彩色多普勒血流显像:胆囊肿块和壁内测到异常的高速动脉血流信号是胆囊原发性恶性肿瘤区别于胆囊转移癌或胆囊良性肿块的重要特征。

(4)ERCP:ERCP对于能够显示出胆囊的胆囊癌诊断率可达73%~90%,但ERCP检查有半数以上不能显示胆囊。

(5)细胞学检查:可以直接取活检或抽取胆汁查找癌细胞。细胞学检查的阳性率不高,但结合影像学检查仍可对半数以上胆囊癌患者作出诊断。

(6)肿瘤标志物:在肿瘤标本的CEA免疫组化研究报告中胆囊癌的CEA阳性率为100%。进展期胆囊癌患者血清CEA值可达9.6ng/ml,但在早期诊断无价值。CA19-9,CA125,CA15-3等肿瘤糖链抗原仅能作为胆囊癌的辅助检查。

3. 胆囊癌的分期

(1)Nevin分期方法

Ⅰ期:肿瘤局限于胆囊黏膜内。

Ⅱ期:侵及肌层。

Ⅲ期:侵及胆囊壁全层。

Ⅳ期:侵及全层合并周围淋巴结转移。

Ⅴ期:直接侵及肝或转移至其他脏器。

(2)美国癌症基金会分期

$T_{is}$:原位癌。

$T_1$:侵及肌层。

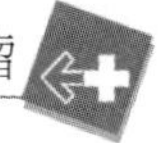

$T_2$：侵及浆膜层。

$T_3$：侵及胆囊外组织或一个邻近脏器。

$T_4$：>2cm的肝转移或2个以上脏器转移。

(3)早期癌由于采用不同的分期标准，究竟何为早期和晚期，文献中无明确规定，一般认为早期癌的定义应包括：

①无淋巴结转移。

②没有淋巴管，静脉及神经转移。

③癌细胞浸润的深度限于黏膜层或黏膜下层。

这个定义没有包括胆囊肌层浸润癌。

【治疗要点】

早期胆囊癌的治疗以手术切除为首选方案。只要患者一般情况许可，应尽可能争取手术切除病变的胆囊，并根据病理结果决定是否进行扩大的清除手术。对于晚期胆囊癌的治疗则要具体情况具体分析，一般认为伴有淋巴结转移的患者进行扩大切除手术其远期生存率无明显提高。目前已知的化疗药物对胆囊癌的疗效均不理想，针对消化道肿瘤的药物可以作为选择参照。免疫增强类药物可作为胆囊癌的重要辅助治疗用药。针对局部残余或者复发的病灶，放射治疗可以控制其生长速度，相对延长患者的生存时间。晚期胆囊癌患者可以出现各种各样的并发症，根据不同的并发症采取相应的治疗措施有助于提高生存质量及延长生存时间。

1. *手术治疗*　可采用切除肝门部胆管癌手术，肝门部胆管癌姑息性手术，中下部胆管癌切除术等方法。

2. *化疗*　化疗药物有抗代谢药、烷化剂、植物药和抗癌抗生素。可经全身静脉化疗。

3. *放疗*　尚有一定争议。

【处方】

处方1　吉西他滨联合顺铂

|  |  |  |
|---|---|---|
| 0.9%氯化钠注射液 | 100 ml | 静脉滴注30分钟，第1天、第8天、第15天，每4周重复1次 |
| 吉西他滨 | 1000 $mg/m^2$ | |

顺铂50 $mg/m^2$，静脉滴注，第1天、第15天，每4周重复1次

处方2　希罗达联合吉西他滨

卡培他滨1250 $mg/m^2$，口服，每日2次，第1－14天

|  |  |  |
|---|---|---|
| 0.9%氯化钠注射液 | 100 ml | 静脉滴注30分钟，第1天、第8天、第15天，每4周重复1次 |
| 吉西他滨 | 1000 $mg/m^2$ | |

【注意事项】

1. 胆囊癌的预后很差，总的5年生存率不足5%。主要与该肿瘤的恶性程度高，转移、扩散较早，早期确诊率和手术切除率均很低有关。如胆囊结石引起胆囊癌的发生率虽然较低，但胆囊癌即使手术治疗预后也差，所以预防十分重要。

2. 胆囊癌患者临床上缺乏特异性表现。多数被误诊为胆囊炎、胆石症。这类患者在出现右上腹痛、右上腹包块或贫血等症状时病情常常已属晚期。因此，如患者有长期慢性胆囊炎、胆石症病史，若疼痛性质从阵发性发作转变为右上腹持续钝痛，且进行性加重，局部触及胆囊肿块，进行性黄疸，消瘦明显等情况出现应考虑胆囊癌可能。

## 第四节　原发性胆管癌

胆管癌(cholangiocarcinoma)统指胆管系统衬覆上皮发生的恶性肿瘤，按所发生的部位可分为肝内胆管癌(intrahepatic cholangiocarcinoma，ICC)和肝外胆管癌(extrahepatic cholangiocarcinoma)两大类。肝内胆管癌起源于肝内胆管及其分支至小叶

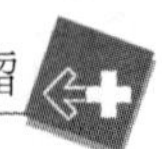

间细胆管树的任何部位的衬覆上皮;肝外胆管癌又以胆囊管与肝总管汇合点为界分为肝门部胆管癌和远端胆管癌。临床上将肝内胆管结石癌变、先天性肝内胆管囊肿癌变等未明确列入在内,但胆结石和先天性胆管疾病与胆管癌有着密切的病因学关系,临床上胆管癌常合并有胆结石或胆管扩张症。胆管癌可分为肝门部胆管癌或上段胆管癌、中段胆管癌和下段胆管癌3个类型。其中以肝门部胆管癌最为多见,占同期胆管癌的40%～67%。加之肝门部胆管癌位于肝门部特殊复杂的解剖学位置,长期以来一直是外科治疗中的疑难点,而属于高危性的外科手术范畴,曾一度被视为外科手术的禁区。

【诊断要点】

胆管癌根据临床表现可考虑诊断,结合实验室检查和影像学检查可进一步明确诊断。影像诊断的发展,为胆管癌诊断提供了有效的手段。

1. 临床表现

(1)黄疸:进行性黄疸是胆管癌的主要症状(80%～90%),伴瘙痒和体重减轻。少数无黄疸患者表现为上腹部疼痛,有时伴发热、腹部包块。其他症状有食欲缺乏、恶心呕吐、乏力、消瘦。

(2)二便异常:粪灰白,呈白陶土色,尿色深黄,如浓茶。

(3)胆囊肿大:中段、下段胆管癌患者可触及肿大的胆囊,但Murphy征可能阴性;而肝门部胆管癌胆囊一般不肿大。

(4)肝损害:肝功能失代偿可出现腹水,或双下肢水肿。肿瘤侵犯或压迫门静脉,可造成门静脉高压;晚期患者可并发肝肾综合征。

(5)胆道感染:患者可合并胆道感染,感染细菌最常见为大肠埃希菌、粪链球菌及厌氧性细菌。内镜和介入放射性检查可诱发或加重胆道感染,出现右上腹疼痛、寒战、高热、黄疸,甚至出现休克。

(6)胆道出血:如癌肿破溃可导致上消化道出血,出现黑粪,粪隐血阳性、贫血。

2. 辅助检查

（1）实验室检查：血总胆红素、直接胆红素、碱性磷酸酶和γ-谷胺酰转移酶可显著升高。转氨酶一般轻度异常，这种胆红素、转氨酶升高不平衡现象有助于与病毒性肝炎相鉴别。凝血酶原时间延长。部分患者CA19-9及CEA可升高。

（2）影像学检查：影像学检查可以有助于明确胆管癌的诊断，了解有无转移灶及评估肿瘤可否切除。

①超声显像检查：B超检查简便、快捷、准确、花费少，可发现：肝内外胆管扩张；显示胆道的梗阻部位；梗阻的性质。超声检查是梗阻性黄疸的首选检查。

内镜超声可以避免肠气的干扰，超声探头频率高，可以更清晰、显示肝外胆管肿瘤。它对中下段胆管癌和肝门部胆管癌的浸润深度诊断的准确性较高。还能判断区域淋巴结有无转移。引导下可以做直接胆道造影，也可以穿刺抽取胆汁测定CA19-9及CEA和做胆汁细胞学检查。在超声引导下还可以穿刺病变组织做组织学检查；也可以抽取梗阻部位胆汁做脱落细胞检查。

②经皮肝穿刺胆道造影（PTC）：PTC可清晰地显示肝内外胆管树的形态、分布和阻塞部位。该检查是侵袭性的操作，术后出血和胆漏是较常见和严重的并发症。

③内镜逆行胆胰管造影（ERCP）：ERCP不宜作为胆管癌的常规检查，甚至是相对禁忌的。对高位胆管癌，经皮肝穿刺胆道造影可以显示胆管癌的部位，也可以置放内支撑导管减黄。ERCP对下段胆管癌有诊断意义，有助于与十二指肠乳头肿瘤、胰头癌相鉴别。

④CT检查：CT能较准确显示胆管扩张和梗阻部位、范围，对确定病变的性质准确性较高，三维螺旋CT胆道成像（SCTC）有代替PTC及ERCP检查的趋势。

⑤磁共振胆胰管成像（MRCP）：MRCP检查是一种无创伤性的胆道显像技术。可以详尽地显示肝内胆管树的全貌、肿瘤阻塞部位和范围、有无肝实质的侵犯或肝转移，是目前肝门部胆管癌

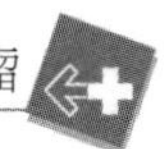

理想的影像学检查手段。

3. **胆管癌的分期**　2010 年美国癌症联合委员会(The American Joint Committee on Cancer，AJCC)发布的第 7 版 TNM 分期系统正式将肝内胆管癌从肝癌中分离出来，同时将肝外胆管癌分为肝门部胆管癌和远端胆管癌，并对这三类不同解剖部位的胆管癌分别制定了各自的 TNM 分期，见表 31-1，表 31-2，表 31-3。Bismuth-Corlette 根据病变发生的部位，将肝门部胆管癌分为 5 型，现为国内外临床广泛使用，见表 31-4。

**表 31-1　肝内胆管癌 TNM 分期(AJCC，2010)**

| 原发肿瘤(T) | | | |
|---|---|---|---|
| $T_x$ 原发肿瘤无法评估 | | | |
| $T_0$ 无原发肿瘤的证据 | | | |
| $T_{is}$ 原位癌(胆管内) | | | |
| $T_1$ 单个肿瘤，无血管浸润 | | | |
| $T_{2a}$ 单个肿瘤，有血管浸润 | | | |
| $T_{2b}$ 多发肿瘤，有或无血管浸润 | | | |
| $T_3$ 肿瘤穿透脏层腹膜或直接侵及局部肝外结构 | | | |
| $T_4$ 肿瘤浸润胆管周围 | | | |
| 区域淋巴结(N) | | | |
| $N_x$ 区域淋巴结无法评估 | | | |
| $N_0$ 无区域淋巴结转移 | | | |
| $N_1$ 区域淋巴结转移 | | | |
| 远处转移(M) | | | |
| $M_0$ 无远处转移 | | | |
| $M_1$ 远处转移 | | | |
| 分期 | T | N | M |
| 0 | $T_{is}$ | $N_0$ | $M_0$ |
| Ⅰ | $T_1$ | $N_0$ | $M_0$ |
| Ⅱ | $T_2$ | $N_0$ | $M_0$ |
| Ⅲ | $T_3$ | $N_0$ | $M_0$ |
| ⅣA | $T_4$ | $N_0$ | $M_0$ |
| | 任何 T | $N_1$ | $M_0$ |
| ⅣB | 任何 T | 任何 N | $M_1$ |

**表 31-2 肝门部胆管癌 TNM 分期(AJCC,2010)**

原发肿瘤(T)

$T_x$ 原发肿瘤无法评估

$T_0$ 无原发肿瘤的证据

$T_{is}$ 原位癌

$T_1$ 肿瘤局限于胆管,可到达肌层或纤维组织

$T_{2a}$ 肿瘤超出胆管壁到达周围脂肪组织

$T_{2b}$ 肿瘤浸润邻近肝实质

$T_3$ 肿瘤侵及门静脉或肝动脉的单侧分支

$T_4$ 肿瘤侵及门静脉主干或门静脉的双侧分支,或肝总动脉,或双侧的二级胆管,或一侧的二级胆管和对侧的门静脉或肝动脉

区域淋巴结(N)

$N_x$ 区域淋巴结无法评估

$N_0$ 无区域淋巴结转移

$N_1$ 区域淋巴结转移(包括沿胆囊管、胆总管、肝动脉、门静脉分布的淋巴结)

远处转移(M)

$M_0$ 无远处转移

$M_1$ 远处转移

| 分期 | T | N | M |
|---|---|---|---|
| 0 | $T_{is}$ | $N_0$ | $M_0$ |
| Ⅰ | $T_1$ | $N_0$ | $M_0$ |
| Ⅱ | $T_{2a\sim b}$ | $N_0$ | $M_0$ |
| ⅢA | $T_3$ | $N_0$ | $M_0$ |
| ⅢB | $T_4$ | $N_1$ | $M_0$ |
| ⅣA | 任何 T | $N_{0\sim 1}$ | $M_0$ |
| ⅣB | 任何 T | $N_2$ | $M_0$ |
| | 任何 N | $M_1$ | |

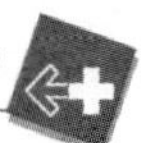

**表 31-3　远端胆管癌 TNM 分期(AJCC,2010)**

原发肿瘤(T)

$T_x$ 原发肿瘤无法评估

$T_0$ 无原发肿瘤的证据

$T_{is}$ 原位癌

$T_1$ 肿瘤局限于胆管

$T_2$ 肿瘤超出胆管壁

$T_3$ 肿瘤侵及胆囊、胰腺、十二指肠或其他邻近器官,但未侵及腹腔干或肠系膜上动脉

$T_4$ 肿瘤侵及腹腔干或肠系膜上动脉

区域淋巴结(N)

$N_x$ 区域淋巴结无法评估

$N_0$ 无区域淋巴结转移

$N_1$ 区域淋巴结转移

远处转移(M)

$M_0$ 无远处转移

$M_1$ 远处转移

| 分期 | T | N | M |
|---|---|---|---|
| 0 | $T_{is}$ | $N_0$ | $M_0$ |
| ⅠA | $T_1$ | $N_0$ | $M_0$ |
| ⅠB | $T_2$ | $N_0$ | $M_0$ |
| ⅡA | $T_3$ | $N_0$ | $M_0$ |
| ⅡB | $T_1$ | $N_1$ | $M_0$ |
| | $T_2$ | $N_1$ | $M_0$ |
| | $T_3$ | $N_1$ | $M_0$ |
| Ⅲ | $T_4$ | 任何 N | $M_0$ |
| Ⅳ | 任何 T | 任何 N | $M_1$ |

表 31-4 肝门部胆管癌 Bismuth-Corlette 分型

| | |
|---|---|
| Ⅰ型 | 肿瘤位于肝总管,左右肝管汇合部通畅 |
| Ⅱ型 | 肿瘤侵及左右肝管汇合部,累及左右肝管开口 |
| Ⅲ型 | 肿瘤侵及肝内一、二级肝管,其中累及右肝管者为Ⅲa 型,累及左肝管者为Ⅲb 型 |
| Ⅳ型 | 肿瘤侵及左右一级肝管 |

4. 鉴别诊断

(1)胆总管结石,其特点是发作性胆道不全性梗阻,伴有胆石性胆管炎特有的三联征;而恶性梗阻性黄疸一般为持续性。胆总管下端的恶性肿瘤往往伴胆囊肿大,而结石性梗阻较少见。

(2)如果胆囊不肿大,临床上应排除原发性胆管硬化、药物性黄疸、慢性活动性肝炎等疾病。

【治疗要点】

外科手术切除是胆管癌唯一的根治性治疗。胆管癌对化学治疗并不敏感,辅助性放射治疗只能提高患者的生存率。

1. 手术治疗　胆管癌的治疗原则是:早期病例首选以手术切除为主,术后配合放疗及化疗,以巩固和提高手术治疗效果。对于不能切除的晚期病例,应施行胆道引流手术,控制胆道感染,改善肝功能,减少合并症,延长生命,改善生活质量。

2. 放射治疗　对于不可切除和局部转移的胆管癌经有效的胆道引流后,放疗可以改善患者的症状与延长寿命。但是,胆管癌一直被认为属于放射线不敏感的肿瘤。一般报道放射治疗的中位生存期为 9～12 个月。

3. 化学治疗　并不敏感。化疗可能缓解胆管癌所引起的症状、改善患者生活质量,还可能延长存活期。

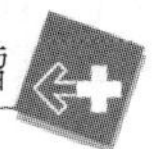

【处方】

处方 1　可选单药

| | | |
|---|---|---|
| 0.9%氯化钠注射液 | 100 ml | 静脉滴注 30 分钟，每周 1 次，连用 7 周，随后休息 1 周，以后每周 1 次连用 3 周，随后休息 1 周 |
| 吉西他滨 | 1000 mg/m$^2$ | |

或 卡培他滨 1250 mg/m$^2$，口服，每日 2 次，第 1－14 天，每 4 周重复 1 次

处方 2　吉西他滨联合顺铂

| | | |
|---|---|---|
| 0.9%氯化钠注射液 | 100 ml | 静脉滴注 30 分钟，第 1 天、第 8 天、第 15 天 |
| 吉西他滨 | 1000 mg/m$^2$ | |

| | | |
|---|---|---|
| 5%葡萄糖注射液或 | | 静脉滴注，第 1 天、第 15 天，每 4 周重复 1 次 |
| 0.9%氯化钠注射液 | 500ml | |
| 顺铂 | 50 mg/m$^2$ | |

处方 3　希罗达联合吉西他滨

卡培他滨 1250 mg/m$^2$，口服，每日 2 次，第 1－14 天

| | | |
|---|---|---|
| 0.9%氯化钠注射液 | 100 ml | 静脉滴注 30 分钟，第 1 天、第 8 天、第 15 天，每 4 周重复 1 次 |
| 吉西他滨 | 1000 mg/m$^2$ | |

【注意事项】

胆管癌的预后很差，与临床类型、病理特点及治疗方法有关。胆管癌不做任何手术和引流，多在作出诊断后 3 个月内死亡。肿瘤切除较彻底的 1 年和 3 年生存率分别为 90%和 40%，而姑息性手术的仅在 55%和 10%。单纯引流的晚期患者生存时间很少超过 1 年。

不同治疗方式的预后比较，以手术切除者最佳，明显优于单纯减黄手术者。因此，对有条件的肝外胆管癌患者，应尽可能早期作根治性切除。手术切除虽能取得近期疗效，但在远期效果上仍不够满意，局部复发率很高，因此需待有新的突破，方能脱离现状而有所前进。

## 第五节　壶腹周围癌

壶腹周围癌（vater ampulla carcinoma，VPC）系指肝胰壶腹（乏特壶腹）、胆总管下端、胰管开口处、十二指肠乳头及其附近的十二指肠黏膜等处的癌肿。一般多起源于：①壶腹乳头本身；②胰头部胆总管；③胰管上皮；④覆盖于胆总管、乳头上的十二指肠黏膜或其腺体的癌肿。因这些肿瘤来源虽不尽相同，但因解剖部位毗邻，有着共同的临床表现和后果。临床鉴别困难，手术时也难以将其截然分开，故统称为 VPC。发病年龄多在 40－70 岁，男性居多。主要表现为黄疸、上腹痛、发热、体重减轻、肝大、胆囊肿大等。

【诊断要点】

1. 临床表现

（1）黄疸：壶腹周围癌黄疸出现较早，进行性加重，亦可呈波动性黄疸。属阻塞性黄疸，皮肤黏膜黄染较明显，多伴皮肤瘙痒。

（2）腹痛：中上腹痛常为首发症状。早期部分患者可产生剑突下钝痛，腹痛可放射至背部，常于进食后、傍晚、夜间或脂餐后腹痛加重。

（3）间歇性寒战、发热：常因肿瘤破溃、胆汁淤积和胆道感染引起。为短暂性高热伴畏寒、白细胞总数升高，甚至出现中毒性休克。

（4）消化道症状：主要表现为食欲缺乏、饱胀、消化不良、乏力、腹泻或脂肪痢、灰白粪和体重下降等。晚期出现黑粪，并继发性贫血。癌肿腹膜转移或门静脉转移可出现腹水，可能与肠道缺

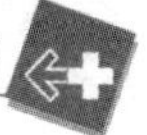

乏胆汁、胰液引起消化吸收功能紊乱有关。

(5)肝、胆囊增大：常可触及增大的肝和胆囊，肝质地硬、光滑。少数患者由于长期黄疸而致胆汁性肝硬化、脾大等。

2. 辅助检查

(1)粪和尿液检查：大多数患者粪隐血试验持续阳性，多有轻度贫血，尿胆红素阳性而尿胆原阴性。

(2)血液检查：血清胆红素增高多在 256.5～342μmol/L，碱性磷酸酶、γ 谷氨酰转肽酶增高，转氨酶轻至中度增高，癌胚抗原、CA19-9 和 CA125 均可升高。

(3)十二指肠引流液检查：十二指肠可引流出血性或暗褐色液体，其潜血试验阳性，镜检可见大量红细胞，脱落细胞学检查可发现癌细胞。

(4)胃肠钡剂及十二指肠低张造影检查：典型表现者少见。

(5)B 超检查：B 超可示肝内外胆管扩张，胆囊增大。但对壶腹周围癌本身的诊断率较低。

(6)CT 及 MRI 检查：对鉴别胰头癌有较大意义，有助于本病诊断，可显示肿瘤的位置与轮廓。影像上壶腹周围癌与胆总管癌表现相似。胆总管、胰管均可扩张或仅胆管扩张；胰头癌时则胰头增大、有肿块，胰管扩张，环影突然中断变形，出现双环影，表示胰头、胆总管均有侵犯。有时可见扩张的胆总管内有软组织影或异常信号。

(7)ERCP：可以窥视十二指肠乳头肿大，表面不规则，呈结节状，质脆易出血，活检可进行病理学确诊。

(8)PTC 检查：ERCP 常不易成功，PTC 可显示肝内外胆管扩张，胆总管呈“V”字形不规则充盈缺损或闭塞，有定位诊断和鉴别诊断价值。

3. 鉴别诊断　由于本病有上腹不适、黄疸，有时并发胆道感染、血清淀粉酶升高，可误诊胆管结石，需根据反复发作史、夏科三联征、波动性黄疸、影像学检查加以区别。

少数可误诊为传染性肝炎，可根据壶腹癌时 AKP 升高、转氨酶与血清胆红素发展不平行作出鉴别。

也有误诊为胆管癌、肝癌的，可根据影像学胆管癌之胆管呈偏心性狭窄，肝癌时的特征性声像图及 AFP 升高与本病进行进一步区别。

有时易与胰头癌相混淆，但胰腺癌腹痛重于本病，B 超、CT 等检查可见胰腺内肿块。应与该疾病相鉴别。

【治疗要点】

本病一旦确诊，应行胰十二指肠切除术，这是目前最有效的治疗方法。因手术范围广，创伤大，又因患者长期黄疸、肝肾功能损害，消化吸收功能低下，营养不良，做好术前准备十分重要，应给予必要的营养支持，并给予胆盐、胰酶等助消化药，给予维生素 K 肌内注射，必要时术前输血、血浆、白蛋白以纠正贫血及低蛋白血症。如癌肿已侵及门静脉，腹膜后广泛转移、肝转移时，可行内引流术以减轻黄疸，如胆囊空肠吻合术或胆总管空肠或十二指肠吻合术等姑息性旁路手术；若发生十二指肠狭窄可行胃空肠吻合术。

化学疗法一般不敏感，常用氟尿嘧啶、丝裂霉素或阿糖胞苷、长春新碱等联合用药。

还可应用具有抗癌或提高免疫功能的中药治疗。

【处方】

处方 1　补充消化酶

复方消化酶 2 粒，口服，每日 3 次

或 达吉 1～2 粒，口服，每日 3 次

或 多酶片 2～3 粒，口服，每日 3 次

处方 2　维生素 $K_1$ 20mg，肌内注射，每日 1 次

处方 3　提高免疫力

胸腺肽 $\alpha_1$ 1.6mg，皮下注射，每周 2 次

处方 4　盐酸羟考酮缓释片 10mg，口服，12 小时 1 次

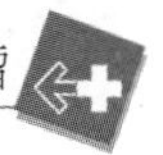

处方 5　炉甘石洗剂 涂于患处，外用，适量

处方 6　化疗方案　见胆管癌章节

【注意事项】

1. 外引流由于胆汁不进入胃肠道，长期消耗导致水电解质紊乱、酸碱失衡，同时胃肠道内毒素血症无法得到改善，故仅在全身情况较差、并发症多不能耐受内引流手术或估计生存期较短者用外引流减轻黄疸。

2. 化疗过程的注意事项见胰腺癌、胆管癌及结肠癌等章节。

（史晓盟　宋　慧）

# 第32章

# 胆囊切除术后综合征

胆囊切除术后综合征（postcholecystectomy syndrome，PCS）系指有过胆囊切除术后由于肝外胆管解剖与生理方面紊乱而引起腹痛、消化不良等腹部症状的统称，严重者可表现为剧烈疼痛、发热、黄疸或呕吐。常见的原因有胆道残余结石、胆总管狭窄、胆囊管残余过长、Oddi括约肌术后狭窄或者功能紊乱等，可由精神刺激、乙醇、油腻饮食等因素诱发。多数患者症状轻微，不影响正常生活和工作，但是有5%～10%的患者症状较重，明显影响患者的正常生活。

【诊断要点】

1．临床表现　一半的PCS患者腹痛或消化不良于术后数周内出现，另一半患者于术后数月或数年内出现症状。这些症状为非特异性的，依潜在的病因不同而不同，但常包括右上腹或上腹部的疼痛，多见于餐后，呈锐痛。其他症状则可能有胃灼热感、嗳气、呕吐及对多脂饮食不能耐受。少数患者可有严重的胆囊炎或胰腺炎，疼痛剧烈并可伴有发热、黄疸或呕吐。与症状轻微或无特殊症状者相比，对这类患者进行检查常易于揭示出明确的疾病。体检除能发现明显黄疸外，常不具备特殊价值。

2．辅助检查　由于寻找PCS的原因这一过程涉及很多疾病的鉴别诊断，因此，各种检查的选择应根据患者的病史、临床表现及可能的病因来进行，没有一个统一的模式。

实验室一般检查结果通常正常，胆红素、碱性磷酸酶、淀粉酶

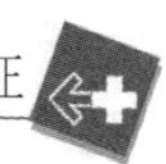

或转氨酶的升高多见于胆管的病变。

特殊检查中包括各种胆管造影、心电图、X线胸片、超声检查、CT扫描、内镜检查、胃肠钡剂甚至磁共振检查等。

3. 鉴别诊断

(1)术前症状继续存在

①术前诊断错误或不全面:胀气和消化不良并非胆囊疾病的特异性症状,目前发现很多以往归结于胆囊的症状,都是由于胆道以外的原因所致,如功能性消化不良、肠易激综合征、食管裂孔疝、球后溃疡或穿透性溃疡、憩室炎、肾绞痛、肾周脓肿、肾盂肾炎、脊椎炎甚至淋球菌性肝周围炎等。

②胆总管和肝内结石残留:胆囊切除术后的胆总管结石分为残留性、复发性和新的病因所致结石3类。a. 胆总管残留结石(被漏诊),最常见,在术后1年约有35.5%的人会出现症状:小结石隐藏于浓稠的造影剂中;肝内结石;b. 复发性胆石,约在术后1年以上出现症状,并且胆囊切除时进行过胆总管取石者较未进行过胆总管取石者术后数月至数年内易于出现复发性结石(分别为6%和0.98%):胆道淤滞所致;先天性异常;胆总管炎所致狭窄;新生物代谢性疾病:甲状腺功能减退,高胆固醇血症,糖尿病。c. 新的病因所致结石:溶血、胆管炎、炎症性肠病、硬化性胆管炎,阻塞性淤胆及感染:胆总管囊肿、十二指肠憩室、慢性胰腺炎、肿瘤转移;寄生虫:阿米巴原虫、棘球蚴、猪带绦虫。

③邻近器官的疾病:在考虑胆囊切除术后综合征时,肝疾病(肝炎、肝硬化)、胆道疾病(Oddi括约肌痉挛狭窄、胆总管炎、胆管炎、新生物)及胰腺疾病(炎症、新生物)也是应该加以注意的。可能的情况下,最好有手术时的病理报告。

(2)胆囊切除术本身引起的症状

①手术操作失败:遗留了肝内或肝外胆管结石、肿瘤被忽视。

②手术操作失误损伤胆管:例如,出血、胆汁性腹膜炎、脓肿、瘘管;迟发:狭窄、胆囊管残余。

③术后粘连。

④生理紊乱:摘除了有功能的胆囊、Oddi括约肌运动障碍。

(3)其他:精神性因素或者焦虑抑郁状态等。

【治疗要点】

PCS的治疗目的是消除病因,控制感染,胆道引流通畅。其治疗方法随着潜在病因不同而不同,可涉及药物治疗、内镜下治疗及外科再次手术治疗等。单纯的“对症治疗”疗效不佳,因此,治疗前必须探讨病因,明确诊断。全面检查仍无器质性疾病证据的患者,应考虑精神因素可能,对症治疗往往可以收到满意疗效。

1. *非手术疗法* 主要适用于:①胆管结石直径<1cm,胆管下端又无狭窄者;②胆道感染尚无明显胆管梗阻者;③急性或慢性胆囊炎、胰腺炎;④胆道蛔虫症;⑤胆道功能紊乱;⑥胆系外疾病如食管裂孔疝、消化性溃疡、慢性胰腺炎等。

治疗方法包括:①一般疗法,包括饮食疗法、输液,纠正水、电解质与酸碱平衡失调;②抗生素、解痉止痛药、抗酸药、$H_2$受体阻断药等;③中医中药,中医、中药辨证论治对胆囊、胆管结石、胆道感染、胰腺炎、胆道蛔虫等疾病具有良好疗效;④针刺,用以止痛、调节胆道功能。

2. *手术疗法* 主要适用于:①反复发作的较大胆管结石、肝内胆管结石、壶腹嵌顿结石、胆管狭窄合并胆管结石;②胆管狭窄反复发作胆道感染,梗阻性化脓性胆管炎;③Oddi括约肌狭窄、慢性胰腺炎伴壶腹部或胰管梗阻;④胆囊管遗留过长,形成有炎症的小胆囊;⑤药物难以治愈的胆系外疾病,如食管裂孔疝、溃疡病等。

根据病变情况,决定手术方式。①有胆囊或胆囊管遗留过长者,应行胆囊切除术或胆囊管切除术。②胆管结石者应行胆总管切开探查,清除结石及各种胆肠吻合术或经内镜括约肌切开术、取石术等。③Oddi括约肌狭窄可行括约肌切开成形术。④胆管狭窄者可行胆总管成形修复术,或胆道消化道重建术。如胆总管

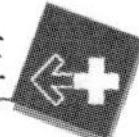

十二指肠吻合术，胆管空肠鲁氏Y形吻合术，Longmire手术等。⑤症状严重的胆系外疾病，如食管裂孔疝、溃疡病等也应给予相应的药物或手术治疗。

【处方】

处方1　解痉止痛，可用下列之一

硝酸甘油0.3～0.6mg，3～4小时1次，舌下含服

或　阿托品0.5mg，皮下或肌内注射

| | | |
|---|---|---|
| 或　10%葡萄糖注射液 | 250ml | 静脉滴注，每日1次 |
| 山莨菪碱 | 20mg | 或2次 |

或　匹维溴铵(得舒特)50mg，口服，每日3次

或　间苯三酚40～80mg，肌内或静脉注射，每天1～3次，也可将200 mg稀释于5%～10%葡萄糖注射液中静脉滴注

或　屈他维林(诺仕帕)40～80mg，口服，每日3次，或40mg皮下或肌内注射，每天1～3次

处方2　利胆药物

消炎利胆片6片，口服，每日3次

或　去氢胆酸片0.25g，口服，每日3次

或　胆酸片0.2 g，口服，每日3次

处方3　口服溶石治疗

熊去氧胆酸(优思弗/UDCA)8～10mg/(kg·d)分次口服一般需6～24个月

或　鹅去氧胆酸(CDCA)12～15mg/[(kg·d)非肥胖者]，CDCA 18～20mg/[(kg·d)肥胖者]，分次口服，一般需6个月以上

或　CDCA 6～8mg/(kg·d)加UDCA 5mg/(kg·d)，疗程1年

处方4　伴有消化不良治疗

复方阿嗪米特肠溶片1～2片，口服，每日3次

或　米曲菌胰酶片(慷彼申)1片，口服，每日3次，整片吞服，

不可咀嚼服用

或 复合消化酶(达吉)1～2 粒,口服,每日 3 次,餐后服用

处方 5 伴有胰腺炎时参见胰腺炎章节

处方 6 伴有胆道感染时可选用下列药物抗感染

左氧氟沙星氯化钠注射液(可乐必妥)0.5g,静脉滴注,每日 1 次

或 莫西沙星注射液(拜复乐)400mg,静脉滴注,每日 1 次

| | | |
|---|---|---|
| 或 氯化钠注射液 | 100ml | 静脉滴注,每日 2 次 |
| 注射用头孢哌酮钠舒巴坦钠(舒普深) | 2g | |

| | | |
|---|---|---|
| 或 氯化钠注射液 | 100ml | 静脉滴注,每日 2 次 |
| 注射用头孢他啶(复达欣) | 2g | |

或 注射用亚胺培南西司他丁钠(泰能)0.5g,静脉滴注,8 小时 1 次

甲硝唑 0.5g,静脉滴注,8 小时 1 次

或 替硝唑 0.8g,静脉滴注,每日 1 次

【注意事项】

在胆囊切除的患者中,20%～40%在术后原有症状继续存在,或 2～3 个月后复发或出现新的症状。其实并不是真正的综合征,引起这些症状的原因很多,其临床表现也不一样,包括许多胆道和非胆道疾病,其中很多疾病与胆囊切除术本身无关。因此,在胆囊切除术后出现症状,需仔细鉴别,明确病因。

解痉止痛类药物中阿托品、山莨菪碱等禁用于未经治疗的闭角型青光眼伴尿潴留的前列腺肥大、胃肠道机械性狭窄、心动过速、巨结肠、重症肌无力患者。

熊去氧胆酸禁用于急性胆囊炎和胆管炎;胆道阻塞;X 线下看不到胆囊、胆结石钙化、胆囊不能正常收缩、经常性的胆绞痛患者。

米曲菌胰酶片禁用于急性胰腺炎及慢性胰腺炎活动期急性

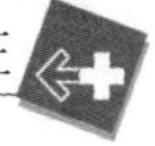

发作期的患者；患有罕见遗传性果糖不耐症的患者、葡萄糖-半乳糖吸收障碍的患者或者蔗糖酶-异麦芽糖酶不足的患者。

复合消化酶禁用于急性肝炎，胆道闭索者。

（宋　慧　尹文杰）

# 第33章

# 胰腺炎

## 第一节　急性胰腺炎

急性胰腺炎(acute pancreatitis,AP)指多种病因引起的胰酶激活,继以胰腺局部炎性反应为主要特征,伴或不伴有其他器官功能改变的疾病。急性胰腺炎分为轻症(mild acute pancreatitis,MAP)、中度重症(moderatelyse-vereacute pancreatitis,MSAP)和重症(severe acute pancreatitis,SAP)三大类。临床上,大多数患者的病程呈自限性,20%～30%的患者临床经过凶险,总体病死率为5%～10%。

【诊断要点】

AP的诊断标准:临床上符合以下3项特征中的2项,即可诊断为AP。①与AP符合的腹痛(急性、突发、持续、剧烈的上腹部疼痛,常向背部放射);②血清淀粉酶和(或)脂肪酶活性至少>3倍正常上限值;③增强CT/MRI或腹部超声呈AP影像学改变。

1. AP临床表现　腹痛是AP的主要症状,位于上腹部,常向背部放射,多为急性发作,呈持续性,少数无腹痛,可伴有恶心、呕吐。发热常源于全身炎性反应综合征(systemic inflammatory response syndrome,SIRS)、坏死胰腺组织继发细菌或真菌感染。发热、黄疸者多见于胆源性胰腺炎。临床体征方面,轻症者仅表现为轻压痛,重症者可出现腹膜刺激征、腹水、Grey-Turner征、

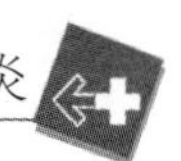

Cullen征。少数患者因脾静脉栓塞出现门静脉高压,脾大。罕见横结肠坏死。腹部因液体积聚或假性囊肿形成可触及肿块。其他可有相应并发症所具有的体征。

2. 辅助检查

(1)血常规及生化检查:白细胞计数在轻型胰腺炎时,可不增高或轻度增高,但在严重病例和伴有感染时,常明显增高,中性粒细胞也增高并出现核左移;液体丢失可致血细胞比容增高;血糖升高;5%~10%急性胰腺炎患者有三酰甘油升高,可能是胰腺炎的病因,也可能继发于胰腺炎。10%急性胰腺炎患者有高胆红素血症;血清转氨酶、乳酸脱氢酶和碱性磷酸酶增高。严重患者血清白蛋白减低、尿素氮升高。血清钙下降与临床严重程度平行。

(2)血清酶学检查:强调血清淀粉酶测定的临床意义,尿淀粉酶变化仅作参考。血清淀粉酶活性高低与病情严重程度不呈相关性。患者是否开放饮食或病情程度的判断不能单纯依赖于血清淀粉酶是否降至正常,应综合判断。血清淀粉酶持续增高要注意病情反复、并发假性囊肿或脓肿、疑有结石或肿瘤、肾功能不全、高淀粉酶血症等。要注意鉴别其他急腹症引起的血清淀粉酶增高。血清脂肪酶活性测定具有重要临床意义,尤其当血清淀粉酶活性已经下降至正常,或其他原因引起血清淀粉酶活性增高时,血清脂肪酶活性测定有互补作用。同样,血清脂肪酶活性与疾病严重程度不呈正相关。

(3)血清标志物:推荐使用CRP,发病72小时后CRP>150mg/L。提示胰腺组织坏死。动态测定血清IL-6水平增高提示预后不良。血清淀粉样蛋白升高对AP诊断也有一定价值。

(4)影像学诊断:在发病初期24~48小时行超声检查,可以初步判断胰腺组织形态学变化,同时有助于判断有无胆道疾病,但受AP时胃肠道积气的影响,对AP不能作出准确判断。推荐CT扫描作为诊断AP的标准影像学方法,且发病1周左右的增强CT诊断价值更高,可有效区分液体积聚和坏死的范围。在

SAP的病程中，应强调密切随访CT检查，建议按病情需要，平均每周1次。按照改良CT严重指数（modified CT severity index，MCTSI）。胰腺炎性反应分级为，正常胰腺（0分），胰腺和（或）胰周炎性改变（2分），单发或多个积液区或胰周脂肪坏死（4分）；胰腺坏死分级为，无胰腺坏死（0分），坏死范围≤30%（2分），坏死范围>30%（4分）；胰腺外并发症，包括胸腔积液、腹水，血管或胃肠道等（2分）。评分≥4分可诊断为MSAP或SAP。此外，MRI也可以辅助诊断AP。

【治疗要点】

1. 发病初期的处理　主要目的是纠正水、电解质紊乱，支持治疗，防止局部及全身并发症。观察内容包括血、尿、凝血常规检查，粪隐血、肾功能、肝功能检查，血糖、血钙测定，心电监护，血压监测，血气分析，血清电解质测定，胸部X线摄片，中心静脉压测定。动态观察腹部体征和肠鸣音改变。记录24小时尿和出入量变化。上述指标可根据患者具体病情相应选择，根据APACHE Ⅱ评分、Ranson评分、BISAP评分、CT Balthazar分级等指标判断AP的严重程度和预后。SAP病情危重时，建议入重症监护病房密切监测生命体征，调整输液速度和液体成分。常规禁食，对有严重腹胀、麻痹性肠梗阻者应采取胃肠减压等相应措施。在患者腹痛减轻或消失、腹胀减轻或消失、肠道动力恢复或部分恢复时可以考虑开放饮食，开始以糖类为主，逐步过渡至低脂饮食，不以血清淀粉酶活性高低作为开放饮食的必要条件。

2. 脏器功能的维护　①早期液体复苏：一经诊断应立即开始进行控制性液体复苏，主要分为快速扩容和调整体内液体分布两个阶段，必要时使用血管活性药物。补液量包括基础需要量和流入组织间隙的液体量。输液种类包括胶体物质、0.9%氯化钠溶液和平衡液。扩容时应注意晶体与胶体的比例，并及时补充微量元素和维生素。②针对急性肺损伤或呼吸衰竭的治疗：SAP发生急性肺损伤时给予鼻导管或面罩吸氧，维持氧饱和度在0.95以

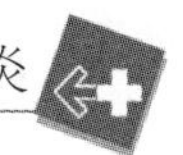

上，要动态监测患者血气分析结果。当进展至 ARDS 时，处理包括机械通气和大剂量、短程糖皮质激素的应用，有条件时行气管镜下肺泡灌洗术。③针对急性肾损伤或肾衰竭的治疗：治疗急性肾衰竭主要是支持治疗，稳定血流动力学参数，必要时透析。持续性肾替代疗法（continuous renal replacement therapy，CRRT）的指征是伴急性肾衰竭，或尿量≤0.5 ml/(kg·h)；早期伴 2 个或 2 个以上器官功能障碍；SIRS 伴心动过速、呼吸急促，经一般处理效果不明显；伴严重水电解质紊乱；伴胰性脑病。可联合持续性静脉-静脉血液滤过（continuous venous-venous hemofiltration，CVVH）和持续性血浆滤过吸附（continuous plasma filtration adsorption，CPFA）两种模式。④其他脏器功能的支持：出现肝功能异常时可予保肝药物，弥散性血管内凝血时可使用肝素，上消化道出血可应用质子泵抑制药。对于 SAP 患者还应特别注意维护肠道功能，因肠黏膜屏障的稳定对于减少全身并发症有重要作用，需要密切观察腹部体征及排便情况，监测肠鸣音的变化，及早给予促肠道动力药物，包括生大黄、芒硝、硫酸镁、乳果糖等，应用谷氨酰胺制剂保护肠道黏膜屏障。同时可应用中药，如芒硝外敷。病情允许情况下，尽早恢复饮食或实施肠内营养对预防肠道衰竭具有重要意义。

3. *抑制胰腺外分泌和胰酶抑制药应用*　生长抑素及其类似物（奥曲肽）可以通过直接抑制胰腺外分泌而发挥作用，对于预防 ERCP 术后胰腺炎也有积极作用。$H_2$ 受体拮抗药或质子泵抑制药可通过抑制胃酸分泌而间接抑制胰腺分泌，还可以预防应激性溃疡的发生。蛋白酶抑制药（乌司他丁、加贝酯）能够广泛抑制与 AP 发展有关胰蛋白酶、弹性蛋白酶、磷脂酶 A 等的释放和活性，还可稳定溶酶体膜，改善胰腺微循环，减少 AP 并发症，主张早期足量应用。

4. *营养支持*　MAP 患者只需短期禁食，故不需肠内或肠外营养。MSAP 或 SAP 患者常先施行肠外营养，待患者胃肠动力能够耐受，及早(发病48小时内)实施肠内营养。肠内营养的最常用途径是内镜引导或X线引导下放置鼻腔肠管。输注能量密度为4.187 J/ml的要素营养物质，如能量不足，可辅以肠外营养，并观察患者的反应，如能耐受，则逐渐加大剂量。应注意补充谷氨酰胺制剂。对于高脂血症患者，应减少脂肪类物质的补充。进行肠内营养时，应注意患者的腹痛、肠麻痹、腹部压痛等胰腺炎症状和体征是否加重，并定期复查电解质、血脂、血糖、血清总胆红素、血清Alb水平、血常规及肾功能等，以评价机体代谢状况，调整肠内营养的剂量。可先采用短肽类制剂，再逐渐过渡到整蛋白类制剂，要根据患者血脂、血糖的情况进行肠内营养剂型的选择。

5. 抗生素应用　业已证实，预防性应用抗生素不能显著降低病死率，因此，对于非胆源性AP不推荐预防使用抗生素。对于胆源性MAP或伴有感染的MSAP和SAP应常规使用抗生素。胰腺感染的致病菌主要为革兰阴性菌和厌氧菌等肠道常驻菌。抗生素的应用应遵循“降阶梯”策略，选择抗菌谱为针对革兰阴性菌和厌氧菌为主、脂溶性强、有效通过血-胰屏障的药物。推荐方案：①碳青霉烯类；②青霉素β-内酰胺酶抑制药；③第三代头孢菌素＋抗厌氧菌；④喹诺酮＋抗厌氧菌。疗程为7～14天，特殊情况下可延长应用时间。要注意真菌感染的诊断，临床上无法用细菌感染来解释发热等表现时，应考虑到真菌感染的可能，可经验性应用抗真菌药，同时进行血液或体液真菌培养。

6. 胆源性胰腺炎的内镜治疗　推荐在有条件的单位，对于怀疑或已经证实的AP患者(胆源型)，如果符合重症指标，和(或)有胆管炎、黄疸、胆总管扩张，或最初判断是MAP但在治疗中病情恶化者，应行鼻胆管引流或内镜下十二指肠乳头括约肌切开术(endoscopic sphincterotomy，EST)。胆源性SAP发病的48～72小时内为行ERCP最佳时机，而胆源性MAP于住院期间均可行ERCP治疗。在胆源性AP恢复后应该尽早行胆囊切除术，以防再次发生AP。

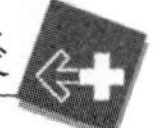

7. *局部并发症的处理* 大多数APFC和ANC可在发病后数周内自行消失,无需干预,仅在合并感染时才有穿刺引流的指征。无菌的假性囊肿及包裹性坏死(walled—off necrosis,WON)大多数可自行吸收,少数直径>6 cm且有压迫现象等临床表现,或持续观察见直径增大,或出现感染症状时可予微创引流治疗。胰周脓肿和(或)感染首选穿刺引流,引流效果差则进一步行外科手术,外科手术为相对适应证。建议有条件的单位开展内镜下穿刺引流术或内镜下坏死组织清除术。

8. *全身并发症的处理* 发生SIRS时应早期应用乌司他丁或糖皮质激素。CRRT能很好地清除血液中的炎性介质,同时调节体液、电解质平衡,因而推荐早期用于AP并发的SIRS,并有逐渐取代腹腔灌洗治疗的趋势。菌血症或脓毒症者应根据药物敏感试验结果调整抗生素,要由广谱抗生素过渡至使用窄谱抗生素,要足量足疗程使用。SAP合并或腹腔间隔室综合征(abdominal compartment syndrome,ACS)者应采取积极的救治措施,除合理的液体治疗、抗炎药物的使用之外,还可使用血液滤过、微创减压及开腹减压术等。

9. *中医中药* 单味中药(如生大黄、芒硝),复方制剂(如清胰汤、柴芍承气汤等)被临床实践证明有效。中药制剂通过降低血管通透性、抑制巨噬细胞和中性粒细胞活化、清除内毒素达到治疗功效。

10. *手术治疗* 在AP早期阶段,除因严重的ACS,均不建议外科手术治疗。在AP后期阶段,若合并胰腺脓肿和(或)感染,应考虑手术治疗。

11. *其他措施* 疼痛剧烈时考虑镇痛治疗。在严密观察病情下可注射盐酸哌替啶(杜冷丁)。不推荐应用吗啡或胆碱能受体拮抗药,如阿托品、消旋山莨菪碱(654-2)等,因前者会收缩Oddi括约肌,后者则会诱发或加重肠麻痹。免疫增强制剂和血管活性物质如前列腺素E。制剂、血小板活化因子拮抗药等,可考虑在

SAP 中选择性应用。益生菌可调节肠道免疫和纠正肠道内菌群失调，从而重建肠道微生态平衡，但目前对 SAP 患者是否应该使用益生菌治疗尚存争议。

急性胰腺炎临床处理流程见图 33-1。

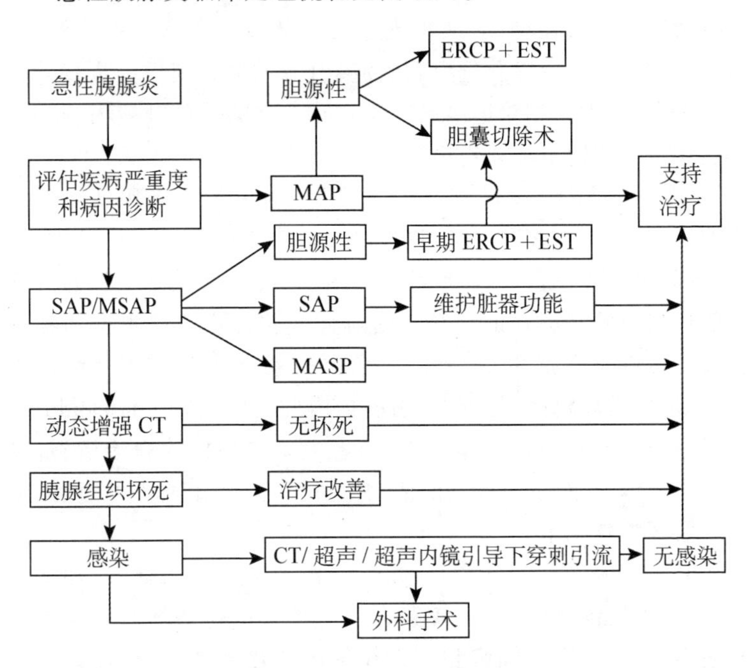


图 33-1 AP 临床处理流程

注：MAP 为轻度急性胰腺炎；MSAP 为中度急性胰腺炎；SAP 为重度急性胰腺炎；CT 为计算机断层扫描；ERCP 为内镜逆行胰胆管造影；EST 为内镜下十二指肠乳头括约肌切开术

【处方】

处方 1 用于轻症患者

(1)禁食

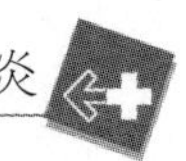

| | | |
|---|---|---|
| (2)0.9%氯化钠注射液 | 100 ml | 静脉滴注,每日1~2次 |
| 奥美拉唑 | 40mg | |
| 或 0.9%氯化钠注射液 | 100 ml | 静脉滴注,每日1~2次 |
| 兰索拉唑 | 30mg | |
| 或 0.9%氯化钠注射液 | 100 ml | 静脉滴注,每日1~2次 |
| 泮托拉唑 | 40mg | |
| (3)5%葡萄糖注射液 | 500 ml | 静脉滴注,每日1~2次 |
| 加贝脂 | 100 mg | |
| 或 5%葡萄糖注射液 或氯化钠注射液 | 500ml | 静脉滴注,每日1~2次 |
| 乌司他丁 | 10万U | |

(4)左氧氟沙星0.4 g,静脉滴注,每日1次

或 莫西沙星0.4g,静脉滴注,每日1次

| | | |
|---|---|---|
| 或 0.9%氯化钠注射液 | 100 ml | 静脉滴注,每日2次 |
| 头孢哌酮舒巴坦 | 2g | |
| 或 0.9%氯化钠注射液 | 100 ml | 静脉滴注,每日2次 |
| 头孢他啶 | 2g | |

(5)甲硝唑0.5 g,静脉滴注,8小时1次

或 替硝唑0.8 g,静脉滴注,每日1次

或 奥硝唑0.5 g,静脉滴注,12小时1次

(6)奥曲肽0.1 mg,皮下注射,8小时1次

| | | |
|---|---|---|
| (7)10%葡萄糖注射液 | 250 ml | 静脉滴注,每日1次 |
| 50%葡萄糖注射液 | 200 ml | |
| 8.5%复方氨基酸注射液 | 500 ml | |
| 20%中长链脂肪乳 | 250 ml | |
| 丙氨酰谷氨酰胺注射液 | 100 ml | |
| 多种微量元素注射液 | 10 ml | |
| 水溶性维生素注射液 | 10 ml | |

脂溶性维生素注射液10 ml
10%氯化钾注射液30 ml
胰岛素25 U

放入“三升袋”中

注:胰岛素的补充一般按每 4～20g 葡萄糖给予 1U 胰岛素,在输液过程中根据血糖水平调整胰岛素补充量。

处方 2　用于有明显低血钙和低血钾的患者

(1)禁食

(2)氯化钠注射液　100 ml
　　奥美拉唑　40 mg　｜静脉滴注,每日 1 次或 2 次

或 氯化钠注射液　100 ml
　　兰索拉唑　30mg　｜静脉滴注,每日 1 次或 2 次

或 氯化钠注射液　100 ml
　　泮托拉唑　40mg　｜静脉滴注,每日 1 次或 2 次

(3)5%葡萄糖注射液　500 ml
　　加贝脂　100 mg　｜静脉滴注,每日 1 次或 2 次

或 5%葡萄糖注射液
　　或氯化钠注射液　500ml
　　乌司他丁　10 万 U　｜静脉滴注,每日 2 次或 3 次

(4)左氧氟沙星 0.4 g,静脉滴注,每日 1 次

或 莫西沙星 0.4g,静脉滴注,每日 1 次

或 氯化钠注射液　100 ml
　　头孢哌酮舒巴坦　2g　｜静脉滴注,每日 2 次

或 氯化钠注射液　100 ml
　　头孢他啶　2g　｜静脉滴注,每日 2 次

(5)甲硝唑 0.5 g,静脉滴注,8 小时 1 次

或 替硝唑 0.8 g,静脉滴注,每日 1 次

或 奥硝唑 0.5 g,静脉滴注,12 小时 1 次

(6)奥曲肽 0.1 mg,皮下注射,8 小时 1 次

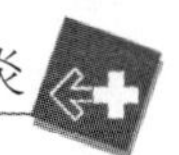

| (7)10%葡萄糖注射液 | 250 ml | 静脉滴注,每日1次 |
| --- | --- | --- |
| 50%葡萄糖注射液 | 200 ml | |
| 8.5%复方氨基酸注射液 | 500 ml | |
| 20%中长链脂肪乳 | 250 ml | |
| 丙氨酰谷氨酰胺注射液 | 100 ml | |
| 多种微量元素注射液 | 10 ml | |
| 水溶性维生素注射液 | 10 ml | |
| 脂溶性维生素注射液 | 10 ml | |
| 10%氯化钾注射液 | 45 ml | |
| 10%硫酸镁注射液 | 20ml | |
| 胰岛素 | 30 U | |

放入“三升袋”中

10%葡萄糖酸钙注射液每日 10~ 30 ml 加入适量葡萄糖溶液静脉注射或静脉滴注

处方3 用于腹部疼痛剧烈的患者,在处方1基础上加用

哌替啶(杜冷丁) 50 mg,立即肌内注射

处方4 用于重症

(1)禁食及胃肠减压

(2)生大黄每日 25~30 g,用开水 100~ 200 ml 浸泡 15~30 分钟后,去渣分3次服用或从胃管内注入

| (3)氯化钠注射液 | 100 ml | 静脉滴注,每日1次或2次 |
| --- | --- | --- |
| 奥美拉唑 | 40mg | |
| 或 氯化钠注射液 | 100 ml | 静脉滴注,每日1次或2次 |
| 兰索拉唑 | 30mg | |
| 或 氯化钠注射液 | 100 ml | 静脉滴注,每日1次或2次 |
| 泮托拉唑 | 40mg | |

| (4)5%葡萄糖注射液 | 500 ml | 静脉滴注,每日1次或2次 |
| --- | --- | --- |
| 加贝脂 | 100 mg | |

| | | |
|---|---|---|
| 或 5%葡萄糖注射液<br>或氯化钠注射液 | 500ml | 静脉滴注,每日2次或3次 |
| 乌司他丁 | 10万U | |

(5)左氧氟沙星0.4 g,静脉滴注,每日1次

或 莫西沙星0.4g,静脉滴注,每日1次

| | | |
|---|---|---|
| 或 氯化钠注射液 | 100 ml | 静脉滴注,每日2次 |
| 头孢哌酮舒巴坦 | 2g | |

| | | |
|---|---|---|
| 或 氯化钠注射液 | 100 ml | 静脉滴注,每日2次 |
| 头孢他啶 | 2g | |

(6)甲硝唑0.5 g,静脉滴注,8小时1次

或 替硝唑0.8 g,静脉滴注,每日1次

或 奥硝唑0.5 g,静脉滴注,12小时1次

(7)生长抑素(施他宁)每日6 mg(3mg+氯化钠注射液50ml,12小时1次),至症状改善时停药。疗程为5~7日,甚至更长。或奥曲肽(善宁) 100 μg,皮下注射,8~12小时1次。病情严重者可静脉滴注以维持治疗,每日0.3~0.6 mg,疗程同生长抑素(施他宁)

(8)0.9%氯化钠注射液或5%葡萄糖注射液,10 ml

前列地尔(凯时)1~2 ml(5~ 10 U),缓慢静脉注射,每日1次

| | | |
|---|---|---|
| 和(或) 5%葡萄糖注射液 | 100 ml | 静脉滴注,每日1次 |
| 丹参 | 20 ml | |

| | | |
|---|---|---|
| (9)10%葡萄糖注射液 | 250 ml | 静脉滴注,每日1次 |
| 50%葡萄糖注射液 | 200 ml | |
| 8.5%复方氨基酸注射液 | 500 ml | |
| 20%中长链脂肪乳 | 250 ml | |
| 丙氨酰谷氨酰胺注射液 | 100 ml | |
| 多种微量元素注射液 | 10 ml | |

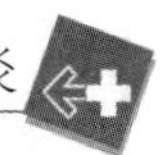

|  |
| --- |
| 水溶性维生素注射液10 ml |
| 脂溶性维生素注射液10 ml |
| 10%氯化钾注射液30 ml |
| 胰岛素25 U |
| 葡萄糖酸钙注射液10 ml |

放入"三升袋"中

处方5　用于伴有严重细菌感染的患者，在处方基础上，加强抗菌治疗

抗生素还可选择：

|  |  |  |
| --- | --- | --- |
| 0.9%氯化钠注射液或5%葡萄糖注射液 | 100 ml | 静脉滴注，6～8小时1次 |
| 亚胺培南(泰能) | 0.5 g | |
| 或 0.9%氯化钠注射液或5%葡萄糖注射液 | 250 ml | 静脉滴注，8小时1次 |
| 美罗培南(美平) | 1g | |
| 或 0.9%氯化钠注射液或5%葡萄糖注射液 | 50～100 ml | 静脉滴注，12小时1次 |
| 头孢吡肟(马斯平) | 1～2 g | |
| 或 0.9%氯化钠注射液或5%葡萄糖注射液 | 100 ml | 静脉滴注，6～12小时1次 |
| 哌拉西林钠他唑巴坦钠(特治星) | 4.5 g | |

处方6　用于伴有真菌感染的患者，在处方1基础上加用

氟康唑(大扶康)第1天　400 mg，静脉滴注，随后200 mg，静脉滴注，每日1次。

处方7　用于伴有低磷血症的患者

在处方1的基础上补充磷，按0.02～0.03 mmol/(kg·h)补充磷酸盐，每日复查血磷水平，直至达0.65 mmol/L后改用每日20 mmol维持；还可在"三升袋"中加入格利福斯10 ml，每日

1次。

注:格利福斯的主要成分是甘油磷酸钠,10 ml含无水甘油磷酸钠2.16 g(相当于磷10 mmol,钠20 mmol)。

处方8　下列中药方剂可在急性胰腺炎确诊后立即选用

(1)复方柴芍承气汤:治疗急性胰腺炎。

方剂组成:柴胡、白芍、黄芩、枳实、厚朴、玄明粉(冲)、生大黄(后下)各10 g。每日2剂,口服或灌肠,5日为1个疗程,视大便次数酌情减玄明粉,共用2个疗程。

(2)加味柴芍承气汤:治疗重症急性胰腺炎及其并发症,一旦确诊立即服用。

在柴芍承气汤中加味银杏叶,每剂煎成100～150 ml自鼻胃管内注入或口服,每日2～3次,直至患者腹痛缓解、腹胀基本消失、肠鸣恢复为止。

(3)疏肝清胰汤:治疗急性胰腺炎。

方剂组成:柴胡20 g,黄芩15 g,法半夏15 g. 枳壳15 g,生大黄(后下)15 g,玄明粉(兑服)10 g,厚朴15 g,延胡索20 g,川楝子15 g,金银花30 g,蒲公英15 g,竹茹15 g,茯苓15 g。伴见黄疸者加茵陈蒿20 g,栀子15 g,以清热利湿退黄。饮食予清淡半流质,忌肥甘辛辣,勿饱食。待腹痛、腹胀缓解,则去大黄、玄明粉,以清热理气和胃为主。疏肝清胰汤,每日1剂,水煎300 ml,分3次温服。

【注意事项】

1. 镇痛、解痉药的合理应用　不推荐应用吗啡或胆碱能受体阻滞药,如阿托品、山莨菪碱等,因吗啡会收缩胆胰壶腹括约肌,胆碱受体阻滞药则会诱发或加重肠麻痹。

2. 禁食的时间　在患者腹痛、腹胀减轻或消失、肠道动力恢复或部分恢复时可以考虑开放饮食,不以血清淀粉酶活性高低作为开放饮食的必要条件。

3. 抗生素的应用　对于非胆源性MAP不推荐常规使用抗生素,对于胆源性MAP或SAP应常规使用抗生素。胰腺感染的

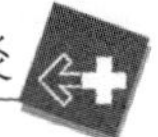

致病菌主要为革兰阴性菌和厌氧菌等肠道常驻菌,抗生素的应用应遵循抗菌谱为革兰阴性菌和厌氧菌为主、脂溶性强、有效通过血胰屏障等三大原则。要注意真菌感染的诊断,临床上无法用细菌感染来解释发热等表现时,应考虑到真菌感染的可能,可经验性应用抗真菌药,同时进行血液或体液真菌培养。

4. 营养支持　营养支持已在临床广泛应用,挽救了大量急性重症胰腺炎患者的生命,但如果应用不当,会导致严重并发症,再灌食综合征就是其中一种,表现为患者接受营养支持时出现心肺功能障碍、感觉异常、葡萄糖耐量降低和神经精神症状,严重者可致死亡。再灌食综合征指在TPN(全肠外营养)或TEN(全肠内营养)时发生的严重的体液和电解质紊乱,特别是与磷的缺乏有关。磷主要存在于细胞内,血磷是临床唯一判断机体是否缺磷的客观指标。为避免诱发再灌食综合征,SAP患者接受TPN时应密切监测血清磷、镁、钾和血糖水平;糖尿病患者或糖耐量异常者,糖的输入速度应减慢且必须严密监测尿糖、血糖;在营养支持实施的前3日,或胰岛素剂量有任何变化时,应每天监测血糖直至指标稳定;血清电解质(钠、钾、氯、钙、镁和磷)必须在营养支持的前3日每天监测1次,指标稳定后每周仍应随访1次。营养支持应循序渐进,更重要的是随时对治疗中的患者进行营养分析,制定个体化、规范化营养支持方案,适时应用肠内营养,预防再灌食综合征。进行肠内营养时,应注意患者的腹痛、肠麻痹、腹部压痛等胰腺炎症状和体征是否加重,并定期复查电解质、血脂、血糖、总胆红素、血清白蛋白水平、血常规及肾功能等,以评价机体代谢状况,调整肠内营养的剂量。

5. 急性胰腺炎时,禁食不禁药(中药)

## 第二节　慢性胰腺炎

慢性胰腺炎(chronic pancreatitis,CP)是指各种病因引起的胰腺组织和功能不可逆的慢性炎症性疾病，其病理特征为胰腺腺泡萎缩、破坏和间质纤维化。临床以反复发作的上腹部疼痛和（或）胰腺外、内分泌功能不全为主要表现，可伴有胰腺实质钙化、胰管扩张、胰管结石和胰腺假性囊肿形成等。慢性胰腺炎的致病因素较多，且常常是多因素作用的结果。酗酒是主要的因素之一，西方国家占60%以上，我国约占35%。其他致病因素有高脂血症、高钙血症、胰腺先天性异常、胰腺外伤或手术、自身免疫性疾病、基因突变或缺失等。20%～30%的患者致病因素不明确。

【诊断要点】

诊断标准：①典型的临床表现（反复发作上腹痛或急性胰腺炎等）；②影像学检查提示胰腺钙化、胰管结石、胰管狭窄或扩张等；③病理学特征性改变；④胰腺外分泌功能不全表现。②或③可确诊；①＋④拟诊。

1. 临床表现

（1）腹痛是CP的主要临床症状，典型表现为发作性上腹部疼痛，放射到背部，但压痛较轻，腹痛可因进食、饮酒而诱发。3%～20%的患者可无明显腹痛。

（2）外分泌不全的症状：早期出现食欲缺乏、上腹部饱胀，后期可出现腹泻、脂肪泻，营养不良、消瘦。部分患者可出现脂溶性维生素吸收不良的症状，如牙龈出血、皮肤粗糙。

（3）内分泌不全的症状：糖耐量异常，后期有明显的糖尿病。

（4）各种并发症及相关表现：胰液潴留性囊肿或假性囊肿、胆道梗阻、十二指肠梗阻、胰源性门脉高压、胰性腹水等并发症，并可以出现相关性症状和体征。约20%患者以内、外分泌功能障碍的临床表现为首发症状，而无腹痛症状。

（5）体重减轻：由于机体对蛋白质、脂肪、糖的利用受限，可导致低蛋白血症和营养不良。

2. 体征　上腹部压痛，急性发作时可有腹膜刺激征。当并发巨大假性囊肿时可扪及包块。当胰头显著纤维化或假性囊肿压

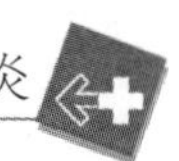

迫胆总管下段，可出现黄疸。由于消化吸收功能障碍可导致消瘦，亦可出现其他并发症相关的体征。

3. 影像诊断

(1)X线：部分患者可见胰腺区域的钙化灶、阳性结石影。腹部超声：根据胰腺形态、回声和胰管变化可作为CP的初筛检查，但诊断的敏感度不高。CT/MRI/MRCP：CT显示胰腺增大或缩小、轮廓不规则、胰腺钙化、胰管不规则扩张或胰腺假性囊肿等改变。MRI对CP的诊断价值与CT相似，但对钙化和结石的显示不如CT。MRCP可显示胰管扩张的程度和结石位置，并能明确部分CP的病因。

(2)内镜超声(EUS)：对CP的诊断优于腹部超声，诊断敏感度约80%。主要表现为胰实质回声增强、主胰管狭窄或不规则扩张及分支胰管扩张、胰管结石、假性囊肿等。

(3)内镜逆行胰胆管造影术(ERCP)：是诊断CP的重要依据，可见胰管狭窄及扩张、结石。轻度CP：胰管侧支扩张或阻塞(超过3个)，主胰管正常。中度CP：主胰管狭窄及扩张。重度CP：主胰管阻塞、狭窄、结石、钙化，有假性囊肿形成。

4. 实验室检查　急性发作期可见血清淀粉酶升高，如合并胸、腹水，胸、腹水中的淀粉酶含量往往明显升高。血糖测定及糖耐量试验可反映胰腺内分泌功能。CP也可出现血清CA19-9增高，如明显升高，应警惕合并胰腺癌的可能。胰腺外分泌功能试验：胰腺外分泌功能检查多为无创性检查，是诊断的参考依据，但目前开展的试验敏感度较差。其他相关检查：有条件可行$IgG_4$和血钙、血脂、甲状旁腺素、病毒等检查以明确CP的病因。

5. CP的病理变化　CP的基本病理变化包括不同程度的腺泡破坏、胰腺间质纤维化、导管扩张和囊肿形成等。按其病理变化可分为慢性钙化性胰腺炎、慢性梗阻性胰腺炎和慢性炎症性胰腺炎。慢性钙化性胰腺炎最多见，表现为散发性间质纤维化及腺管内蛋白栓子、结石形成及腺管的损伤；慢性阻塞性胰腺炎因主胰管局部阻塞、导管狭窄导致近端扩张和腺泡细胞萎缩，由纤维组织取代；慢性炎症性胰腺炎主要表现为胰腺组织纤维化和萎缩及单核细胞浸润。出现并发症时，也可见胰腺外器官的病理变化，如胆管梗阻、门静脉受压、血栓形成等。

胰腺标本的获取：手术活检是理想的标本，也可经 EUS 及 CT 或腹部超声引导下的穿刺活检获得。

【治疗要点】

CP 的治疗原则为祛除病因、控制症状、改善胰腺功能、治疗并发症和提高生活质量等。

1. *一般治疗*　CP 患者须禁酒、戒烟、避免过量高脂、高蛋白饮食。长期脂肪泻患者，应注意补充脂溶性维生素、维生素 $B_{12}$ 及叶酸，适当补充各种微量元素。

2. *内科治疗*

(1)急性发作期的治疗：治疗原则同急性胰腺炎。

(2)胰腺外分泌功能不全的治疗：主要应用外源性胰酶制剂替代治疗并辅助饮食疗法。胰酶制剂对缓解胰源性疼痛也具有一定作用。首选含高活性脂肪酶的超微微粒胰酶胶囊，并建议餐中服用。疗效不佳时可加服质子泵抑制药、$H_2$受体阻滞药等抑酸药物。

(3)糖尿病：采用强化的常规胰岛素治疗方案，维持 CP 患者最佳的代谢状态。由于 CP 合并糖尿病患者对胰岛素较敏感，应注意预防低血糖的发生。

(4)疼痛的治疗。①一般治疗。轻症患者可经戒酒、控制饮食缓解。②药物治疗：止痛药、胰酶制剂和生长抑素及其类似物。③梗阻性疼痛可行内镜治疗，非梗阻性疼痛可行 CT 或 EUS 引导下腹腔神经阻滞术。④上述方法无效时可考虑手术治疗。

3. *内镜介入治疗*　CP 的内镜治疗主要用于胰管减压和取石，缓解胰源性疼痛、提高生活质量，术式包括胰管扩张、支架置入、取石、碎石、囊肿引流等。对内镜取出困难的、＞5mm 的胰管

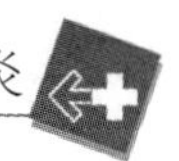

结石，可行体外震波碎石术（ESWL）。ESWL碎石成功率达95%以上，结合内镜治疗，结石清除率可达70%～85%。

4. 外科治疗 手术治疗分为急诊手术和择期手术。

（1）急诊手术适应证：CP并发症引起的感染、出血、囊肿破裂等。择期手术适应证：①内科和介入治疗无效者；②压迫邻近脏器导致胆道、十二指肠梗阻，内镜治疗无效者，以及左侧门脉高压伴出血者；③假性囊肿、胰瘘或胰源性腹水，内科和介入治疗无效者；④不能排除恶变者。

（2）手术方式：手术治疗的原则是用尽可能简单的术式缓解疼痛、控制并发症、延缓胰腺炎症进展和保护内、外分泌功能。术式的选择需要综合考虑胰腺炎性包块、胰管梗阻及并发症等因素。主胰管扩张、无胰头部炎性包块，可以采用胰管空肠侧侧吻合术；胰头部炎性包块、胰头多发性分支胰管结石，合并胰管、胆管或十二指肠梗阻，可考虑行标准的胰十二指肠切除术或保留幽门的胰十二指肠切除术；保留十二指肠的胰头切除术在保留十二指肠和胆道完整性的同时，既切除了胰头部炎性包块，又能够解除胰管及胆道的梗阻，主要术式包括Beger手术、Frey手术和Beme手术；炎性病变或主胰管狭窄集中于胰体尾部，可以采用切除脾或保脾的胰体尾切除术；对于全胰广泛炎性改变和多发分支胰管结石，不能通过胰腺部分切除或胰管切开等方式达到治疗目的者，可考虑全胰切除、自体胰岛移植。

5. CP的治疗流程 CP的治疗应是内科、外科、内镜、麻醉以及营养等多学科的综合治疗，鉴于内镜介入治疗具有微创和可重复性等优点，可作为一线治疗。

【处方】

处方1 有消化不良症状的患者

胰酶肠溶胶囊（得每通）2～4粒，每日3次（开始进餐时）

或 复方消化酶胶囊（达吉）1～2粒，每日3次（餐后）

或 多酶片 2～3粒，每日3次（餐前）

处方2　用于上腹痛明显的患者

在处方1的基础上加用：

(1)塞来昔布(西乐葆)200 mg,口服,每日1次或2次

或 布洛芬缓释片(芬必得)0.3g,口服,每日2次

或 阿托品0.5 mg,肌内注射,必要时

(2)奥美拉唑20mg,口服,每日2次

或 埃索美拉唑镁(耐信)20～40mg,口服,每日1次

或 兰索拉唑30mg,口服,每日1次

或 雷贝拉唑10mg,口服,每日1次

(3)奥曲肽200 μg,皮下注射,8小时1次

处方3　用于上腹痛较严重的患者

在处方1的基础上加用：

曲马多缓释片(奇曼丁)50～100 mg,口服,每日2次

或 布桂嗪(强痛定)50～100 mg,肌内注射,必要时

处方4　用于上腹痛严重的患者

将50%的乙醇20～50ml在放射引导下注入腹腔神经丛,能使疼痛缓解或减轻数小时至数月,约60%的患者对这种疗法有效。

【注意事项】

1. 服用胰酶制剂的同时应服用抗酸剂　这是因为脂肪酶在pH4.0以下会被灭活,胰蛋白酶在pH低于3.0时也会被灭活,为了增强胰脂肪酶等胰酶制剂的有效性,服用胰酶制剂的同时应服用抗酸剂如碳酸氢钠、氢氧化铝或$H_2$受体阻滞药,以提高胃和十二指肠内的pH。为了避免碳酸氢钠、氢氧化铝的不良反应,近年来多主张餐前先服用$H_2$受体阻滞药如法莫替丁20mg,而后再服用胰酶制剂,这样做更有利于最大限度地改善脂肪泻等症状。

2. 胰酶制剂的不良反应　由于胰腺提取物中含有8%～10%的核酸,故给予治疗剂量的胰酶制剂后会使核酸的分解代谢亢进,少数患者可引起尿酸生成过多而发生高尿酸血症。

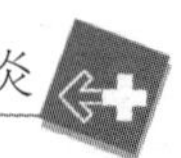

3. *上腹痛治疗的注意事项* 上腹痛时除给予药物治疗外，禁酒是非常必要的，绝对禁酒后可使75%患者的疼痛症状得到显著缓解，但也有部分患者在停止饮酒后疼痛仍未能得到缓解。在使用麻醉性止痛药时，应掌握短期使用这一原则，因为长期使用麻醉药可能会导致患者对药物产生依赖性。另外大剂量吗啡可增高肝胰壶腹括约肌的张力，故不宜采用。

4. *胰源性糖尿病治疗的注意事项* 这类患者的糖尿病常为脆性糖尿病，一旦给予外源胰岛素过多而导致低血糖出现时，患者的血糖较难自行恢复正常，在使用胰岛素时必须特别注意这一点，对这类病人的治疗必须加强观察，同时注意对患者的个体化处理。若患者已经完全没有胰岛素分泌时，必须每天注射胰岛素，一旦漏了一天，则极易发生糖尿病酮症酸中毒。

5. *胃肠外营养* 对少数胰腺外分泌功能严重丧失的晚期慢性胰腺炎患者，可采用静脉高营养治疗。

## 第三节 自身免疫性胰腺炎

自身免疫性胰腺炎(autoimmune pancreatitis，AIP)是一种以梗阻性黄疸、腹部不适等为主要临床表现的特殊类型的胰腺炎。AIP由自身免疫介导，以胰腺淋巴细胞及浆细胞浸润并发生纤维化、影像学表现胰腺肿大和胰管不规则狭窄、血清$IgG_4$水平升高、类固醇激素疗效显著为特征。

【诊断要点】

1. *年龄及性别* 50岁以上者较为多见，男性发病率高于女性。

2. *症状* 起病隐匿，约有15%的患者无症状。临床上常以无痛性梗阻性黄疸作为首发症状。部分患者可有不同程度的腹痛，疼痛部位主要位于上中腹部，疼痛性质以胀痛为主，可放射至腰背部。此外，亦可表现为恶心、呕吐、腹泻、乏力、体重减轻、皮肤瘙痒、血糖升高等非特异症状。

3. 体征　患者皮肤巩膜黄染是最常见体征，由于胰管狭窄的程度不等，患者的黄疸表现轻重不一。部分患者可于上中腹部触及肿大的胰腺或包块，可有压痛。极少数患者可有浅表淋巴结的肿大。

4. 胰腺外表现　约有半数以上的患者可伴随胰腺外器官受累。包括胆管炎、腹腔或纵隔淋巴结肿大、间质性肾炎、腹膜后纤维化、涎腺炎以及肺间质纤维化等表现。

5. 血清学检查　$IgG_4$ 升高是诊断自身免疫性胰腺炎最具有价值的血清学指标。$IgG_4$ 是 IgG 家族的一种亚型。$IgG_4$ 升高对于自身免疫性胰腺炎诊断的敏感性在 70%以上，特异性在 90%以上。此外，在自身免疫性胰腺炎的患者常伴有自身抗体，如类风湿因子、抗核抗体、抗乳铁蛋白抗体和碳酸酐酶Ⅱ抗体的阳性表达。故 $IgG_4$ 联合血清总 IgG 以及自身抗体的检测能提高自身免疫性胰腺炎诊断的准确率。少数患者可有糖类抗原 19-9(CA19-9)与癌胚抗原(CEA)的升高。

6. 影像学检查　在自身免疫性胰腺炎的诊断中具有重要的意义。常用的检查方法包括增强 CT/MRI、磁共振胰胆管成像(MRCP)、超声内镜(EUS)、逆行胰胆管造影(ERCP)及胆管内超声(IDUS)等。自身免疫性胰腺炎的影像学表现：①胰腺呈弥漫性、局限性或局灶性肿大，“腊肠样”改变是该病的典型表现。局灶性增大常表现为局部低回声包块(易与胰腺癌混淆)。②主胰管呈局灶、节段性或弥漫性狭窄，不规则狭窄是特征性改变。③胆总管下段、中段狭窄，可累及肝内胆管，类似原发性硬化性胆管炎的表现；也可表现为下段狭窄，中上段扩张，呈现“双管征”。④胰周组织呈现炎性表现，由于胰周积液，炎性反应或脂肪组织纤维化而出现胰周“鞘膜征”。

7. 组织病理学　特征性组织病理学表现是胰腺组织有淋巴浆细胞浸润伴小叶间导管纤维化，称之为淋巴浆细胞性硬化性胰

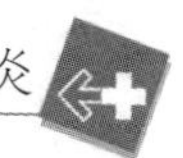

腺炎(LPSP),对淋巴浆细胞浸润的胰腺组织进行免疫组化染色并计算 $IgG_4$ 细胞的阳性率对于诊断自身免疫性胰腺炎具有一定的价值。

8. 诊断标准

(1)影像学(2条同时具备):①胰腺实质影像学呈腺体呈弥漫性/局限性/局灶性增大,有时伴右包块(或)低密度边缘;②胰胆管影像学呈弥漫性/局限性/局灶性胰管狭窄,常伴有胆管狭窄。

(2)血清学(2条具备其中1条):①血清 IgG 或 $IgG_4$ 水平升高;②自身抗体阳性。

(3)组织学:胰腺病变部位活检示淋巴浆细胞浸润伴小叶间导管纤维化,有大量 $IgG_4^+$ 细胞浸润。

(4)实验性治疗:激素治疗有效。

【治疗要点】

1. 激素治疗　由于该疾病与自身免疫相关,糖皮质激素治疗常有效。部分患者激素减量或停药后出现症状复发,再次使用激素仍可有效。

2. 免疫抑制药　对于诊断明确的患者,如对糖皮质激素反应较差或糖皮质激素治疗无效时可考虑给予免疫抑制药治疗,但疗效尚不明确。

3. 手术治疗　针对梗阻性黄疸的患者可行内镜下支架置入术。

【处方】

泼尼松起始剂量0.6～1.0mg/(kg·d),用药2～4周后根据治疗效果调整激素用量,维持剂量为每日2.5～5.0mg。根据疾病活动程度以及激素相关不良反应可维持治疗1～3年。

【注意事项】

临床上对于自身免疫性胰腺炎的诊断具有一定的难度,尤其是与胰腺癌的鉴别。在亚洲、欧洲与北美具有不同的诊断标准,尚未达成共识。$IgG_4^+$ 细胞＞10个/高倍视野在手术切除标本中的特异性仅为70%左右，而在胰腺癌患者中约有37%的病例表现为$IgG_4^+$细胞>10个/高倍视野，因此在胰腺组织中$IgG_4^+$细胞浸润的诊断价值尚有待进一步验证。

（尹文杰　宋　慧）

# 第34章

# 胰腺假性囊肿

胰腺假囊肿(pancreatic pseudocyst,PPC)是在胰腺炎、胰腺坏死、外伤、胰管近端梗阻等致胰腺实质或胰管破裂的基础上,由外漏的胰液、血液和坏死组织等积液积聚于胰腺周围,如胃、小网膜及大网膜内,刺激胰腺周围组织,结缔组织增生而形成的囊肿,囊壁由肉芽组织或纤维组织构成,无上皮细胞内衬。PPC多继发于急、慢性胰腺炎和胰腺损伤,一般为圆形或类圆形,形状不规则或形成多发腔室,直径多在2～35cm,囊液容量一般为10～6000ml,并因为存在陈旧性积血和坏死组织囊液成黄色或棕色水样。囊液中含有淀粉酶、脂肪酶和蛋白酶,但多无活性。由于囊壁的炎性反应可发生与周围组织的粘连,并因肉芽组织形成囊壁不断增厚,囊肿可向各个方向不断扩大,压迫周围脏器,并可导致相关临床并发症。

【诊断要点】

1. 临床表现　少数假性囊肿无症状,仅在B超检查时发现,大多数病例临床症状系由囊肿压迫邻近脏器和组织所致,80%～90%发生腹痛,疼痛部位大多在上腹部,疼痛范围与囊肿位置有关,常向背部放射,疼痛的发生系由于囊肿压迫胃肠道,后腹膜,腹腔神经丛,以及囊肿和胰腺本身炎症所致,恶心、呕吐者有20%～75%;食欲下降者有10%～40%,体重下降见于20%～65%的病例,发热常为低热,腹泻和黄疸较为少见,囊肿如果压迫幽门可导致幽门梗阻;压迫十二指肠可引起十二指肠淤积及高位肠梗阻;压迫胆总管可引起阻塞性黄疸;压迫下腔静脉引起下腔静脉梗阻症状及下肢水肿;压迫输尿管可引起肾盂积水等,纵隔内胰腺假性囊肿可有心、肺和食管压迫症状,发生胸痛、背痛,吞咽困难,颈静脉怒张等,如果假性囊肿伸展至左腹股沟,阴囊或直肠子宫陷凹等处,可出现直肠及子宫受压症状。

2. 胰腺假性囊肿的临床表现特点　主要是根据急性或慢性胰腺炎所处的阶段。急性囊肿时,表现为病情的延续,患者处于急性胰腺炎的情况下而不能很快好转,发热、上腹部胀痛和压痛、肿块、腹胀、胃肠道功能障碍等;严重的可出现多种并发症。后期的病例,假性囊肿壁已经成熟,周围的炎症改变已经消退,此时临床诊断的要点包括:①急性胰腺炎发作的病史;②上腹部疼痛不适及胃肠功能障碍;③上腹部肿物;④尿淀粉酶可升高或不升高。

3. 慢性胰腺假性囊肿　多发生在慢性复发性胰腺炎的基础上,当囊肿体积不很大,特别是位于胰腺尾部时,临床上扪不到上腹部肿块,主要表现为慢性胰腺炎的症状,如上腹部及腰背部痛、脂肪消化功能障碍、糖尿病等。上腹痛、慢性胰腺炎、脾大、上消化道出血肝功能正常是此症的特征。

4. 体格检查　50%～90%患者上腹部或左季肋部有包块可扪及,包块如球状,表面光滑,鲜有结节感,但可有波动感,移动度不大,常有压痛。约10%的患者可见有黄疸。

5. 血清淀粉酶　在30%～50%患者中血清淀粉酶有增高。

6. B超检查　B超检查是诊断胰假性囊肿的一项简便而有效的手段,典型者于上腹可探及一位置明确,范围肯定的液性暗区,B超对鉴别包块和囊肿特别有助,对胰假性囊肿的诊断正确率可达73%～91%,动态的超声探查可了解囊肿大小的改变,此外,在B超引导下,可作囊穿刺,抽取囊液做生化和细胞学检查。

7. CT检查　在CT扫描图上胰假性囊肿为边缘光滑的圆形或卵圆形密度均匀减低区,如CT检查显示有气液平面,说明有感染性脓肿形成。

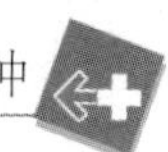

8. X线检查 X线钡剂检查对胰腺假性囊肿亦有定位价值，除可排除胃肠腔内病变外，尚可见到囊肿对周围脏器的压迫和移位征象，如在胃后有大的假性囊肿存在，钡剂可显示胃向前推移，胃小弯亦可受压，胰头部假性囊肿可使十二指肠曲增宽，横结肠向上或向下移位，腹部平片偶可发现胰腺钙化阴影。

9. ERCP 通过ERCP可确定囊肿的存在和位置，并有助于与胰腺癌相鉴别，假性囊肿时ERCP表现有囊肿充盈；主胰管梗阻，梗阻端呈锥形或截然中断；胆总管受压移位；约有半数假性囊肿不与主胰管沟通，故胰管造影正常不能否定诊断，ERCP亦可检查有否瘘管存在，但ERCP可促使继发感染或使炎症扩散，故在诊断业已肯定的病例，不宜列为常规检查。

10. 选择性动脉造影 选择性动脉造影对假性囊肿有肯定的诊断价值，能显示病变部位，囊肿区呈无血管区，并见邻近血管移位变形，该项检查能正确地诊断血管受侵情况，确定有否出血和出血来源，判断囊壁内有否假性动脉瘤存在，血管造影对判断假性囊肿是否侵入脾内，较B超和CT更有价值。

【治疗要点】

治疗方法的选择应根据症状及并发症的有无、囊肿的大小及时间长短等多种因素决定。急性假性囊肿，应先观察；体积较大的慢性假性囊肿多不能自行吸收，若有症状（持续性腹痛和背痛等）应尽早手术，减少囊肿破裂等严重并发症的发生。

1. 保守治疗 通过禁食、补液、抗炎、胃肠减压、胃肠外营养和抑制胰液分泌等治疗，一般效果良好，囊肿也多自行消退。早期使用生长抑素及其类似物奥曲肽（善得定）（sandostatin）等抑制胰液分泌可使囊肿缩小甚至消失。注意维持水电解质平衡，进行胃肠外营养支持等；应用抗生素：早期用能通过血-胰屏障的抗生素预防和治疗胰腺感染，如喹诺酮类；中晚期选用广谱抗生素如第三代头孢菌素。

2. 介入治疗

(1)经皮抽吸及经皮置管引流：在 CT 或 B 超引导下经皮穿刺置管引流，可免除反复抽吸，尤适用于与胰管交通的假性囊肿。

(2)内镜下引流：适应证如下。①囊肿在 6 周以上，有治疗指征且排除肿瘤；②CT 或超声内镜证实囊肿同胃或十二指肠粘连紧密，内镜下胃或十二指肠受压内突，囊肿壁与胃肠壁距离＜1cm；③囊肿壁＜1cm。其治疗方式有内镜下经乳头囊肿引流术、内镜下胰腺假囊肿胃肠置管引流术及超声引导下胰腺假囊肿胃肠道置管引流术。

3. 外科手术治疗　多数认为以延期手术为宜，以便有足够的时间让囊肿壁形成成熟的纤维化包膜。过早手术常由于囊壁松脆，不能有效地缝合，术后易发生吻合处断裂。最佳的方案是在观察期内以 B 超随访，观察囊肿有无消散或增大。如一旦发现囊肿增大或 7 周后仍不能自行消散，应做手术。常用的手术方式有三类：囊肿摘除术、囊肿引流术、胰切除术。

【处方】

处方 1　用于有消化不良症状的患者

　　胰酶肠溶片(得每通)2～4 粒，口服，每日 3 次，开始进餐时

或 复方阿嗪米特肠溶片 1～2 片，口服，每日 3 次

或 米曲菌胰酶片(慷彼申)1 片，口服，每日 3 次，整片吞服，不可咀嚼服用

或 复合消化酶(达吉)1～2 粒，口服，每日 3 次，餐后服用

或 多酶片 2～3 片，口服。每日 3 次，餐前服

或 复方消化酶胶囊 1～2 粒，口服，每日 3 次，饭后服

处方 2　轻微疼痛的患者

(1)胰酶肠溶片(得每通)2～4 粒，口服，每日 3 次，开始进餐时

或 复方阿嗪米特肠溶片 1～2 片，口服，每日 3 次

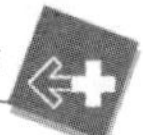

或 米曲菌胰酶片(慷彼申)1 片,口服,每日 3 次,整片吞服,不可咀嚼服用

或 复合消化酶(达吉)1～2 粒,口服,每日 3 次,餐后服用

(2)奥曲肽(善宁)0.1 mg,皮下注射,8 小时 1 次

处方 3　腹痛明显者

处方 4　腹痛可用抗胆碱能药物,也可用一般止痛药

阿托品 0.5mg,肌内注射,必要时

或 山莨菪碱 5～10mg,肌内注射,必要时

或 塞来昔布 200mg,口服。每日 2 次

或 布洛芬缓释片 0.3g,口服,每日 2 次

处方 5　需要禁食者

| | | |
|---|---|---|
| (1)0.9%氯化钠注射液 | 100ml | 静脉滴注,每日 1 次 |
| 奥美拉唑 | 40mg | |

| | | |
|---|---|---|
| (2)10%葡萄糖注射液 | 250 ml | 静脉滴注,每日 1 次 |
| 50%葡萄糖注射液 | 200 ml | |
| 8.5%复方氨基酸注射液 | 500 ml | |
| 20%中长链脂肪乳 | 250 ml | |
| 5%葡萄糖 0.9%氯化钠注射液 | 250 ml | |
| 丙氨酰谷氨酰胺注射液 | 100 ml | |
| 多种微量元素(Ⅱ)注射液 | 10 ml | |
| 水溶性维生素注射液 | 10 ml | |
| 脂溶性维生素注射液 | 10 ml | |
| 10%氯化钾注射液 | 30 ml | |
| 胰岛素 | 25 U | |

放入“三升袋”中

(3)奥曲肽(善宁)0.1 mg,皮下注射,8 小时 1 次

处方 6　有感染存在时

(1)左氧氟沙星氯化钠注射液(可乐必妥)0.5g,静脉滴注,每日 1 次

或 莫西沙星注射液(拜复乐)400mg,静脉滴注,每日1次

或 0.9%氯化钠注射液 100ml<br>注射用头孢哌酮<br>钠舒巴坦钠(舒普深) 2g ｜ 静脉滴注,每日2次

或 0.9%氯化钠注射液 100ml<br>注射用头孢他啶(复达欣) 2g ｜ 静脉滴注,每日2次

或 注射用亚胺培南西司他丁钠(泰能)0.5g,静脉滴注,8小时1次

(2)甲硝唑0.5g,静脉滴注,8小时1次

或 替硝唑0.8g,静脉滴注,每日1次

【注意事项】

1. 肠外营养液中的胰岛素补充一般按每4～20 g葡萄糖给予1U胰岛素,在输液过程中根据血糖水平调整胰岛素补充量。

2. 对于囊肿直径偏小,而且由急性胰腺炎引起者,可先采用内科保守治疗。

3. 经皮穿刺置管引流时,为了预防感染引流管应反复冲洗。

4. 内镜引流的相对禁忌证:①引流囊肿壁与胃腔距离超过1cm者;②多发假性囊肿引起感染的风险高;③有出血性疾病或者凝血功能障碍者;④无症状者、体弱者和老年人可观察和等待。

5. 大部分胰腺假性囊肿可自然吸收,最近研究表明,6周以后至1年仍有60%及57%的假性囊肿能自行吸收,5～6cm的囊肿有40%左右能自行吸收,甚至＞10cm的囊肿也有27%的能自行吸收,并发症只有3%及9%。所以认为约1/2的假性囊肿患者只需在B超或CT追踪下观察等待,不需治疗,只有少数患者(10%)发生严重的、威胁生命的并发症,虽然囊肿越大越不容易吸收,但不应将囊肿超过12周或＞6cm作为需要治疗的绝对指征,只有当患者出现与囊肿有关的明显症状及并发症时,或观察期间囊肿增大,才需治疗。

(曹纪伟 宋 慧)

# 第35章

# 胰 腺 癌

胰腺癌(pancreatic carcinoma)是一种恶性程度很高,诊断和治疗都很困难的消化道恶性肿瘤,约90%为起源于腺管上皮的导管腺癌,即胰腺外分泌腺癌。胰腺癌的临床表现取决于癌肿的位置、病程早晚、胰腺破坏程度,有无转移及邻近器官累及等情况。其临床特点是病程短、进展快、迅速恶化。本病发病率男性高于女性,男女之比为(1.5～2)∶1,男性患者远较绝经前的妇女多见,绝经后妇女的发病率与男性相仿。胰腺癌早期的确诊率不高,手术病死率较高,5年生存率<1%,是预后最差的恶性肿瘤之一。一般认为吸烟、高脂饮食和体重指数超标可能是胰腺癌的主要危险因素。另外,糖尿病、过量饮酒及慢性胰腺炎等与胰腺癌的发生也有一定关系。

【诊断要点】

1. 临床表现　胰腺癌最多见的是上腹部饱胀不适、疼痛、消瘦及食欲缺乏。

(1)腹痛:疼痛是胰腺癌的主要症状,不管癌位于胰腺头部或体尾部均有疼痛。除中腹或左上腹、右上腹部疼痛外,少数病例主诉为左右下腹、脐周或全腹痛,甚至有睾丸痛,易与其他疾病相混淆。当癌累及内脏包膜、腹膜或腹膜后组织时,在相应部位可有压痛。

(2)黄疸:黄疸是胰腺癌,特别是胰头癌的重要症状。黄疸属于梗阻性,伴有小便深黄及陶土样粪,是由于胆总管下端受侵犯或被压所致。黄疸为进行性,虽可以有轻微波动,但不可能完全消退。黄疸的暂时减轻,在早期与壶腹周围的炎症消退有关,晚期则由于侵入胆总管下端的肿瘤溃烂腐脱,壶腹肿瘤所产生的黄疸比较容易出现波动。胰体尾癌在波及胰头时才出现黄疸。有些胰腺癌患者晚期出现黄疸是由于肝转移所致。约 1/4 的患者合并顽固性的皮肤瘙痒,往往为进行性。

(3)消化道症状:最多见的为食欲缺乏,其次有恶心、呕吐,可有腹泻或便秘甚至黑粪,腹泻常常为脂肪泻。食欲缺乏和胆总管下端及胰腺导管被肿瘤阻塞,胆汁和胰液不能进入十二指肠有关。胰腺的梗阻性慢性胰腺炎导致胰腺外分泌功能不良,也必然会影响食欲。少数患者出现梗阻性呕吐。约 10% 患者有严重便秘。由于胰腺外分泌功能不良而致腹泻:脂肪泻为晚期的表现,但较罕见。胰腺癌也可发生上消化道出血,表现为呕血、黑粪。脾静脉或门静脉因肿瘤侵犯而栓塞,继发门静脉高压症,也偶见食管胃底静脉曲张破裂大出血。

(4)消瘦、乏力:胰腺癌和其他癌不同,常在初期即有消瘦、乏力。

(5)腹部包块:由于胰腺深在后腹部,故体检难摸到,腹部包块系癌肿本身发展的结果,位于病变所在处,如已摸到肿块,多属进行期或晚期。慢性胰腺炎也可摸到包块,与胰腺癌不易鉴别。

(6)其他:此外,患者可出现胰源性糖尿病或者长期患糖尿病的患者近来病情加重;晚期胰腺癌患者出现游走性血栓性静脉炎或动脉血栓形成;部分患者尚可有小关节红、肿、痛、热、关节周围皮下脂肪坏死及原因不明的睾丸痛等;部分胰腺癌患者可表现焦虑、急躁、抑郁、个性改变等精神症状;晚期可出现腹水,多为癌的腹膜浸润、扩散所致。

2. 影像学检查

(1)超声检查:腹部超声是胰腺癌普查和诊断的首选方法。其特点是操作简便、无损伤、无放射性可多轴面观察,并能较好地

 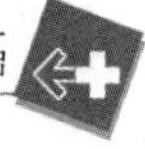

显示胰腺内部结构、胆道有无梗阻及梗阻部位。超声的局限性是视野小，容易受胃、肠道内气体以及体型的影响。同时还应强调，超声受检查医生的水平、经验、观念及所用设备的影响较大，有一定的主观性，必要时要结合增强CT和磁共振(MRI)及化验检查等综合考虑。

(2)CT/CTA：是诊断胰腺疾病的常用影像技术。不同CT扫描技术的侧重点各异：①上腹部平扫及增强扫描可显示较大的胰腺肿瘤和肝、胰腺旁淋巴结；②中腹部薄层动态增强/胰腺薄层动态增强(扫描层厚度≤3mm)是诊断胰腺病变的最佳CT技术；③多平面重建(MPR)是显示胰腺肿块毗邻关系的最佳技术；④CT血管造影(CTA)是显示胰腺相关血管病变的理想技术。

(3)MRI/MRCP/MRA：是诊断胰腺疾病的常用影像技术。①常规上腹部平扫及增强扫描：主要用于显示较大的胰腺肿瘤和肝、胰腺旁淋巴结；②中腹部薄层动态增强/胰腺薄层动态增强：是显示胰腺肿瘤的最佳MRI技术，在显示合并的水肿性胰腺炎方面优于CT；③MRCP：与中腹部MRI薄层动态增强联合应用，诊断价值更高。

(4)ERCP：可以发现胰管狭窄、梗阻或充盈缺损等异常。

(5)PET/CT：主要价值在于辨别"胰腺占位"的代谢活性，另外在发现胰腺外转移方面也具有明显优势。

(6)EUS：可以判断胰腺病变与周围组织结构的关系，引导对病变采取穿刺活检、引流等诊治操作。

3. 血液生化免疫学检查

(1)生化检查：早期无特异性血生化改变，肿瘤阻塞胆管可引起血胆红素升高，伴有谷丙转氨酶(ALT)、谷草转氨酶(AST)等酶学改变。胰腺癌患者中有40%会出现血糖升高和糖耐量异常。

(2)血液肿瘤标志物检查：胰腺癌血清中糖类抗原19-9(CA19-9)、癌胚抗原(CEA)等肿瘤标志物可能升高。CA19-9对良性疾病和胰腺癌的鉴别、胰腺癌疗效的判断和预后评估均有帮助，不多 CA19-9 在胆道阻塞患者亦有升高，且胰腺癌早期常正常，不宜作为普查指标。胰腺癌患者 CEA 阳性率 59%～77%，但是特异性不高，不能作为诊断指标，可用于胰腺癌术后及化疗患者的疗效观察及预后判断。其他糖类抗原（CA50）、胰癌胚抗原（POA）、糖类抗原 242（CA242）在胰腺癌的辅助诊断和疗效检测中亦有一定价值。

4. 穿刺病理学检查　在体表超声或超声内镜的引导下，对病变部位行穿刺活检，取得的标本做组织病理学或细胞学检查，可有助于确定胰腺癌的诊断。但针吸检查阴性，并不能完全否定恶性的诊断，还需结合影像、化验等检查来综合考虑，必要时可能需要重复穿刺。在此需要强调的是，准备接受手术治疗的患者，术前并不要求一定有恶性的活检证据，但是新辅助化疗前应有组织学诊断。

基于胰腺癌患者的发病特点，目前认为：40 岁以上、无诱因腹痛、饱胀不适、食欲缺乏、消瘦、乏力、腹泻、腰背部酸痛、反复发作性胰腺炎或无家族遗传史的突发糖尿病，应视为胰腺癌的高危人群，就诊时应警惕胰腺癌的可能性。

5. 胰腺癌的 TNM 定义及组织学分级（2010 年，AJCC 分期，第 7 版）　见表 35-1。胰腺癌的分期见表 35-2。

6. 鉴别诊断　胰腺癌应与胃部疾病、黄疸型肝炎、胆石症、胆囊炎、原发性肝癌、急性胰腺炎、壶腹癌、胆囊癌等病进行鉴别。

**表 35-1　胰腺癌的 TNM 定义及组织学分级（2010 年，AJCC 分期，第 7 版）**

| T-原发肿瘤 | N-区域淋巴结 | M-远处转移 |
| --- | --- | --- |
| $T_x$ 原发肿瘤无法评估 | $N_x$ 区域淋巴结无法评估 | $M_x$ 远处转移不能被评估 |
| $T_{is}$ 原位癌 | $N_0$ 无区域淋巴结转移 | $M_0$ 无远处转移 |

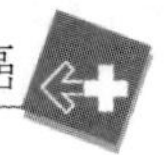

（续 表）

| T-原发肿瘤 | N-区域淋巴结 | M-远处转移 |
|---|---|---|
| $T_1$ 肿瘤局限于胰腺内，最大径≤2cm | $N_1$ 有区域淋巴结转移 | $M_1$ 有远处转移 |
| $T_2$ 肿瘤局限于胰腺内，最大径＞2cm | | |
| $T_3$ 肿瘤浸润至胰腺外，但尚未累及腹腔干或肠系膜上动脉 | G-组织学分级<br>$G_x$-分级无法评估 | |
| $T_4$ 肿瘤累及腹腔干或肠系膜上动脉 | $G_1$ 高分化 | |
| | $G_2$ 中分化 | |
| | $G_3$ 低分化 | |
| | $G_4$ 未分化 | |

表 35-2　胰腺癌的分期

| 分期 | T | N | M |
|---|---|---|---|
| 0 | $T_{is}$ | $N_0$ | $M_0$ |
| ⅠA | $T_1$ | $N_0$ | $M_0$ |
| ⅠB | $T_2$ | $N_0$ | $M_0$ |
| ⅡA | $T_3$ | $N_0$ | $M_0$ |
| ⅡB | $T_1$，$T_2$，$T_3$ | $N_1$ | $M_0$ |
| Ⅲ | $T_4$ | Any N | $M_0$ |
| Ⅳ | Any T | Any N | $M_1$ |

【治疗要点】

1. *治疗原则*　对于Ⅰ期、Ⅱ期、Ⅲ期的胰腺癌患者，手术是首先治疗方法，切除原发肿瘤的同时可以解除胆道梗阻及消化道梗阻。胰腺癌切除时，79%～80%已有淋巴结转移，根治性胰十二指肠切除术后肝转移发生率为50%～70%，单行手术治疗局部复发率高达85%，结合化疗、放疗等综合治疗可降低局部复发率。Ⅳ期胰腺癌及一般情况较差的、不可切除的及复发性胰腺癌患者，则予放疗、化疗、支持治疗及最佳支持治疗。胰腺癌属于放射不敏感治疗，但由于局限晚期的病例约占40%，适于局部放疗，放疗后30%～50%可缓解疼痛，并在一定程度上抑制局部肿瘤进展。

（1）Ⅰ期胰腺癌：手术切除为首选治疗。一般建议术后化疗，同时放疗效果尚无定论。

（2）Ⅱ期胰腺癌：手术治疗同Ⅰ期。对于不能手术切除术的患者，按照Ⅲ期胰腺癌处理。

（3）Ⅲ期胰腺癌：不能手术切除，其治疗主要为同步放化疗。对于有黄疸或者胃肠梗阻的患者，可采用导管扩张术或手术缓解症状。

（4）Ⅳ期胰腺癌：此期胰腺癌有远处转移，主要治疗为化疗，也可采用同步放化疗或诱导化疗有效后放疗可缓解症状和改善患者生存期。对于有黄疸或者胃肠梗阻的患者，可采用导管扩张术或手术缓解症状。

2. *外科手术治疗*　早期手术切除是治疗胰腺癌的最有效措施，但出现症状后手术切除率在5%～22%。通过影像学检查，判断肿瘤可根治切除的标准是：无远处转移；无肠系膜上静脉-门静脉扭曲；腹腔干、肝动脉和肠系膜上动脉周围脂肪间隙清晰。对于术中发现无根治手术条件的患者，应做姑息性手术，以缓解症状并予活检取得病理学诊断证据。

3. *放疗*　放疗主要包括三维适形照射（3D CRT）、术中放疗、放射性核素内照射和放化疗。胰腺癌对放射治疗不敏感，但同步放化疗是局部晚期胰腺癌的主要治疗手段之一。以吉西他滨或氟尿嘧啶类药物为基础的同步放化疗可以提高局部晚期胰腺癌的中位生存期，缓解疼痛症状，从而提高临床获益率，成为局部晚

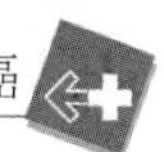

期胰腺癌的标准治疗手段。另外，对于胰腺癌术后 $T_3$ 或腹膜后淋巴结转移病例、局部残存或切缘不净者，术后同步放化疗可以弥补手术的不足。术前新辅助放化疗也是目前对临界切除病例的研究热点。关于治疗适应证选择以及合理的剂量模式与局控率的关系尚无明确共识，调强放疗(IMRT)技术、TOMO及包括X刀和伽马刀的立体定向放射治疗(SBRT)技术正越来越多地用于胰腺癌的治疗，局部控制率和生存率获得了改善和提高。

4. 化疗及分子靶向治疗　全身化疗用于胰腺癌的术后辅助治疗及无法手术者的治疗，分子靶向药物为胰腺癌的治疗提供新的策略。术后辅助化疗可以防止或延缓肿瘤复发，提高术后长期生存率，推荐氟尿嘧啶类药物(包括替吉奥胶囊及氟尿嘧啶/四氢叶酸)或吉西他滨(GEM)单药治疗；对于体能状态良好的患者，可以考虑联合化疗。对于可能切除的胰腺癌患者，如体能状况良好，可以采用联合化疗方案或单药进行术前治疗，降期后再行手术切除。通过新辅助治疗不能手术切除者，即采用晚期胰腺癌的一线化疗方案。对于不可切除的局部晚期或转移性胰腺癌，积极的化学治疗有利于减轻症状、延长生存期和提高生活质量。

吉西他滨与分子靶向药物(如bevacizumab，cetuximab，erlotinib等)联合应用的疗效已经得到证实，可带来生存方面的有统计学意义的显著疗效，已经应用于一线治疗中。

5. 介入治疗　由于胰腺癌的供血多为乏血供和多支细小动脉供血等特征，介入治疗效果有限，推荐证据不足，可以采取超选择性供血动脉灌注化疗或栓塞做特殊治疗；对肝转移性病变可根据供血特征分别行供血动脉灌注化疗或化疗栓塞。

(1)适应证

①梗阻性黄疸(胆管引流术或内支架置入术)。

②不宜手术或者不愿意手术、接受其他方法治疗或术后复发的患者。

③控制疼痛、出血等疾病相关症状。

④灌注化疗作为特殊形式的新辅助化疗。

(2)禁忌证

①相对禁忌证:造影剂轻度过敏;KPS评分<70分或ECOG评分>2分;有出血和凝血功能障碍性疾病不能纠正及有出血倾向者;白细胞<$4.4\times10^9$/L,血小板<$80\times10^9$/L。

②绝对禁忌证:肝肾功能严重障碍,总胆红素>51μmol/L,ALT>120U/L;有明显出血倾向者,凝血酶原时间<40%或血小板<$50\times10^9$/L;中等或大量腹腔积液、全身多处转移;全身情况衰竭者。

6. 姑息治疗与营养支持　姑息治疗可以减轻临床症状和提高患者生活质量。癌痛者需根据WHO三阶梯镇痛的五大原则予以足量镇痛。对营养不良患者应首先对患者进行恶液质的诊断与分期:恶病质前期,即体重下降≤5%并存在厌食或糖耐量下降等;恶病质期,即6个月内体重下降>5%,或基础BMI<20者体重下降>2%,或有肌肉减少症>2%;难治期,即预计生存<3个月,PS评分低,对抗肿瘤治疗无反应的终末状态。在判定全身营养状况和患者胃肠道功能状况基础上制订营养治疗计划。生命体征不稳和多脏器衰竭者原则上不考虑系统性的营养治疗。糖皮质激素类药物和醋酸甲地孕酮能够增加食欲。酌情选用能够逆转恶病质异常代谢的代谢调节剂,目前使用的药物包括鱼油不饱和脂肪酸(EPA)、二十二碳六烯酸(DHA)和沙利度胺等。

7. 中医药治疗　中医药是胰腺癌综合治疗的组成之一,与西医药相比,并非着眼于直接杀灭癌细胞,而是注重于“扶正”调理。中医药有助于增强机体的抗癌能力,降低放、化疗的毒性,改善临床症状,提高患者生活质量,并有可能延长生存期,可以作为胰腺癌治疗的重要辅助手段。

【处方】

处方1　单药化疗

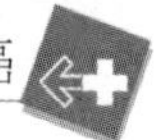

| | | |
|---|---|---|
| 0.9%氯化钠注射液 | 100 ml | 静脉滴注30分钟，第1天、第8天、第15天，28天为1个疗程 |
| 吉西他滨 | 1000 mg/m$^2$ | |

或　替吉奥胶囊80～120 mg，口服，每日2次，每周期第1～28天，口服，每6周重复1次

处方2　晚期胰腺癌

| | | |
|---|---|---|
| 0.9%氯化钠注射液 | 100 ml | 静脉滴注30分钟，第1天、第8天，每3周重复1次 |
| 吉西他滨 | 1000 mg/m$^2$ | |

替吉奥胶囊　60～100 mg，口服，每日2次，第1～14天，每3周重复1次

| | | |
|---|---|---|
| 或　0.9%氯化钠注射液 | 100 ml | 静脉滴注30分钟，第1天、第8天、第15天，每4周重复1次 |
| 吉西他滨 | 1000 mg/m$^2$ | |

| | | |
|---|---|---|
| 0.9%氯化钠注射液 | 100 ml | 静脉滴注30分钟，第1天、第8天、第15天，每4周重复1次 |
| 白蛋白结合型紫杉醇 | 125 mg/m$^2$ | |

或　吉西他滨联合厄洛替尼方案

| | | |
|---|---|---|
| 0.9%氯化钠注射液 | 100 ml | 静脉滴注30分钟，第1天、第8天、第15天，每4周重复1次 |
| 吉西他滨 | 1000 mg/m$^2$ | |

厄洛替尼　100mg口服，每日1次，直至疾病进展或者不能耐受

或　吉西他滨联合尼妥珠单抗方案

| | | |
|---|---|---|
| 0.9%氯化钠注射液 | 100 ml | 静脉滴注30分钟每周1次 |
| 吉西他滨 | 1000 mg/m$^2$ | |

| | | |
|---|---|---|
| 0.9%氯化钠注射液 | 250 ml | 静脉滴注30分钟，每周1次 |
| 尼妥珠单抗 | 400 mg | |

注：①厄洛替尼和尼妥珠单抗为分子靶向药物。②对于不能手术切除的患者，化疗的疗程为先用2个疗程，再进行疗效评估，如果效果好，则继续原方案化疗；疗效不佳，需换化疗方案。

处方3　用于疼痛的患者

用于轻中度疼痛

　　塞来昔布 200mg，口服，每日2次

或　布洛芬缓释片 0.3g，口服，每日2次

处方4　用于重度疼痛的患者

　　硫酸吗啡(美施康定)10mg，口服，12小时1次

或　盐酸羟考酮控释片(奥施康定)5mg，口服，12小时1次

或　芬太尼透皮贴(多瑞吉)2.5mg，外贴，72小时1次

【注意事项】

1. 放化疗过程中注意监测血常规及肝肾功能。吉西他滨与其他抗癌药配伍进行联合或者序贯化疗时，应考虑对骨髓抑制作用的蓄积。

2. 对于疼痛的患者处理应按照镇痛治疗原则用药。阿片类止痛药物使用时无封顶效应。

3. 胰腺癌的随访对于临床上怀疑胰腺癌，尚难以与慢性胰腺炎、胰腺囊肿等疾病鉴别诊断时，应密切进行CT/MRI，PET-CT等影像学随访和CA19-9等血清肿瘤标志物检查；推荐随访的时间为每2～3个月1次。对于胰腺癌术后患者，术后第1年，每3个月随访1次；第2～3年，每3～6个月随访1次；之后每6个月1次进行全面检查，以便尽早发现肿瘤复发或转移。对于晚期或转移性胰腺癌患者，应至少每2～3个月随访1次。

（宋　慧　尹文杰）

# 第36章

# 腹膜间皮瘤

恶性腹膜间皮瘤(malignant peritoneal mesothelioma, MPeM)是一种高侵袭性，原发于腹膜浆膜层具有双向分化潜能的间皮细胞或间皮下原始间叶细胞的恶性肿瘤，是间皮瘤的第二种常见类型，患者常表现为腹痛、腹胀、腹水或者腹部包块，少数患者还可出现食欲缺乏、恶心、呕吐、腹泻或便秘、泌尿道刺激症状、乏力、发热、消瘦、贫血等临床表现，随着疾病进展，患者常在1年内死于肠梗阻或者疾病消耗。恶性腹膜间皮瘤病因不明，一些有足够病例数的研究表明，职业石棉暴露与恶性腹膜间皮瘤发病有很强的关联。该病发病年龄以50－70岁多见，美国发病率为1/100万～2/100万，男性多于女性，约为2∶1，我国东部发病率约为4.5/百万。由于腹膜间皮瘤临床表现不具有特异性，难与结核性腹膜炎、腹腔内转移性肿瘤等疾病相鉴别，因此正确诊治腹膜间皮瘤具有十分重要的意义。

【诊断要点】

1. *石棉接触史* 国外研究发现MPeM的发病与石棉密切相关，但在1996年以前国内报道腹膜间皮瘤患者处于散发状态，而且多数无石棉接触史；随着研究的深入，北京通州地区、浙江余姚地区、云南大青县、河北沧州地区陆续报道因从事石棉加工或者地表石棉暴露导致恶性腹膜间皮瘤局部高发的情况。从最初的接触到肿瘤发生平均潜伏期为40年，与胸膜间皮瘤相比，MPeM可能需要更长期、更严重的石棉暴露。

2. 临床表现　腹膜间皮瘤可发生在2—92岁，国外文献报道其平均确诊年龄为54岁，其中约63%的病例在45—64岁之间，儿童患病者罕见。腹膜间皮细胞瘤早期无明显症状，只有肿瘤生长到一定大小并累及胃、肠等腹腔内脏始出现临床症状。主要表现为腹痛、腹胀、腹水、腹部肿块、胃肠道症状和全身改变。

(1)腹痛：是腹膜间皮瘤常见的症状，表现为持续性隐痛、胀痛。病程不同，其腹痛的部位性质亦不尽相同，疼痛常位于上腹部和右上腹部。腹痛程度较轻者仅感隐痛不适或烧灼感，重者可表现为腹部剧烈疼痛甚或突发性绞痛，易误诊为急腹症。

(2)腹胀：患者可有程度不同的腹胀，发生腹胀的原因与大量腹水、肿块体积、消化道受压、胃肠道功能减低等因素有关，其程度随腹水的增多、腹部肿块的增大、消化道受压迫程度的加重而加重。

(3)腹部肿块：腹部肿块可发生于腹腔的任何部位，肿块增长比较迅速，是本病主要临床体征之一，也常常是有些患者就诊的主要原因。多数病例为单个肿块，常较大，甚至可占据大半个腹腔，少数病例可扪及多个大小不一的肿块，如合并大量腹水，可影响腹部肿块触诊。病变侵及盆腔时，直肠指检可触及直肠有外压性肿块。

(4)腹水：腹水是腹膜间皮瘤的主要临床体征之一，据报道约90%的患者有腹水，尤以弥漫性腹膜间皮细胞瘤多见。腹水多为浆液性，淡黄清亮，少数呈血性，偶可呈黏液性腹水。多数患者腹水量大且顽固，可达数千毫升，甚至达1万毫升以上。

(5)胃肠道症状：常表现为食欲缺乏、恶心、呕吐、便秘等，晚期由于肿瘤挤压胃肠道、与胃肠粘连及侵及胃肠道壁，恶性腹膜间皮瘤可引起肠梗阻。

(6)其他：晚期患者可出现乏力和消瘦等全身症状。一些腹部巨大肿块和大量腹水者，可出现压迫症状，如呼吸费力或困难、下肢水肿和排尿不畅等症状。当患者合并有其他部位的间皮瘤

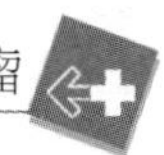

或腹膜间皮瘤转移至其他脏器或出现并发症时，可出现相应的临床表现如腹股沟疝、膀胱炎、胆囊炎、结肠炎等。

文献报道极少数的胸膜间皮瘤患者同时存在腹膜或其他部位的间皮瘤。腹膜间皮瘤与其他部位的间皮瘤或为多中心发生或为原发灶与转移灶的关系，尚不太清楚。

3. 辅助检查　恶性腹膜间皮瘤缺乏特异的实验室检查，诊断主要依靠病理组织学诊断，实验室检查多为排除性检查。

血常规：部分腹膜间皮瘤患者可有红细胞和血红蛋白的轻度减少，如出现胆囊、肠道、阑尾、膀胱等脏器受侵并出现炎症时可有白细胞增高，血常规多数病例出现血小板升高，凝血常规正常。血细胞沉降率、C 反应蛋白等多正常。

尿常规正常，需进一步排除泌尿系结石、肾病等，便常规及潜血正常，需除外消化道肿瘤。

CEA，AFP，CA19-9 等多数肿瘤标志物正常，50%的患者 CA125 水平升高，其升高原因为 CA125 分布于腹膜间皮组织细胞表面，在间皮细胞异常增殖时可以升高，同时 CA125 于肝代谢，当恶性腹膜间皮瘤患者伴随肝功能损伤时，CA125 升高更加明显，特别是弥漫性恶性腹膜间皮瘤。

腹水常规检查可提示腹水感染，腹水生化检查除外门脉高压引起的腹水，腹水 CEA，CA19-9，AFP 均正常，腹水 CA125 亦可明显升高。腹腔穿刺抽取腹水进行细胞学检查，可见大量脱落的轻度乃至中度异型间皮细胞，需与结核性腹膜炎鉴别。

影像学检查对确定腹膜间皮瘤病变的位置、大小、囊实型，腹水的多少及鉴别消化道和女性生殖道肿瘤，有一定的帮助，但缺乏特异性。超声检查是发现腹膜病变及腹水的最基本检查方法，腹盆腔 CT 是最有价值的检查手段，MRI 及 PET-CT 是对肿瘤分期、预后和疗效评价的重要补充。

恶性腹膜间皮瘤的超声表现如下。①形态：腹水中腹膜壁层呈局限性增厚，厚薄不均，边缘不整齐，腹膜线连续性中断。大网膜呈饼状不均性增厚,僵硬状,震动腹壁其漂浮征不明显。②回声:增厚的腹膜、大网膜呈低回声,点状回声较密集,不整齐的边缘部较锐利。③血流探测:增厚的腹膜、网膜内血流信号较丰富易检出,呈低速低阻状,与病理分型及测量部位无关。④活检手感:质硬感,易取材,不随针的提插而漂动。

弥漫型恶性腹膜间皮瘤的CT诊断要点:①显著的腹腔积液;②腹膜不规则增厚,右膈下腹膜增厚常见;③广泛分布的腹膜、大网膜、肠系膜结节、肿块,增强明显强化;④合并胸膜病变,胸膜斑形成。

局限型腹膜间皮瘤的主要CT征象:①腹盆腔或后腹膜内巨大囊实性肿块,以囊性为主,囊壁厚薄不均,可见壁结节或肿块;②肿瘤实性部分明显强化;③一般无远处转移及腹水。

MRI在显示腹膜病变方面优于CT,在腹膜间皮瘤应用中基本所见与CT相仿,同样表现为腹膜不规则增厚,右膈下腹膜增厚常见;广泛分布的腹膜结节、肿块,增强明显强化;腹水;常常合并胸膜病变,胸膜斑形成。

PET-CT在恶性腹膜间皮瘤诊断及治疗过程中主要用于以下几方面。①恶性腹膜间皮瘤的早期诊断和良恶性鉴别:如发现腹膜多发结节,PET显示代谢明显活跃,则提示为恶性病变。②确定恶性腹膜间皮瘤的分期和分级:PET能一次进行全身断层显像,可以发现全身各部位软组织器官及骨骼有无转移病变,对肿瘤的分期非常有帮助,并提供准确的穿刺或组织活检的部位,协助临床医生制订最佳的治疗方案。③治疗效果评估和预后判断:对恶性腹膜间皮瘤各种治疗的疗效进行评估并进行预后判断,指导进一步的治疗。④早期鉴别恶性腹膜间皮瘤复发,进行再分期:PET可以对治疗后肿瘤残留或复发进行早期诊断,并与治疗后纤维化、坏死进行鉴别,同时根据治疗后病灶分布情况进行再分期。⑤肿瘤原发病灶的寻找:通过快速的全身PET/CT扫描,为不明原因的腹膜转移癌寻找原发病灶,作为与腹膜转移癌

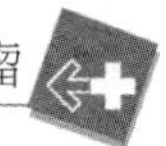

鉴别的依据。

4. 病理组织学检查　本病早期诊断困难。确诊靠超声下腹膜活检、腹腔镜及手术探查取组织做病理学检查，免疫组化染色对诊断有重大意义。单纯的细胞学诊断率为32%～76%，确诊有赖于联合免疫组化，并结合临床特征，尤其是石棉暴露史对诊断有一定的意义。目前尚无高度敏感性和特异性的间皮瘤抗体，联合并对比阴性标志物可使准确率提高，根据形态学（腺癌、鳞状细胞癌）使用至少两个间皮细胞标志物（如 calretinin CK 和 vimentin）和两个正在考虑的其他肿瘤的标志物（CEA 和 CK8/18）等抗体联合检测，更有利于诊断及鉴别。

5. 鉴别诊断

（1）原发性腹膜癌（primary peritoneal carcinoma，PPC）是一种起源于腹膜间质，呈多灶性的恶性肿瘤。腹膜多弥漫受累，而卵巢本身正常或仅浅表受累，其组织病理学分型属于浆液性乳头状囊腺癌，临床少见。患者群多为绝经后的老年女性。免疫组化 CA125 及 CEA 阳性，Vimentin 阴性。

（2）结核性腹膜炎（tuberculous peritonitis）是由结核分枝杆菌引起的弥漫性腹膜腔感染。诊断要点：①患者多为青壮年，尤其是女性。②伴有腹膜外结核或肺结核病史者。③发热的同时伴有腹痛、腹泻、腹胀、消瘦、乏力。④腹壁柔韧感、伴或不伴腹水、腹块等体征。⑤腹部超声发现不规则液平。腹腔穿刺可获得草黄色渗出液，且 ADA（尤其是 $ADA_2$）明显升高。⑥X 线胃肠钡剂检查有肠粘连及腹部平片有肠梗阻或散在钙化点等征象。⑦腹腔镜检查及腹膜活检有确诊价值。

（3）腹膜转移癌（peritoneal metastatic carcinoma）又称转移性腹膜肿瘤，是癌细胞经血路腹膜转移或腹膜直接种植生长所致。多继发于腹腔内肝、胃、结肠、胰腺和卵巢、子宫的癌肿和腹膜后的恶性肿瘤，也可继发于肺、脑、骨骼鼻咽部的肿瘤及皮肤黑色素瘤等。对于恶性肿瘤术后的腹腔转移患者，诊断较为容易，而以不明原因腹部肿块或腹水为首发症状的患者，尤其是多个肿块伴有或无腹水者，应充分利用常规及影像学检查，同时抽取腹水反复行脱落细胞检查，以进一步明确诊断，有条件者可行腹腔镜检查或尽早行剖腹探查以便早期诊断，早期治疗。

【治疗要点】

随机对照临床研究表明，肿瘤细胞减灭术联合腹膜内热灌注疗法可有效提高患者的生存期，肿瘤细胞减灭术在联合治疗中是重要的第一步，可最大限度地切除肿瘤及粘连脏器，并为腹腔化疗提供最理想的部位，增加局部化疗药物的浓度，使化疗药物与肿瘤细胞直接接触，提高疗效。恶性腹膜间皮瘤对化疗药物中度敏感，术前诱导化疗、术中和术后辅助化疗可明显减少肿瘤复发，提高3年存活率。化学治疗分为腹腔内化疗和全身化疗。单药顺铂腹腔化疗的完全缓解率为59%，但很快复发。近年来，全身化疗越来越受到重视，培美曲塞联合顺铂被认为是不可手术的腹膜间皮瘤全身化疗的首选方案和标准方案。

1. *手术治疗*　对于病变较局限的病例，仍应首选或争取手术治疗，手术方式包括肿瘤切除、姑息切除术。对瘤体较小、病变较局限者，应完整切除肿瘤及受累器官；如果病变较广泛，应争取切除主要瘤体（姑息性切除术）。对病变广泛、严重，已造成肠梗阻，手术无法切除者，可以考虑行姑息性手术以缓解患者的临床症状。对良性和生物学行为低度恶性的腹膜间皮瘤，手术切除疗效甚好，如有复发可再次手术切除。

2. *放疗*　放疗包括外照射和（或）内照射，可选用$^{60}Co$或186 kV的X线作为照射源，适用于手术切除不彻底或无法切除的病例，可依病变范围决定全腹照射或局部照射。一般认为，腹膜间皮瘤放疗效果不如胸膜间皮瘤好，这可能与胸膜间皮瘤放疗所用剂量较大有关。

3. *化疗*　有关化疗治疗腹膜间皮瘤的报道很多。目前认为腹膜间皮瘤对化疗属中度敏感，常用的药物有：培美曲塞、顺铂

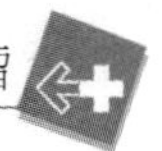

(DDP)、多柔比星(ADM)、长春新碱(VCR)、环磷酰胺(CTX)、博来霉素(BLM)及国产抗癌新药揽香乳素等,其中以培美曲塞的疗效最为肯定。化疗分为全身化疗及腹腔内化疗。

(1)全身化疗:化疗方案包括培美曲塞+顺铂;培美曲塞单药;吉西他滨+培美曲塞;吉西他滨+顺铂等。国外资料表明,无论单剂或联合用药,全身化疗有效率仅 11%～14%。

(2)腹腔内化疗:近年认为,腹腔内注射用药可提高局部药物浓度,减轻全身不良反应。腹腔用药剂量与静脉一次用量相似,或略高于后者,1 周后重复,根据病情可连续注射数周。

4. 生物治疗　细胞因子白细胞介素(IL)、干扰素(IFN)、肿瘤坏死因子(TNF)等除能直接杀伤肿瘤细胞外,并能活化体内抗癌细胞或分泌抗癌效应因子,或维持免疫效应细胞的增殖、分化功能,可作为恶性腹膜间皮瘤的辅助治疗。

【处方】

处方 1　利尿、减轻腹胀

呋塞米 20mg,口服,每日 1～3 次

螺内酯 40mg,口服,每日 1～3 次

处方 2　用于疼痛的患者

用于轻中度疼痛

　塞来昔布 200mg,口服,每日 2 次

或 布洛芬缓释片 0.3g,口服,每日 2 次

用于重度疼痛的患者

　硫酸吗啡(美施康定)10mg,口服,12 小时 1 次

或 盐酸羟考酮控释片(奥施康定)5mg,口服,12 小时 1 次

或 芬太尼透皮贴(多瑞吉)2.5mg,外贴,72 小时 1 次

处方 3　全身化疗方案

| | | |
|---|---|---|
| 0.9%氯化钠注射液 | 100ml | 静脉滴注(>10 分钟),第 1 天,30 分钟后再给予 |
| 培美曲塞 | $500mg/m^2$ | |

| |  |  |  |
|---|---|---|---|
| | 0.9%氯化钠注射液 | 500ml | 静脉滴注(＞2 小时) |
| | 顺铂 | $75mg/m^2$ | |
| 或 | 0.9%氯化钠注射液 | 100ml | 静脉滴注(＞10 分钟),第 1 天,21 天为一周期重复,连用 6 周期 |
| | 培美曲塞 | $500mg/m^2$ | |
| 或 | 0.9%氯化钠注射液 | 100ml | 静脉滴注(30 分钟),第 1 天、第 8 天、第 15 天 |
| | 吉西他滨 | $1000mg/m^2$ | |
| | 0.9%氯化钠注射液 | 500ml | 静脉滴注(＞2 小时),第 1—3 天,28 天 1 周期 |
| | 顺铂 | $30/m^2$ | |
| 或 | 0.9%氯化钠注射液 | 100ml | 静脉滴注(30 分钟),第 1 天、第 8 天 |
| | 吉西他滨 | $1250mg/m^2$ | |
| | 0.9%氯化钠注射液 | 100ml | 静脉滴注 (＞10 分钟),第 8 天,吉西他滨前给予,21 天为一周期,连用 6 周期或至疾病进展 |
| | 培美曲塞 | $500mg/m^2$ | |

处方 4　腹腔化疗方案(尽量排出腹水后应用)

顺铂 60～$100mg/m^2$,腹腔内注入,2～3 周重复 1 次

或 白介素-2 40 万～60 万 $U/m^2$(每次 50 万～100 万 U),腹腔内注入,每周 1～2 次,连续 2～4 周。

【注意事项】

1. 给予培美曲塞治疗前需要预服地塞米松 (或相似药物)以降低皮肤反应的发生率及其严重程度。给药方法:地塞米松 4mg,口服,每日 2 次,本品给药前 1 天、给药当天和给药后 1 天连服 3 天。为了减少毒性反应,应用培美曲塞治疗时必须同时服用低剂量叶酸或其他含有叶酸的复合维生素制剂。服用时间:第一

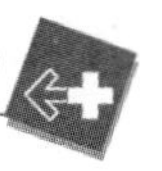

次给予培美曲塞治疗开始前 7 天至少服用 5 次日剂量的叶酸，一直服用整个治疗周期，在最后 1 次培美曲塞给药后 21 天可停服。患者还需在第一次培美曲塞给药前 7 天内肌内注射维生素 $B_{12}$ 1 次，以后每 3 个周期肌内注射 1 次，以后的维生素 $B_{12}$ 给药可与培美曲塞用药在同一天进行。叶酸给药剂量：350～1000μg，常用剂量是 400μg；维生素 $B_{12}$ 剂量 1000μg。

2. 因顺铂具有明显的肾及胃肠毒性，当剂量＞$100mg/m^2$ 时，治疗同时应给予水化利尿及止吐治疗：顺铂（PDD）用前 12 小时静脉滴注等渗葡萄糖液 2000ml，DDP 使用当日输等渗盐水或葡萄糖液 3000～3500ml，并用氯化钾、甘露醇及呋塞米（速尿），每日尿量 2000～3000ml。治疗过程中注意血钾、血镁变化，必要时需纠正低钾及低镁。

3. 静脉滴注吉西他滨可出现较为严重的血液毒性，应每周复查血常规。

4. 为防止呕吐，可在给药前半小时（或）及给药后 8 小时给予 $5\text{-}HT_3$ 受体拮抗药，顺铂剂量小，应用甲氧氯普胺、苯海拉明、地塞米松也可止吐。

5. 给予腹腔化疗同时予以地塞米松 10mg，2％利多卡因 20ml 腹腔内注入，减少腹腔化疗不良反应。

6. 应用白介素-2 禁忌证为①高热、严重心脏病、低血压者，严重心肾功能不全者，肺功能异常或进行器官移植者。②重组人白细胞介素-2 即往用药史中出现过与之相关的毒性反应：持续性室性心动过速；未控制的心律失常；胸痛并伴有心电图改变、心绞痛或心肌梗死；心脏压塞；肾衰竭需透析＞72 小时；昏迷或中毒性精神病＞48 小时；顽固性或难治性癫痫。③肠局部缺血或穿孔；消化道出血需外科手术。

（宋　慧　尹文杰）